元気2倍増 効き目3倍増

# 食べ合わせ新百科

体が喜ぶ最新栄養成分

栄養学博士
## 白鳥早奈英

ブックマン社

## もくじ
## 食べ合わせ新百科

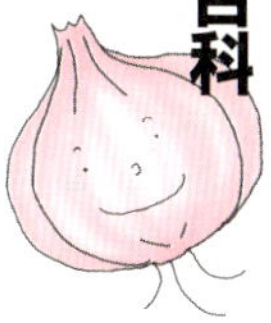

まえがき 10

## 野菜類

12 **アスパラガス** 血行を高めて疲労を回復

14 **アブラ菜（菜の花）** がんを予防する豊富な抗酸化物

16 **うど** 香り成分が体を温めて血行をよくする

18 **オクラ** ネバネバ成分が肥満を防ぎ糖尿病を改善

20 **かぶ** 胃潰瘍を防ぎ肝機能を強化

22 **かぼちゃ** 豊富なベータカロテンでがんや老化を防ぐ

24 **カリフラワー** 多様な発がん抑制成分の強力効果

26 **キャベツ** がんを強力に予防し健忘症も防ぐ

28 **きゅうり** 利尿と血圧降下に威力を発揮

30 **ごぼう** 豊富な食物繊維が大腸がんや便秘を予防

32 **小松菜** 肌のトラブルや骨粗鬆症の強い味方

34 **こんにゃく（しらたき）** 便秘を解消し肥満の改善に最適

36 **さつまいも** 便秘を解消し大腸がんの予防に効果大

38 **さといも** ぬめり成分が胃の粘膜を守り肝臓を強化

40 **さやいんげん** ビタミンB群が疲労を回復し脂肪肝を防ぐ

42 **さやえんどう** カロテンとビタミンCが美肌をつくる

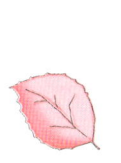

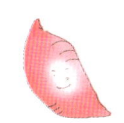

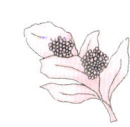

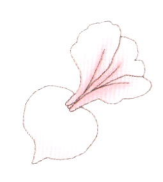

44 **しそ（大葉）** 血液をサラサラにしてアレルギー体質を改善

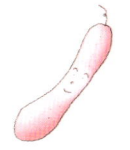

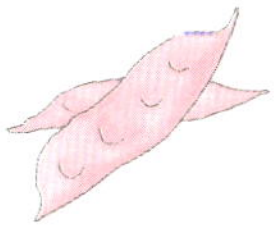

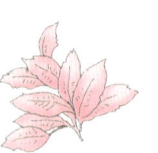

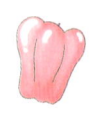

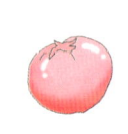

| 46 | じゃがいも | 高血圧を改善する「カリウムの王様」 |
| --- | --- | --- |
| 48 | 春菊 | 豊富なカロテンでがんを抑制し美肌効果 |
| 50 | セロリ | 高血圧を防ぎイライラを解消する |
| 52 | だいこん | 消化を助けがんを予防する |
| 54 | たけのこ | 食物繊維が便秘を解消し大腸がんを防ぐ |
| 56 | たまねぎ | 疲労を回復し生活習慣病の改善に効果大 |
| 58 | チコリ | 香り成分が肝臓を活性化酸素から守る |
| 60 | チンゲン菜 | 便秘を解消し動脈硬化を改善する |
| 62 | トマト | 強い抗酸化力でがんを予防し美肌をつくる |
| 64 | なす | がんの原因である染色体の異常を修復 |
| 66 | にら | 相乗効果でがんを防ぐ強精強壮野菜 |
| 68 | にんじん | 肺がんを予防するベータカロテンの宝庫 |

| 70 | ねぎ | 風邪を予防し疲労回復を促進 |
| --- | --- | --- |
| 72 | 白菜 | カリウムとビタミンCで風邪や高血圧を予防 |
| 74 | パセリ | 主役級の栄養価で疲労を回復し食欲を増進 |
| 76 | ピーマン | 血液をサラサラにする美容野菜 |
| 78 | ふき | 胃腸の働きを活発にし老廃物を排泄 |
| 80 | ブロッコリー | 発がん抑制が注目される高機能野菜 |
| 82 | ほうれん草 | 高い造血作用のあるビタミン野菜 |
| 84 | みつば | イライラをしずめて高血圧を予防する |
| 86 | みょうが | 脳を覚醒させ痛みをやわらげる |
| 88 | もやし | ビタミンCがたっぷりの美容効果 |
| 90 | モロヘイヤ | 老化やがんを防ぐ健美野菜の女王 |
| 92 | やまいも | 疲労回復と体力増強のスタミナ野菜 |

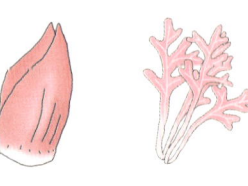

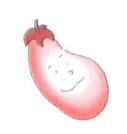

94 **らっきょう** 硫化アリルが血栓を防ぎがんを予防
96 **レタス** 老化を予防し美肌をつくる
98 **れんこん** 胃腸の働きを高めて肝機能も強化する

## 魚介類

100 **アサリ** 豊富なタウリンが高血圧を改善する
102 **アジ** 健脳効果のDHAで脳の老化を防ぐ
104 **イカ** 低カロリーで脳卒中や動脈硬化を予防
106 **イワシ** 脳の老化を防いで脳血栓も予防する
108 **ウナギ** 脳と身体を活性化するスタミナ魚
110 **エビ** 肥満や糖尿病に優れた効果
112 **カキ** 肝機能を活発にするタウリンの宝庫
114 **カツオ** 脳を活性化して神経症状を改善
116 **カニ** 体の細胞を活性化するミネラルの宝庫
118 **サケ** 免疫力を高め脳を活性化する
120 **サバ** DHAやIPAが脳を活性化し老化を防ぐ
122 **サンマ** たんぱく質も豊富なビタミン魚
124 **シジミ** 肝臓の機能を高め貧血を改善
126 **タイ** 高たんぱく低脂肪で肝機能を強化
128 **タコ** 血圧を下げ肝臓を強化するタウリンの宝庫
130 **タラ** 高血圧や動脈硬化を予防するヘルシー魚
132 **ニシン** ビタミンバランスに優れた高栄養魚
134 **ハマグリ** 豊富な鉄とカルシウムで骨粗鬆症を予防
136 **ヒラメ・カレイ** 縁側のコラーゲンが美肌をつくる

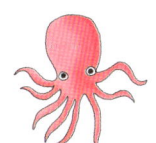

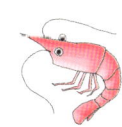

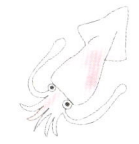

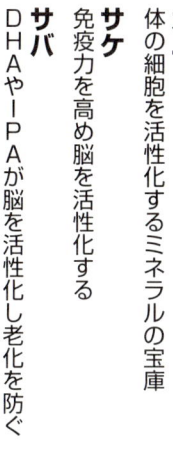

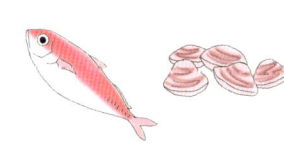

138 **ホタテ貝** 味覚異常や子どもの発育不全を予防する
140 **マグロ** 老化を予防し健脳効果のあるスーパー魚

## 海草類

142 **昆布** 甲状腺障害を改善するヨウ素の宝庫
144 **のり** ビタミンとミネラルが豊富な海の大豆
146 **ひじき** 骨粗鬆症を防ぐ大切なカルシウム源
148 **ワカメ** 抵抗力をつける豊富なビタミンとミネラル

## きのこ類

150 **えのきだけ** 冷え症を改善し疲労を回復させる
152 **しいたけ** 脳の老化とがんを予防する豊富な機能性成分
154 **しめじ** シミやソバカスを防ぎダイエット効果
156 **マッシュルーム** 肥満を防ぎ歯や骨を丈夫にする

## 肉・卵・乳類

158 **牛肉** 活力を養い貧血や疲労回復に効果大
160 **鶏肉** 肝疾患を予防する病後の滋養食
162 **豚肉** 体や脳を活性させるエネルギー源
164 **レバー** 貧血を改善し美容効果にも期待
166 **鶏卵** 肝臓の機能を強化するパーフェクト食品
168 **牛乳** 豊富なカゼインが大切な生理活性を高める
170 **チーズ** 肝機能を強化するメチオニンの供給源

## 果物類

**172 ヨーグルト**
腸内の善玉菌を活性化してがんを防ぐ

**174 イチゴ**
免疫力強化のビタミンCの宝庫

**176 柿**
相乗効果で強力ながん予防効果

**178 キーウィフルーツ**
疲労を回復し肥満や糖尿病を防ぐ

**180 グレープフルーツ**
豊富なビタミンCが心身の疲労を回復

**182 パイナップル**
肉類の消化を助け疲労を回復する

**184 バナナ**
免疫力を強化してがんを予防する

**186 ぶどう**
心臓病を防ぎ疲労回復に即効性

**188 プラム**
ビタミン・ミネラルが豊富なミラクルフルーツ

**190 みかん**
カロテンの5倍の抗酸化力をもつ成分が豊富

**192 りんご**
高血圧や動脈硬化を予防する健康食

**194 レモン**
白内障を予防し美肌をつくる

## 油類

**196 オリーブ油**
消化吸収に優れ生活習慣病を予防する

## 穀類

**198 米**
大切な脳に必要なエネルギー源

**200 そば**
毛細血管を強くして動脈硬化を防ぐ

**202 トウモロコシ**
血圧を下げ脳の老化も予防する

## 豆・豆製品

- 204 **あずき** 優れた利尿作用で老廃物を排泄
- 206 **いんげん豆** 食物繊維のセルロースが肥満を防ぐ
- 208 **グリーンピース** アミノ酸バランスに優れた健脳食
- 210 **そら豆** 血栓を溶かし糖尿病にも効果大
- 212 **大豆** 豊富な栄養素と薬効の缶詰
- 214 **豆腐（おから・油揚・厚揚・がんもどき）** アミノ酸バランスに優れたたんぱく源
- 216 **納豆** 生きた酵素が体を活性化する薬効食

## 種子類

- 218 **アーモンド** 動脈硬化やがんを防ぐビタミンEの宝庫
- 220 **ギンナン** 血栓の生成を防いで怖い病気を予防する
- 222 **栗** 熱に強いビタミンCで美容効果
- 224 **クルミ** 血液をサラサラにして生活習慣病を予防
- 226 **ごま** 肝機能を強化し老化やがんを防ぐ
- 228 **落花生** 脳の老化を予防し生活習慣病を撃退する

## 嗜好品

- 230 **紅茶** カフェインが脂肪を燃焼しダイエット効果
- 232 **ココア** ピロリ菌を撃退し高血圧にも効果大
- 234 **コーヒー** 脳の働きを活性化し脂肪を燃焼させる
- 236 **日本茶** カテキンが胃腸のスカベンジャー
- 238 **ワイン** 血管障害や心臓病の予防に効果を発揮

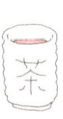

# 香味野菜・ハーブ

240 **コリアンダー**
胃腸を整え鎮静や解毒にも有効なスパイス

242 **しょうが**
風邪の予防や冷え症の改善に有効

244 **とうがらし**
体脂肪を燃焼し消化を助ける

246 **にんにく**
疲労回復と強精・強壮のスタミナ源

248 **ゆず**
肌をすべすべにして低血圧にも効果

250 **ローズマリー**
精神安定と老化防止のハーブ

252 **ローリエ**
胃腸の働きを高め抜け毛防止に効果的

254 **わさび**
強力な辛味成分が食の安全を守る

カバーデザイン
本文イラスト
本文レイアウト
大塚隆伸

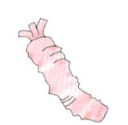

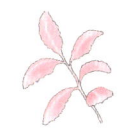

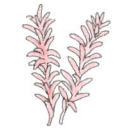

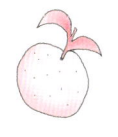

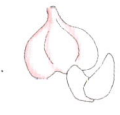

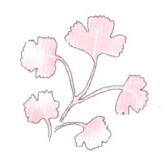

## はじめに

病気の治療には、効果をあげるために何種類かのクスリを併用して使うことがよくあります。これと同じようなことを、私たちは毎日おこなっています。それは、料理です。料理ではいろいろな食材を組み合わせますが、その食材にはクスリと同じような効き目をもつ栄養成分がたくさん含まれているからです。

そのため、食べ合わせて食材というクスリの調合を上手にすると、その効き目は2倍にも3倍にもなります。しかし食べ合わせの方法を知らないと、せっかくのクスリも十分に役割をはたしてくれません。場合によってはマイナス効果さえ生じかねません。

現在では病気の90％以上の原因となっているとされているのが活性酸素です。この活性酸素の毒性を消去するのがポリフェノールやビタミンCやEなどの抗酸化物です。たとえばビタミンEの場合でいいますと、強い抗酸化力があるのですが、ビタミンE単独ではその働きが持続しません。ビタミンEのほかに、ビタミンAやビタミンCが加わると、その効き目は2倍にも3倍にもなります。その結果、年齢とともにサビついていた血管を若々しくして高血圧や糖尿病を改善し、皮膚や肌にうるおいがもどり、がんや動脈硬化といった生活習慣病を予防してくれます。

そのためには、かぼちゃの煮物ばかりにして食べるのではなく、トマトなどと一緒に食べ合わせればいいわけです。ビタミンAやC、Eなどは、多くの食材に含まれています。だからといって、やみくもにいろいろな食材からとっていたのでは、食べる量ばかり増えマイナス面が生じてしまいます。

薬効だけを考えるのではなく、効率よく、しかもおいしく食べる必要があります。料理はクスリとちがって、治療だけではなく精神的にも大きな喜びを与えるとともに、予防にも大きな効果を発揮してくれるのです。このことを、しっかり覚えておいてください。

逆のケースもあります。身近なことでは、加工食品と肉や卵、魚介類を食べ合わせるケースです。卵はアミノ酸スコアが１００という高たんぱく質の食材ですが、加工食品の多くに使われているフィチン酸などの食品添加物によって、亜鉛の吸収がさまたげられるおそれがあるのです。

食材には、まだまだ体のためになる未知の栄養成分が含まれている可能性があります。赤ワインで有名になった心臓病を予防するポリフェノールにしても、少し前までは"未知の物質"の効能でした。現在では多くのサプリメントがありますが、サプリメントでは、こういった未知の物質の効能を期待することはできません。

抗酸化物にしても他の栄養素にしても、そのすべてが動植物が生きていくために自らつくりだしたものです。その恩恵によって健康に暮らせるわけですから、食材のもつ効能をムダなく効率的に活用したいものです。

最後に、この本に記載した食品にはまだ様々な成分が含まれていますが、紙面の都合でそのすべてを記載できなかったことをお断り申し上げます。

２００４年４月

白鳥早奈英

# ■アスパラガス

## 血行を高めて疲労を回復

### ビタミン効果でがんと老化を防ぐ

アスパラガスには、体内でアスパラギン酸に変わるアスパラギンが豊富に含まれています。アスパラギン酸は新陳代謝を活発にして、体力の回復や滋養強壮に大きな力を発揮します。

また、カロテンやビタミンB₂、食物繊維も多く含んでいます。カロテンは、野菜などの植物に多く含まれ、体内で必要に応じてビタミンAに変わる性質をもっています。

ビタミンAには、口や鼻、ノドや肺の粘膜を丈夫にする働きがあり、不足すると風邪をひきやすくなったり、肌がカサカサになったりします。また、がんのリスクを高めます。

ビタミンB₂には、脂質が酸化してできる過酸化脂質の生成を防げる働きがあります。過酸化脂質は血管に付着して、動脈硬化や心筋梗塞の原因となります。「人は血管から老いる」といわれます。動脈硬化を防ぎ若々しい血管を保つことは、老化の防止にもつながることになります。

このほか、発がん抑制効果や老化を予防する働きのあるグルタチオンなども含まれています。ビタミン類のもつ抗酸化作用との相乗効果で、がんの予防や老化予防に一層貢献してくれます。

### 血管を丈夫にして高血圧を防ぐルチン

グリーンアスパラガスの穂先などには、ルチンがかなり含まれています。ルチンはフラボノイドの一種で、効果はビタミンPとほぼ同じです。ルチンには、毛細血管を丈夫にしたり、血圧を下げる働きがあります。

またルチンには、ビタミンCの吸収を効率アップする働きもあります。したがって、ビタミンCの多い食品と一緒にとると、効果はより大きくなります。ビタミンCにも血圧を正常に戻す働きがあるからです。

---

**食べ合わせワンポイント**

アスパラガスはビタミンB₂、B₆、Cといった水溶性のビタミンを多く含んでます。ゆでたりすると、溶けだしてしまいもったいないので、ゆで汁も料理に使ってください。炒め物は効果的な食べ方です。

野菜類

# アスパラガス

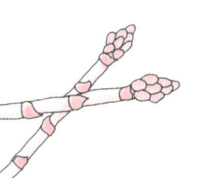

+ 昆布、にんじん、ブロッコリー、ほうれん草、しいたけ　　がん予防、風邪予防

+ シジミ、鶏肉、かぶ、タチウオ、大豆　　肝臓病予防、スタミナ強化

+ オクラ、アボガド、セロリ、にんにく、かぶ　　高血圧予防、心筋梗塞予防

+ たまねぎ、タラ、ゆば、こんにゃく　　血液サラサラ効果、動脈硬化予防

## アスパラのスープ

アスパラ　シジミ

▶シジミのビタミンB₁がプラスされ肝臓強化により効果的

〈材　料〉2人分
アスパラガス1本　シジミ20g　スープ2カップ　塩・コショウ各少々
〈作り方〉
①アスパラガスは下の硬い部分を取り除き、斜めに切る。
②鍋にスープを入れて①を加え、煮立ったらシジミを加えて塩、コショウで味をととのえる。

## アスパラの炒めもの

アスパラ　たまねぎ

▶たまねぎのケルセチンで血液がサラサラになり血行促進

〈材　料〉2人分
アスパラガス3本　たまねぎ1/4個　ハム1枚　植物油大さじ1　塩・コショウ各少々
〈作り方〉
①アスパラガスの根元の硬い部分を取り除き斜めに切り、たまねぎは繊維に添って薄切りにする。ハムは5mm幅に切る。
②フライパンを熱し油を入れ、たまねぎ、ハム、アスパラガスの順に炒め、塩、コショウで味付けする。

## アスパラの白和え

アスパラ　しいたけ

▶グルタチオンとβ-グルカンで老化とがんを予防する

〈材　料〉2人分
アスパラガス1本　しいたけ2枚　豆腐1/2丁　ゴマペースト大さじ1　砂糖大さじ1　醤油大さじ1/2　だし（もどし）汁少々
〈作り方〉
①豆腐は2、3時間ほど重しをのせ、水を切ってすり鉢ですり、醤油、砂糖、だし汁を加える。
②アスパラガスは下の硬い所を切り落とし、しいたけは細切りにし、両者をゆでて、①と②を合わせ、サッとまぜる。

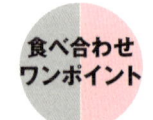

# ■アブラ菜（菜の花）

## がんを予防する豊富な抗酸化物

### 豊富なベータカロテンががんを予防する

アブラ菜は、つぼみと花茎を食用にするもので、小松菜やほうれん草とならび、栄養価の高い緑黄色野菜です。特にベータカロテン（β-カロテン）やビタミンC、B₂などのビタミン類と、カリウムやカルシウム、鉄などのミネラル類が、バランスよく含まれています。

豊富なベータカロテンは、体を酸化してサビさせる活性酸素が、体内でできるのを防いでくれます。活性酸素は、老化やがんの元凶です。

アブラ菜には、いちごよりも多いビタミンCが含まれています。ビタミンCには高くなった血圧を正常に戻す働きや、血管や粘膜を強くする働きがあります。

またビタミンCは、ストレスから私たちを守ってくれます。ストレスは体内で様々な病気の原因となる活性酸素を発生させますが、ビタミンCにはこの活性酸素を消去する働きもあります。

### 高血圧を予防する二つのミネラル

高血圧の大きな原因は、食塩に含まれるナトリウムのとりすぎです。カリウムは、このナトリウムと一緒になって、ナトリウムを体の外に排泄する働きがあります。カリウムは水に溶けやすく、料理でゆでたりすると、その80〜90％が失われるので注意が必要です。

高血圧にはカルシウム不足も影響します。カルシウムが不足すると、骨に貯えられたカルシウムが溶けだし、その一部が血管壁に付着して血液の流れを悪くし、高血圧につながります。アブラ菜にはカルシウム豊富なので、カリウムとともに高血圧を予防します。

### 貧血を解消する鉄と葉酸

女性に多い貧血の原因は、鉄の不足です。アブラ菜には鉄のほか、造血を促す葉緑素や葉酸も多いので、貧血予防の心強い味方になります。

葉酸は、赤血球がつくられるときに必要な成分です。

---

**食べ合わせワンポイント**

アブラ菜にはベータカロテンが、たくさん含まれています。脂肪と一緒にとるとベーターカロテンの効果が高くなりますが、多価不飽和脂肪酸（リノール酸など）は、抗酸化物質を含む食材がないと、ビタミンAの働きをさまたげます。

野菜類

# アブラ菜(菜の花)

| 組み合わせ | 効能 |
|---|---|
| ➕ にんじん、ワカメ、しいたけ、きくらげ | がん予防、肥満予防 |
| ➕ たまねぎ、にんにく、豆腐、えのきだけ | 血行促進、疲労回復 |
| ➕ ワイン、お茶、イカ、タコ、カキ | コレステロール低下、心機能向上 |
| ➕ マヨネーズ、豚肉、植物油 | 風邪予防、免疫力強化 |

## アブラ菜の八宝菜

アブラ菜 きくらげ

▶食物繊維とアブラ菜のイソチオシアネートでがん予防効果が増す

〈材　料〉2人分
アブラ菜150g　きくらげ(生)30g　芝エビ(むいたもの)・ホタテ貝・豚肉・かまぼこ・たけのこ各100g　絹さや60g　油大さじ2　塩・コショウ少々
〈作り方〉
①アブラ菜はサッとゆで、きくらげは石突きをとり、すべての材料を一口大に切る。
②フライパンに油を熱し、豚肉、たけのこを炒めた後、全材料を加え、塩、コショウで味付けする。

## アブラ菜の温サラダ

アブラ菜 マヨネーズ

▶マヨネーズのレシチンがアブラ菜のカロテンの吸収を高める

〈材　料〉2人分
アブラ菜200g　オーロラソース(マヨネーズ・ケチャップ)各大さじ1
〈作り方〉
①アブラ菜をゆでオーロラソースで食べる。

## アブラ菜のけんちん汁

アブラ菜 こんにゃく

▶こんにゃくがコレステロールを取り除き高血圧をさらに改善

〈材　料〉2人分
アブラ菜80g　豆腐1丁　豚肉80g　こんにゃく80g　醤油・塩・みりん各少々　だし汁2カップ
〈作り方〉
①鍋にだし汁を入れ、一口大に切った豚肉、こんにゃくを加えたあと、一口大に切ったアブラ菜とくずした豆腐を加えて煮る。
②①に醤油、塩、みりんを加え味をととのえる。

# うど

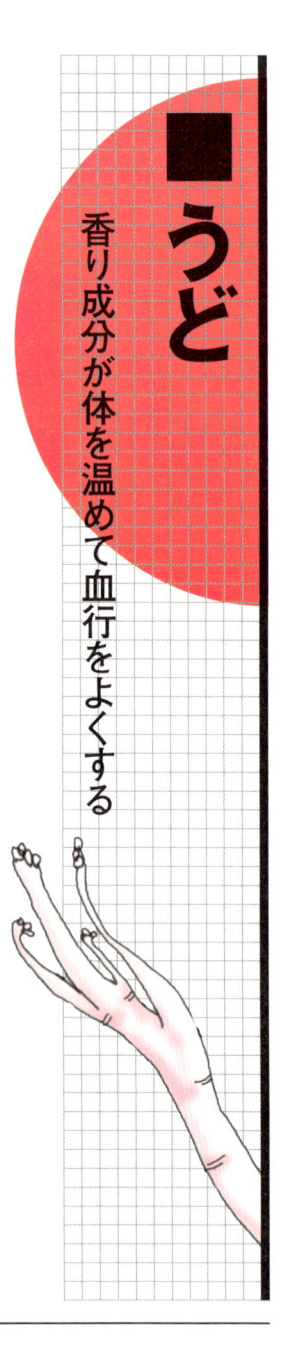

## 香り成分が体を温めて血行をよくする

### 最古の薬学書に記載されたうどの効用

日本の山野に自生するセリ科の多年草で、特有の香りと歯ざわり、淡白な甘味が昔から好まれてきました。寒うどと春うどがありますが、春うどのほうがおいしさも栄養価も優れています。野生種の山うどのほか、日にあてずに栽培された白うどもあります。昔から和えもの、酢のもの、吸いもの、一夜漬けなどに用いられてきた野菜です。

糖質と水分がうどの主成分で、野菜類などに豊富に含まれるビタミンやミネラルなどは微量です。しかしながら、血行を促して体を温める働きのある成分のほか、鎮痛効果や利尿効果のある成分が、たくさん含まれています。根茎の部分がもっとも薬効が強く、栽培種よりも野生種の山うどのほうが香りも強く、また薬効も優れています。

神農が百草をなめて医薬を区別したという中国最古の薬学書『神農本草経』の上品に、うどの記載があるほどです。

### 特有の香り成分に解熱と鎮痛作用

うど特有の香り成分フィトステロールには、体を温めて血行を促す発汗作用や解熱作用、鎮痛作用、むくみや腫れを解消する利尿作用などがあります。

漢方では、水洗いして外皮をはぎ、水に浸してから日干しにしたものを独活といいます。独活は強壮、鎮痛、頭痛、リュウマチ、脳卒中、神経痛などの薬に用いられます。

### 自然の苦味が食欲不振を解消する

うどの若芽には、多少ですが自然の苦味があります。新鮮なものをサラダとして食べたりジュースにすると、この苦味が独特の刺激となって、食欲不振を解消し、食欲を増進させてくれます。また若葉やつぼみなども食べられるので、料理にひと工夫してみてください。

---

**食べ合わせワンポイント**

うどは皮にも効能が多いので、皮を捨てるようなことはしないで、すべてを使うようにしてください。山うどには、葉緑素も多いので、加熱せずに生で食べたほうがいいでしょう。

野菜類

# うど

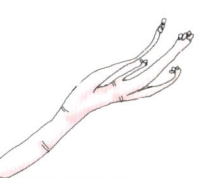

| + | きゅうり、セロリ、あずき、すいか、こんにゃく | 利尿作用、肥満予防 |
| + | にんにく、ねぎ、しょうが、とうがらし、コショウ、わさび | 発汗作用を促す、血行促進、ダイエット効果 |
| + | 柿、なし、びわ、メロン、パパイア、マンゴー | 二日酔防止、疲労回復、がん予防 |
| + | 酢、レモン、グレープフルーツ、いちご、カボス、マヨネーズ | 疲労回復、美肌効果 |

---

### うどの皮のきんぴら

うど ／ とうがらし

▶とうがらしのカプサイシンが代謝もアップし、ダイエット効果

〈材　料〉2人分
うど1本　とうがらし1/4本　塩・醤油各少々　油小さじ1
〈作り方〉
①うどの皮をむいて、5cmの長さに切り、さらに千切りにする。とうがらしは種をとり小口切りにする。
②フライパンに油を熱し、とうがらしを炒め、うどを加え、塩と醤油を加えて味をととのえる。

---

### からしマヨネーズ和え

うど ／ 柿

▶柿のビタミンA、Cががん予防効果にプラス作用

〈材　料〉2人分
うど1/3本　柿1/4個　こんにゃく30g　マヨネーズ大さじ1　からし少々
〈作り方〉
①こんにゃくはサッとゆで、3cmの長さの薄切りにする。うど、柿は皮をむき、こんにゃくと同じ大きさに切る。
②①をからしマヨネーズで和える。

---

### うどのスープ

うど ／ きゅうり

▶きゅうりの利尿作用がプラスして体内の汚れをクリーンアップ

〈材　料〉2人分
うど1/3本　きゅうり1/2本　スープ2カップ　塩・コショウ各少々
〈作り方〉
①うどときゅうりは皮をむいて、5cmの長さに薄切りにする。
②鍋にスープを煮立てて①を入れ、ひと煮立ちしたら塩、コショウで味をととのえる。

# オクラ

## ネバネバ成分が肥満を防ぎ糖尿病を改善

### ネバネバ成分が血圧を下げる

原産地がアフリカ東北部でアオイ科のオクラは、明治以降日本に入ってきた野菜です。普及したのは近年で、白い種と透明な粘りがあるのが特徴です。

オクラのさやのなかのネバネバは、水溶性食物繊維のペクチンと糖たんぱくのムチンなどで、これらの成分には血圧を下げる働きがあります。効能を十分にいかすには、生で食べるとよいでしょう。

そのほかベータカロテン、疲労の回復力を高めるビタミン$B_1$、$B_2$、エネルギーの生産を促し動脈硬化を予防する骨粗鬆症を予防するカルシウムが豊富です。

### 腎臓や肝臓の働きを強化するムチン

ペクチンには、優れた整腸作用があります。体内で水分を吸収してふくらんだペクチンは、大腸のぜん動運動を活発にして、便通をよくしてくれます。また、脂肪の吸収を防ぎ、肥満を予防し解消します。

ムチンは、やまいもやモロヘイヤ、納豆などの粘りやぬめりのある食品に含まれる成分で、たんぱく質の消化と吸収を助けスタミナを増強をします。また、胃の粘膜を丈夫にするので、胃炎や胃潰瘍の予防と改善に効果を発揮します。そのほか、腎臓や肝臓の機能を強化し、食欲増進、便秘の解消にも役立ちます。肉や魚を食べるときに、一緒にとると一層効果的です。

ペクチンもムチンも、糖質やコレステロールの吸収を遅らせてくれるので、肥満や動脈硬化、糖尿病の予防と改善に役立ちます。

### 夏バテを予防するスタミナ野菜

漢方では、オクラは体内の解毒作用を高め、利尿作用もあるため、むくみの改善に用いられます。オクラは真夏の8月頃が旬で、一番おいしく薬効も得られます。夏バテで弱った体力の回復や増強を促すスタミナ野菜なので、朝食などに積極的にとりいれましょう。

---

**食べ合わせワンポイント**

オクラは生で食べてもいいし、加熱して食べてもかまいません。しかし、酢を加えると、せっかくのネバネバが失せてしまうので、酢を使わずに生のまま食べるほうがいいでしょう。

野菜類

# オクラ

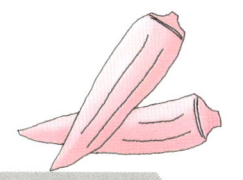

- 昆布、ナメコ、やまいも、納豆、豆腐 　強壮、強精、健脳効果
- ブロッコリー、白菜、しいたけ、トウモロコシ、トマト、ワカメ 　がん抑制、肥満防止
- 鶏肉、卵、牛肉、豚肉、マグロ、ホタテ貝 　免疫力向上、スタミナ増強
- 酢、たまねぎ、こんにゃく、イワシ、サンマ、サバ 　高血圧予防、老化防止

## マグロのオクラかけ

オクラ｜マグロ

▶マグロの赤身がもつ良質のたんぱく質をオクラでムダなく吸収

〈材　料〉2人分
マグロ（赤身）150g　オクラ6本
〈作り方〉
①マグロは、1.5cm位の大きさにブツ切りにする。
②オクラは、ミキサーにかけてトロリとさせる。
③マグロを器に入れ、オクラをかけて醤油で食べる。

## オクラのガンボスープ

オクラ｜トマト

▶トマトのリコピンとの相乗効果でがんの予防を強力支援

〈材　料〉2人分
オクラ2本　トマト（中）1/2個　スープ2カップ　塩・コショウ各少々
〈作り方〉
①オクラは根元を切り落とし、トマトは1cm角に切る。
②鍋にスープを入れ、煮立ったらオクラとトマトを加え、煮立ったら塩、コショウで味をととのえる。

## オクラ豆腐

オクラ｜豆腐

▶「太らないチーズ」の豆腐とで、精力・スタミナ回復に抜群効果

〈材　料〉2人分
オクラ6本　豆腐1丁　カツオブシ少々　とうがらし少々
〈作り方〉
①オクラは根元を切り落とし、小口切りにする。豆腐は水を切っておく。とうがらしは種をつけたまま小口切りにする。
②豆腐を器に盛り、オクラ、カツオブシ、とうがらしをかけて醤油で食べる。

# かぶ

## 胃潰瘍を防ぎ肝機能を強化

### 消化を助けるジアスターゼで胃腸が軽快

かぶは、すずなの名で春の七草として古くから食されてきました。日本最古の歴史書である『古事記』や『日本書紀』にも登場し、当時の人々にとっても身近な野菜であったことがわかります。

かぶの白い根には、だいこんと同じようにビタミンCや、でんぷん消化酵素のジアスターゼが含まれ、消化によく胸やけや胃もたれを解消します。常に食卓にあるようにすると、内臓の働きを活発にし、体を軽快にしてくれます。かぶの煮ものは胃潰瘍のときに、胃をいたわる食べものとして知られてきました。

生のまま根をおろして、飲用すると食欲不振に効果的です。また、体内の余分な水分を排出し、解毒する作用もあります。

### 葉と根のグルコシアネートが発がん予防

根と葉の両方に、アブラ菜科の野菜に多く含まれる辛味成分の、グルコシアネートが含まれています。グルコシアネートは、肝臓が発がん物質を解毒する働きを助けます。また、がんの原因となる活性酸素を除去する働きもあります。

そのほかにも、発がん物質を無毒化するインドールも含まれています。

### ストレスや生活習慣病を撃退する

栄養価としては緑黄色野菜である葉のほうが優れています。カロテンやビタミンC、葉酸、カリウム、カルシウム、マグネシウム、鉄、パントテン酸、食物繊維が豊富です。

カロテンやビタミンCは強い抗酸化作用で、がんを予防し、生活習慣病に効果があります。カリウムとカルシウムは、歯や骨を丈夫にして骨粗鬆症を予防します。パントテン酸は、ストレスによる心臓の負担を軽くし、白髪や円形脱毛症の予防に効果があります。

---

**食べ合わせワンポイント**　かぶの葉にはパントテン酸を多量に含むので、食後にコーヒーや紅茶を飲むと、せっかくのパントテン酸が効力を失ってしまいます。

野菜類

# かぶ

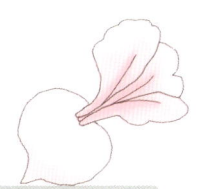

+ **白菜、ブロッコリー、にんじん、カリフラワー、小松菜** — がん予防、整腸作用

+ **ごぼう、梨、白米、ふき、マッシュルーム** — 高脂血症予防、高血圧予防

+ **やまいも、はちみつ、ヨーグルト、納豆** — 胃もたれ解消、胸やけ予防

+ **ワカメ、さつまいも、こんにゃく、おかひじき** — 便秘予防と解消

---

## かぶの冷たいスープ

**かぶ　カリフラワー**

▶カリフラワーのビタミンCがプラスして美肌効果がアップ

〈材　料〉2人分
かぶ2個　カリフラワー2房　牛乳1カップ　スープ1カップ　塩・コショウ各少々
〈作り方〉
①かぶとカリフラワーをゆで、ミキサーにかける。
②①を鍋に入れ、牛乳、スープを加えて煮立ったら、塩、コショウで味付けする。
③②を冷やして飲む。

---

## かぶの即席漬け

**かぶ　ブロッコリー**

▶ブロッコリーのスルフォラファンのがん予防作用と相乗効果

〈材　料〉2人分
かぶ2個　ブロッコリー2房　とうがらし1/2本　甘酢大さじ2　塩少々
〈作り方〉
①かぶは一口大に乱切りにし、ブロッコリーも同じ大きさに切り、塩をふる。
②①を30分後にサッと洗い、小口切りのとうがらしと甘酢を加える。すぐに食べられる。

---

## かぶの葉の炒めもの

**かぶ　にんじん**

▶豊富なにんじんのカロテンとビタミンCで生活習慣病を撃退

〈材　料〉2人分
かぶの葉60g　にんじん50g　ごま油大さじ1　醤油・塩各少々
〈作り方〉
①かぶの葉は3cmの長さに切り、にんじんも3cmの長さの短冊に切る。
②フライパンにごま油を入れて熱し、①を炒め、醤油、塩で味をととのえる。

# かぼちゃ

## 豊富なベータカロテンでがんや老化を防ぐ

### 栄養価に優れた冬の貴重野菜

かぼちゃには日本かぼちゃと、店頭で主流の西洋かぼちゃ(栗かぼちゃ)があります。日本かぼちゃと西洋かぼちゃでは、見た目も成分も違います。

どちらも主成分は糖質ですが、西洋かぼちゃは日本かぼちゃの約2倍も糖質が多く、これが甘味のもとになっています。また、ベータカロテンで比べると、西洋かぼちゃのほうが4倍以上も多く含んでいます。

### 増えつづける肺がんを強力に予防する

かぼちゃは、小松菜やにんじん、ほうれん草などと同じように、ベータカロテンが豊富に含まれている緑黄色野菜です。ベータカロテンには、発がんの原因となる活性酸素の発生を抑える抗酸化作用があり、特にかぼちゃは、がんのなかでも最近増えつづけている肺がんの予防野菜として知られています。

ベータカロテンは、かぼちゃのわたの部分にもっとも多く、果肉の約5倍も含まれているので、舌ざわりに難はあっても、わたごと食べるよう心がけましょう。

ベータカロテンの一部は、体内で必要なだけビタミンAに変わり、目の角膜、口やノドのや粘膜を保護する役割も果たします。

ビタミンCとビタミンEも、豊富に含まれています。どちらも活性酸素に対する働きがあるので、ベータカロテンも加わって、がんや生活習慣病予防の心強い味方になります。

### 不足がちなビタミン$B_1$・$B_2$の大切な補給源

ビタミン$B_1$や$B_2$も、たくさん含まれています。ビタミン$B_1$は「精神的ビタミン」といわれるように、不足するとイライラして怒りやすく、また落ち着きがなくなります。ビタミン$B_2$は、発育や成長に欠かせないビタミンです。どちらも日本人には不足がちなビタミンで、毎日欠かさずに、とるようにしてください。

---

**食べ合わせワンポイント**　コレステロールを下げる薬(ケストラン)などを飲んでいると、この薬がビタミンAの吸収をさまたげます。コレステロールを下げる薬を飲んでいる人は、ビタミンAを十分にとる必要があります。

野菜類

# かぼちゃ

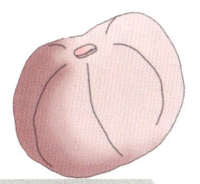

➕ **イワシ、ニシン、豚肉、バター、植物油、ごま** 　がん（肺がん）予防

➕ **カキ、タイラ貝、ホタテ貝、牛肉、卵黄** 　痴呆症予防、味覚障害予防、貧血予防

➕ **カツオブシ、ゆば、カツオ、ウナギ** 　体力増強、健脳効果

➕ **あずき、なす、ぶどう、お茶** 　心臓病予防、動脈硬化予防

---

### シーフードスープ

かぼちゃ　カキ

▶カキの鉄が貧血を予防しビタミンC、Eが肌の悩みを解消

〈材　料〉2人分
かぼちゃ80g　カキ90g　スープ、牛乳各1カップ　バター・塩・コショウ・小麦粉各少々
〈作り方〉
①鍋にスープ半量を入れて、かぼちゃを煮る。
②別鍋で、牛乳とバター、小麦粉でホワイトソースを作り残りのスープを入れ、①に加える。
③②にカキを入れ、塩、コショウで味をととのえ、ひと煮立ちさせる。

---

### かぼちゃとゆばの煮物

かぼちゃ　ゆば

▶ゆばのグルタミン酸が強力にボケ防止をバックアップ

〈材　料〉2人分
かぼちゃ150g　ゆば(乾)15g　うす口醤油・みりん各大さじ1/2　塩少々
〈作り方〉
①かぼちゃは一口大に切り、わたと種をとり除く。ゆばは水でもどし一口大に切る。
②鍋にだしを入れてかぼちゃを煮、ゆばを加えて調味料で味をととのえる。

---

### かぼちゃのバター焼

かぼちゃ　バター

▶バターのビタミンAが、かぼちゃのカロテン吸収を高める

〈材　料〉2人分
かぼちゃ150g　バター大さじ1　塩・コショウ各少々　小麦粉少々
〈作り方〉
①かぼちゃを5mmの厚さに切り、塩、コショウして小麦粉をふる。
②フライパンにバターを熱し、かぼちゃの両面を焼く。

# カリフラワー
## 多様な発がん抑制成分の強力効果

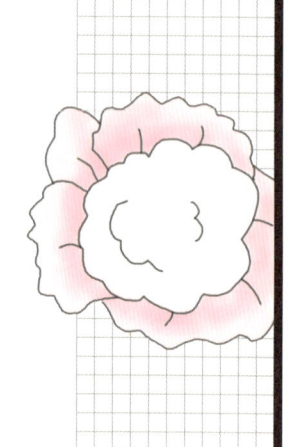

### 多様な発がん抑制成分

カリフラワーは、キャベツの野生種からブロッコリーをへて誕生したようです。緑色のブロッコリーのほうが、栄養価の面では優れていますが、どちらもアブラナ科の野菜で、発がん抑制作用のあるベータカロテンやイオウ化合物を含むことが知られています。

いくつかの発がん抑制成分が、まとまって含まれているのも見逃せません。免疫細胞の働きを助け、活性酸素の発生を抑制するベータカロテン。細胞の酸化を防いで、がん細胞の増殖を抑えるビタミンC。体内にはいった発がん性物質の毒性を抑えるイソチオシアネートといったイオウ化合物などです。

特にカリフラワーに豊富なビタミンCには、胃がんや肝臓がんの原因となるニトロソアミンの生成や毒性を抑える働きもあります。これらの相乗効果で、がんをはじめとした生活習慣病や、老化などの予防に強力なパワーを発揮します。

### つやと弾力のある美肌をつくる

ビタミンCの含有量は、みかんの2倍以上です。ビタミンCは肌につやと弾力をもたせるコラーゲンの生成を促します。

またソバカスなどの原因となるメラニン色素ができるのを防ぐため、肌荒れやシミ、ソバカスなどのトラブルにも有効です。そのほかにも、抗ストレス効果があるなど、多彩な働きをします。花雷よりも茎の部分に、倍近いビタミンCが含まれています。

### 豊富な食物繊維が便秘を解消する

第6の栄養素ともいわれる食物繊維は、100g中2・9gも含まれ、レタスやキャベツよりも豊富です。腸内の悪玉コレステロールを除去し、腸のぜん動を高めるなど整腸作用があり、便秘を改善します。

---

**食べ合わせワンポイント**

カリフラワーは、加熱しないで生のまま一口大に切り、オーロラソース（マヨネーズにケチャップを加える）で食べれば、味も栄養も最高です。

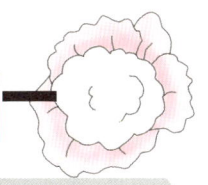

野菜類

# カリフラワー

➕ **ゆず、オレンジ、そば、イカ、カレー粉** → 血管の若返り、血行促進 高血圧予防、動脈硬化予防

➕ **ウナギ、レバー、抹茶、ホタルイカ** → がん予防、老化防止

➕ **アーモンド、とうもろこし油、とうがらし、マヨネーズ** → 若返り効果、血行促進 ボケ防止

➕ **煮干し、ひじき、ごま、ワカメ** → 集中力をつける、骨粗鬆症予防、骨や歯を丈夫にする

---

## カリフラワーのピクルス

**カリフラワー　とうがらし**

▶ビタミンCととうがらしのカプサイシンで血行をさらに促進

〈材料〉2人分
カリフラワー1株　とうがらし1本　にんにく1かけ　甘酢1カップ
〈作り方〉
①カリフラワーはサッとゆで、一口大に切る。
②とうがらしは等分に切って、種を取り除く。
③にんにくは薄く切る。
④器に甘酢を用意し、①②③を加える。3、4日頃から食べられる。

---

## カリフラワーの煮物

**カリフラワー　イカ**

▶ビタミンCとイカのタウリンで血管を丈夫にして老化予防

〈材料〉2人分
カリフラワー1株　イカ(胴体)1/2杯　だし汁1カップ　薄口醤油・塩・各少々　砂糖大さじ1
〈作り方〉
①カリフラワーは、一口大に切る。
②イカは皮をむき、輪切りにする。大きいものは半分にする。
③鍋にだし、調味料を合わせて煮立てカリフラワー、イカを入れ、ひと煮立ちさせる。

---

## カレーサラダ

**カリフラワー　カレー粉**

▶ビタミンCとカレー粉の鉄で貧血予防に効果アップ

〈材料〉2人分　カリフラワー1株　カレー粉小さじ2　フレンチドレッシング大さじ2　きゅうり1/2本　ピーマン1個　イカのくんせい20g
〈作り方〉
①カリフラワーは一口大にちぎって、サッとゆでる。
②きゅうりは塩でもんでサッと洗い、小口切りにする。
③ピーマンは二切りにし、繊維と直角に千切りにする。
④①②③とイカのくんせいをボールにとり、フレンチドレッシングをかけてカレー粉を加え、冷やす。

# ■キャベツ

## がんを強力に予防し健忘症も防ぐ

「デザイナーズフーズ・リスト」でトップクラスとされた野菜です。発がんを抑制するビタミンCやイソチオシアネート、インドール化合物をはじめ、発がん物質の活性化をさまたげるペルオキシターゼ、フラボノイドなどが豊富に含まれています。フラボノイドは、野菜などの植物の色素成分です。フラボノイドには強力な抗酸化作用があり、紫外線の強い陽射しのなかでも植物が枯れずに元気よく成長するのはこのためです。

### うつやボケを予防し骨を丈夫にする

キャベツの緑の濃い葉にはグルタミン酸やアスパラギン酸が含まれ、滋養強壮作用、健脳効果もあります。また良質なカルシウムが老人性健忘症やボケ、足腰の弱り、子どもの発育にも効果的です。

必須アミノ酸で、うつ病の治療にも効果があるとされるトリプトファン、高齢者に不足がちなリジンなども含まれています。

### キャベジンが胃腸の潰瘍を改善する

キャベツにはビタミンCが豊富で、大きめの葉2枚で1日の必要量を満たします。このキャベツ特有の成分が、ビタミンKとビタミンUです。

ビタミンUは、キャベツから発見されたので別名「キャベジン」ともいいます。ビタミンUは、抗潰瘍性ビタミンとして、粘膜の再生に必要なたんぱく質の生成を助け、胃や十二指腸壁の傷ついた粘膜を修復して潰瘍を改善します。この効果は、春キャベツのほうが冬キャベツより高くなっています。

ビタミンKは、潰瘍などで出血したときに、血液を固める働きがあります。また逆に、血液内では血液の凝固を防ぐという、相反した働きがあります。そのほか、骨粗鬆症の予防にも役立ちます。

トップクラスを誇る抗がん物質の含有量

キャベツは、アメリカの国立がん研究所が提案した

---

**食べ合わせワンポイント**

キャベツは、ビタミンCやビタミンUといった水溶性のビタミンを多く含んでいるので、スープも飲むようしてください。加熱によりビタミンCが失われるので、なるべくサッと水洗いして生で食べるほうがよいでしょう。

野菜類

# キャベツ

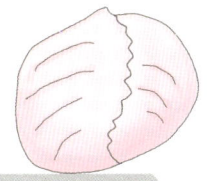

**＋ アサリ、シジミ、レバー** → 貧血予防、肝機能強化、健脳効果

**＋ レモン、オレンジ、グレープフルーツ、みかん、そば** → 動脈硬化予防、血行促進、美肌効果

**＋ ほうれん草、ウナギ、にんじん、にら** → がん予防、精力増強

**＋ カシューナッツ、植物油、落花生、タラコ、かぼちゃ** → ストレスに強くなる、老化防止、記憶力向上

---

### キャベツのサラダ

キャベツ ＋ グレープフルーツ

▶豊富なビタミンCの相乗効果で若々しい美肌をつくる

〈材料〉2人分
キャベツ200g　グレープフルーツ1/2個　カッテージチーズ大さじ2　はちみつ大さじ1

〈作り方〉
①キャベツは一口大に切る。グレープフルーツは袋からだしてほぐす。
②①にカッテージチーズとはちみつをかけて、冷蔵庫で冷やして食べる。

---

### キャベツのかき揚げ

キャベツ ＋ アサリ

▶アサリの鉄が脳の血流アップに貢献し健脳効果が倍増

〈材料〉2人分
キャベツ100g　アサリむき身100g　てんぷら粉・水・揚げ油各適量

〈作り方〉
①キャベツは1cm角に切る。
②てんぷら粉を水で硬めに溶き、揚げ油を180度に熱しキャベツとアサリを揚げる。

---

### キャベツの冷スープ

キャベツ ＋ タラコ

▶タラコのグルタミン酸が脳を活性化し記憶力をアップする

〈材料〉2人分
キャベツ150g　タラコ1腹　スープ2カップ　塩・コショウ各少々

〈作り方〉
①鍋にスープを入れ、キャベツは一口大に切ったものを加えて煮る。
②①を塩、コショウで味付けし、冷たく冷やし、食べるときにほぐしたタラコを加える。

# きゅうり

## 利尿と血圧降下に威力を発揮

### 体内の余分な熱を取り除く

原産地がインドのヒマヤラ地方で、日本へは天平の頃に中国から伝わりました。

きゅうりは95％以上が水なので、ほかの野菜のような高い栄養価は期待できません。しかしカロテンやビタミンC、K、カリウムやカルシウムなどが適度に含まれていて、水分を補給するうえでも適しています。この水分には、体内の余分な熱を冷まし、代謝機能を調整する働きがあり、気分を爽快にしてくれます。

またカリウムは、体内の余分なナトリウムの排泄を助け、血圧を正常に保つ働きをしますので高血圧を予防します。利尿作用があるので、手足のむくみ、のぼせにも効果があります。

### 心筋梗塞や脳梗塞を予防するピラジン

きゅうりには独特の青臭さがありますが、これはピラジンという成分です。ピラジンには血液が固まるのを防ぐ働きがあるので、血栓がつくられるのを防ぎ手心筋梗塞や脳梗塞を防止するのに役立ちます。ルチンなどのフラボノイドも含まれています。ルチンは毛細血管を丈夫にして血流をスムーズにするので、高血圧などに効果があります。

きゅうりの、濃い緑色の頭部に含まれる苦味成分は、ククルビタシンA、B、C、Dという四種の配糖体です。このなかのククルビタシンCには抗がん作用が認められ、ククルビタシンBは急性肝炎に効果があります。蔓には強い血圧降下作用があるとされ、漢方では粉にして高血圧の治療に用いています。

### ビタミンC破壊酵素に要注意

きゅうりには、ビタミンCを破壊する酵素のアスコルビナーゼが含まれていますが、50度以上で加熱すれば酵素活性が抑えられます。また、骨からカルシウムが溶けだすのを抑えるビタミンKも含まれます。

---

**食べ合わせワンポイント**　きゅうりにはビタミンC破壊酵素が含まれているので、緑黄色野菜や果物と食べ合わせるときは、加熱するか、酢を加えるかしないと、もったいないことになります。

# きゅうり

| + | 緑茶、とうがらし、とうがん、うり、すいか、あずき | 利尿作用、腎臓病予防 |
| --- | --- | --- |
| + | れんこん、レタス、寒天 | 解熱作用、炎症除去 |
| + | ワカメ、日本酒、イカ、タコ | コレステロール低下、血圧安定 |
| + | イカ、昆布、酢、グレープフルーツ、きくらげ、カレー粉 | 肥満防止効果、代謝促進効果、血圧降下 |

## きゅうりのスープ

**きゅうり　イカ**

▶きゅうりのピラジンとイカのタウリンとで血圧を下げる

〈材　料〉2人分
きゅうり1本　イカ（胴の部分）1/2　スープ2カップ　塩・コショウ各少々

〈作り方〉
①きゅうりは横に4等分して、繊維に添って薄切りにする。イカは皮をむき両面ヒシ型の切れ目を入れる。
②①をスープでサッと煮て、塩、コショウで調味。

## きゅうりの皮のきんぴら

**きゅうり　とうがらし**

▶とうがらしのカプサイシンで新陳代謝がさらにアップ

〈材　料〉2人分
きゅうりの皮2本分　とうがらし1/4本　植物油小さじ1　塩少々

〈作り方〉
①きゅうりの皮は4cm位の長さに切り、千切りにする。とうがらしは種を除き小口切りに。
②とうがらしを先に炒め、きゅうりを加えて炒め、塩で調味する。

## きゅうりの酢のもの

**きゅうり　きくらげ**

▶きゅうりのカリウムときくらげの食物繊維で血圧降下を促進

〈材　料〉2人分
きゅうり1本　きくらげ（乾）10g　二杯酢（ポン酢などでもよい）大さじ2

〈作り方〉
①きゅうりは薄く小口切りにする。きくらげは水でもどし、石突きを取り、一口大に切る。
②①に二杯酢を加える。

# ごぼう

## 豊富な食物繊維が大腸がんや便秘を予防

### 腸内を掃除して便秘を改善する食物繊維

ごぼうは日本特有の食品で、その独特の香りはアルキルメトキシピラジンによるものです。ごぼうには、水に溶ける水溶性の食物繊維や、水に溶けない不溶性の食物繊維の両方が含まれています。

水溶性の食物繊維はイヌリンで、不溶性の食物繊維はセルロースやヘミセルロース、リグニンなどです。

水溶性といっても消化されないため、これらの食物繊維はコレステロールを減らし、腸内をきれいに掃除してくれます。また、腸のぜん動運動を活発にして便通をととのえるので、便秘を解消し大腸がんを防ぎます。

食物繊維はまた、腸のなかにいる善玉菌の栄養になります。食物繊維は乳酸菌などの善玉菌の活動を活発にし、悪玉細菌の繁殖を抑え、善玉菌のビタミン合成を助ける働きがあります。

水溶性の食物繊維には、カリウムと同じように、ナトリウムを対外に排泄する働きがあります。そのため血圧を下げ、高血圧の予防や改善にも効果的です。

### 有害物質を排泄するリグニン

いっぽう、ごぼうに含まれる不溶性の食物繊維リグニンは、腸内の発がん物質を吸着して排泄する働きがあります。日本でも増加傾向にある、大腸がんなどを予防する効果があります。

さらにコーヒー酸を含むほか、クロロゲン酸やイソクロロゲン酸などの抗がん成分も含まれています。これらは、ポリフェノールオキシダーゼなどによって黒変します。

### 男性ホルモンの分泌を促進する

ごぼうは昔から老化を防ぐ「元気のもと」とされ、親しまれてきました。ごぼうには、性ホルモンの分泌を助け、精子の数を増やす働きをもつアルギニンが含まれているからです。

---

**食べ合わせワンポイント**

料理するときに皮をむくのがふつうですが、栄養的な面からも、また食物繊維の面からも、皮は取り除かないことです。漂白する必要もないのですが、漂白した場合は、そのお酢も使ったほうがよいでしょう。

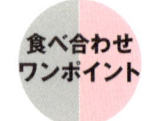

野菜類

# ごぼう

+ ワカメ、セロリ、えのきだけ、こんにゃく　　高血圧、動脈硬化予防、便秘解消

+ きりぼし大根、しいたけ、はとむぎ、かぶ　　がん予防、美肌効果

+ ひじき、豆腐、たけのこ、寒天　　コレステロール低下、ダイエット効果

+ 玄米、オートミール、コーンフレーク　　糖尿病予防、動脈硬化予防

## ごぼうの筑前煮

ごぼう　こんにゃく

▶グルコマンナンとリグニンで悪玉コレステロールを除去

〈材　料〉2人分
ごぼう・にんじん・れんこん各60g　こんにゃく80g　だし汁1カップ　醤油・みりん各大さじ1　塩少々　植物油大さじ1
〈作り方〉
①材料はすべて一口大に切り、油で炒めてだし汁を加えて煮、調味料で味付けする。

## ぴりからごぼう

ごぼう　えのきだけ

▶たっぷりの食物繊維で動脈硬化といやな便秘を予防する

〈材　料〉2人分
ごぼう90g　えのきだけ80g　タバスコ少々　塩少々　植物油大さじ1
〈作り方〉
①ごぼうを4cmの長さの千切りにする。えのきだけは根元を切り捨て、ごぼうと同じ長さに切りそろえる。
②ごぼうを炒め、えのきだけを加えて塩、タバスコで調味する。

## 柳川もどき

ごぼう　豆腐

▶豆腐のサポニンと一緒に腸をきれいにして美肌効果に貢献

〈材　料〉2人分
ごぼう60g　卵1個　きびなご60g　だし汁1カップ　醤油大さじ1　塩　みりん少々
〈作り方〉
①ごぼうを、ささがきにする。
②だし汁で①を煮て、きびなごを加え、調味料を加えて卵でとじる。

# 小松菜

## 肌のトラブルや骨粗鬆症の強い味方

ほうれん草の3倍のカルシウムが高血圧予防

小松菜は、アブラ菜やにんじん、ほうれん草と並ぶほど栄養価に優れた緑黄色野菜です。小松菜100gで1日に必要なカロテン、ビタミンC、カルシウムが補給できるほどです。特にカルシウムが豊富で、ほうれん草のカルシウム含有量が100g中49mgに対し、小松菜は170mgと、3倍以上もの量を含んでいます。ビタミンCもほうれん草より多く、骨や歯、筋肉を丈夫にするこれらの栄養素の相乗効果で、骨粗鬆症の予防に役立ちます。

東京・江戸川区にあった小松川村が原産地で、江戸時代から盛んに栽培され、その名がついたようです。

トラブルが心配なときに強い味方となってくれます。カロテンは、ビタミンCやEとともに、がん予防にも効果があります。

そのほかにカリウムや亜鉛、鉄や銅、リンなどのミネラル類も、ほかの野菜に比べて多く含んでいます。鉄分や銅は、カルシウムと協力して、貧血や骨粗鬆症を防ぎます。カリウムは、ナトリウムの排泄を促して血圧降下作用があるので、高血圧の予防に効果的です。

### 抗酸化物がアトピーにも効果

カロテンやビタミンCなど抗酸化力の強い栄養素は、アトピー性皮膚炎などにも効果があるとされています。アトピー性皮膚炎にかかった人の血液を調べたところ、一般の人よりも血液中の抗酸化物が少なかったという報告があるからです。

ビタミンEの多い食品と組み合わせると、より効果

### 肌荒れを防ぎ美容にも強い味方

豊富なカロテンは、肌の乾燥を防いだり肌荒れを予防します。ビタミンCは肌に弾力をもたせるコラーゲンの合成を助け、シミやシワを防ぐ働きがあり、肌の

トラブルが心配なときに強い味方となってくれます。

的なことも覚えておきましょう。

---

**食べ合わせワンポイント**　小松菜に多いビタミンCはゆでると損失しやすいので、できれば油を使った料理にしてください。油を使った料理にすると、カロテンの吸収もよくなります。

# 小松菜

- ジャコ、さくらエビ、ホタテ貝、昆布、ごま、ナッツ　　骨粗鬆症予防、健脳効果、老化予防
- トマト、ワカメ、にんじん、ししとう　　視力減退予防、がん予防
- 酢、オレンジ、レモン、いちご　　肩こり、疲労回復
- こんにゃく、マッシュルーム、セロリ、たけのこ　　高血圧予防、コレステロール低下

## 小松菜のホタテ炒め

**小松菜　ホタテ貝**

▶ホタテ貝のたんぱく質が小松菜のカルシウムの吸収を助ける

〈材　料〉2人分
小松菜200g　ホタテ貝（柱）6個　植物油大さじ1　塩・コショウ各少々
〈作り方〉
①小松菜は3〜4cm位の長さに切り、ホタテ貝は柱を3mmほどの厚さに切る。
②フライパンに油を熱し、小松菜を炒め、ホタテ貝を加えて塩、コショウで調味する。

## 小松菜とナッツのサラダ

**小松菜　ナッツ**

▶ナッツのビタミンEがプラスして若返り効果が増大

〈材　料〉2人分
小松菜200g　アーモンド（スライス）40g　フレンチドレッシング大さじ2
〈作り方〉
①小松菜は3cm位の長さに切る。アーモンドはサッと炒める。
②①を器に盛り、フレンチドレッシングをかける。

## 小松菜のごま味煮びたし

**小松菜　ごま**

▶ごまのビタミンB群とEが加わり健脳効果をプラス

〈材　料〉2人分
小松菜200g　ごまペースト大さじ2　砂糖大さじ1　だし汁・みりん各少々
〈作り方〉
①小松菜は3〜4cm位に切り、サッと煮る。
②ごまペースト、砂糖、だし汁、みりんを合わせる。
③①に②を加える。

# こんにゃく（しらたき）

## 便秘を解消し肥満の改善に最適

### 食物繊維のグルコマンナンが腸内を大掃除

こんにゃくは、こんにゃく芋の球茎を粉末にしたものからつくられます。平安時代に日本に伝わり、当時の僧侶たちの間で、精進料理などに広く利用されてきました。

こんにゃくの成分の97％は水分で、ほかに主成分とされるのは水溶性の食物繊維であるグルコマンナンです。グルコマンナンは水溶性なのですが、消化酵素では分解できません。消化されないまま腸にはいった食物繊維は、腸内で水分と混じりあってゼリー状となり、腸液の分泌を高め、便をやわらかくして老廃物を体外に追いだすとともに、便の排泄を助けます。

### 糖尿病、高脂血症の予防にも効果大

グルコマンナンには、有害物質を吸着して排泄する作用があり、また糖質の吸収を防ぐ働きもあるので、血糖値の急上昇を抑えて、糖尿病の予防にも効果を発揮します。

食物繊維はまた、腸管を刺激して胆汁酸の分泌を促す作用があります。消化液の一つである胆汁酸には、血液中や肝臓内のコレステロール値を下げる効果があるので、動脈硬化や高脂血症の予防、改善にも効果を発揮します。コレステロールや糖分、脂質が多めの食事をとるときに組み合わせるとよいでしょう。

こんにゃくには、カリウムも含まれています。カリウムは体内の余分な塩分を排泄してくれます。また、水分のバランス調節をおこない、腎臓の老廃物を排泄する手助けもしてくれます。

### 低カロリーのダイエット食品

こんにゃくは、たくさん食べても低カロリーのうえ、満腹感も得られることから、ダイエット食品に向いています。ふだんから肥満が気になる人は、煮物やサラダなどの料理に定期的に活用しましょう。

---

**食べ合わせワンポイント**

こんにゃくは油を吸収しないので、油の栄養成分を生かす料理には向いていません。むしろ、油が吸収されないことを期待する料理にふさわしい食品です。

# こんにゃく（しらたき）

| + ヨーグルト、ぜんまい、きりぼし大根、もやし | 便秘予防、整腸作用 |
| + たまねぎ、ねぎ、にんにく、にら、豚肉、ソーセージ、鶏肉 | 動脈硬化予防、血行促進、疲労回復効果 |
| + 昆布、植物油、しいたけ、大豆、サバ、イワシ | コレステロールの上昇抑制 |
| + たけのこ、ワカメ、カレー粉、とうがらし | 肥満防止、便秘予防 |

## こんにゃくの和えもの

こんにゃく　ヨーグルト

▶グルコマンナンの整腸作用をサポートするヨーグルトの乳酸菌

〈材　料〉2人分
こんにゃく1個　プレーンヨーグルト大さじ4　とうがらしの粉末大さじ1　塩・ガーリックパウダー各少々
〈作り方〉
①こんにゃくは1cmのサイコロに切り、サッとゆでて水気を切る。
②①に塩、ガーリックパウダーをまぶし、さらにとうがらしの粉末をサッとふりかける。
③②を器に盛りプレーンヨーグルトをかける。

## しらたきのカレースープ

しらたき　豚肉ソーセージ

▶しらたきのグルコマンナンが豚肉のコレステロールを取り除く

〈材　料〉2人分
しらたき1/2玉　ウインナーソーセージ4本　スープ2カップ　塩・カレー粉各少々
〈作り方〉
①しらたきは4～5cmの長さに切り、サッとゆでる。ソーセージは、斜めに切り込みをいれる。
②鍋にスープを温め、しらたき、ソーセージを入れて煮て、塩、カレー粉で調味する。

## こんにゃくの田舎煮

こんにゃく　鶏肉

▶コレストロールを減らす鶏肉のオレイン酸がプラス効果

〈材　料〉2人分
こんにゃく1個　鶏肉200g　だし汁1カップ　醤油・みりん・砂糖各大さじ1
〈作り方〉
①こんにゃくは2mmの厚さに切りサッとゆでる。鶏肉は一口大に切る。
②鍋にだし汁、こんにゃくと鶏肉を加えて、調味料で味をととのえる。

# さつまいも

## 便秘を解消し大腸がんの予防に効果大

### 加熱に強いビタミンCが豊富

中央アメリカ原産のさつまいもは、イモ類のなかでは唯一といっていいほどの甘味があり、糖質の多いのが特徴の一つです。炭水化物の代謝を促すビタミンB₁や美容に欠かせないビタミンC、ビタミンE、不溶性セルロースなどの食物繊維も豊富です。

ビタミンCの量は、生だと同じイモ類のじゃがいもを下回りますが、蒸すと上回ります。加熱してもビタミンCの損失が少ないのも、さつまいもの特徴です。

ビタミンCは風邪のほか、インフルエンザやウイルスなどの感染症への免疫力を強化するほか、コラーゲンの生成を助け、シミやソバカスを防ぎ、美肌に効果を発揮します。

血管の老化の原因になる過酸化脂質の生成を抑え、活性酸素の毒性を消してがんを予防するビタミンEも含まれます。ビタミンEは活性酸素の毒性を消しますが、同時にビタミンEの活性を失います。ビタミンCは、ビタミンEの活性をとりもどす働きがあります。

そのため、ビタミンCとEが一緒に含まれている食品は、老化予防やがん予防などに一層効果的なのです。

### 優れた整腸作用のセルロース

不溶性食物繊維のセルロースは吸水性が高く、便の量を増やして、便通を促します。また、動脈硬化や大腸がんの予防にも効果があります。切り口からでる白い液体の主成分ヤラピンは、便を柔らかくする働きがあるので、便秘への相乗効果が期待できます。

### 眼精疲労に紅いものアントシアニン

さまざまな品種が出回っていますが、そのなかでも紅(紫)いもには眼精疲労に効果のあるポリフェノールのアントシアニンが多く、紅ハヤトにはカロテンが豊富です。アントシアニンは、肝機能の強化や血栓の予防にも役立ちます。

---

**食べ合わせワンポイント**　さつまいもを電子レンジなどで、いきなり高温で過熱すると甘みがでません。弱火からじっくりと過熱することで、さつまいもらしい甘さがでてきます。

野菜類

# さつまいも

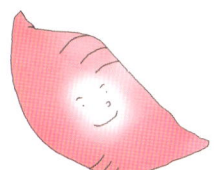

| + ごぼう、しいたけ、にんじん、ほうれん草 | がん予防（肺がん、大腸がん） |
| + こんにゃく、ひじき、もやし、りんご | 便秘予防、動脈硬化予防 |
| + しいたけ、きくらげ、昆布、ひじき、ぜんまい、牛乳 | コレステロール低下、生活習慣病予防 |
| + いちご、レモン、ピーマン、小松菜 | ストレス予防、食欲不振改善、美肌効果 |

## さつまいもの重ね煮

さつまいも＋レモン

▶レモンのビタミンCがプラスしてストレス解消に速効

〈材　料〉2人分
さつまいも大1本　レモン1個　はちみつ大さじ2　水適宜
〈作り方〉
①さつまいもは皮をむかずに5mm厚さに切り、水に30分つけてアクを抜く。レモンも5mmの厚さに切る。
②①を交互に重ねて並べ、はちみつを加えてやわらかく煮る。

## さつまいものかき揚げ

さつまいも＋しいたけ

▶しいたけの食物繊維が加わり急増する大腸がんを撃退

〈材　料〉2人分
さつまいも大1/2個　しいたけ2枚　水・揚げ油各適宜
てんぷら粉1カップ
〈作り方〉
①さつまいもは皮つきのまま1cm角に切る。しいたけは石突きも含め1cm角に切る。
②①を160度の油で揚げる。

## ビッソワーズスープ

さつまいも＋牛乳

▶牛乳の便通作用と一緒になって便秘解消を促進する

〈材　料〉2人分
さつまいも大1個　牛乳・スープ各90cc　塩・コショウ各少々
〈作り方〉
①さつまいもは厚めに皮をむいて30分水にさらしアクを抜いて蒸す。
②①にスープを加え、ミキサーにかけたあと、鍋に移し、牛乳を加えて温め、調味料を加える。

# さといも

## ぬめり成分が胃の粘膜を守り肝臓を強化

### 低カロリーで安心の栄養分

さといもは、縄文時代の昔から主食だったといわれています。主成分は、でんぷん、たんぱく質です。特筆したいのは、血圧降下作用のあるカリウムが100g中600mg以上と、他のイモ類と比べて群を抜いて多いことです。ビタミンやミネラルは少ないのですが、エネルギー（カロリー）も少なく、糖分をエネルギーに変えるビタミン$B_1$、肥満防止に役立つ食物繊維も含まれているので、さといもはダイエット中でも安心して食べられます。

### ぬめり成分が様々な効能を発揮

さといもの皮をむくと、ぬめりがあります。このぬめりの成分は、ガタクタンとムチンです。ほかにデキストリンと、ショ糖を含みます。ムチンはオクラなどに多いぬるぬる成分で、胃の粘膜を強化し胃炎や胃潰瘍を予防してくれます。

ガラクタンは、体内でグルクロン酸をつくり、肝臓や腎臓を強化します。グルクロン酸には抗ウイルス作用もあり、ウイルス性肝炎にも有効です。そのほかコレステロールを除去するので、高血圧の予防に役立ちます。また、脳細胞を活性化し、老化やボケの予防に効果があります。食物繊維のマンナンは、肥満や便秘を解消し、コレステロールを低下させるので、ガラクタンとの相乗効果が期待できます。

### 細胞の代謝を高めるカリウム

豊富なカリウムは、ナトリウムとともに細胞内外の代謝を高めてくれます。水分調整をおこない、余分なナトリウムを排泄して、血圧の上昇を抑制する働きがあるので、高血圧の予防に効果を発揮します。

さといもは胃腸のバランスをととのえ、肝臓を強化し、血圧を正常に保つ働きに優れているので、倦怠感や疲労の回復にも役立ちます。

---

**食べ合わせワンポイント**

ぬめりを取り除くためにゆでると、ぬめりの成分のムチンやガラクタンが少なからず失われます。栄養価からすれば、ゆでないで食べる工夫も大事で、かたくり粉でからめると味がしっかりとつきます。

野菜類

# さといも

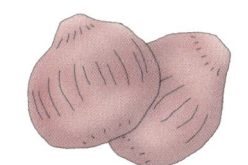

| + | 卵、鶏肉、イワシ、カツオ、サワラ、タラ | 体力増強、免疫力をつける |
| + | ゆば、凍り豆腐、カツオブシ、脱脂粉乳、落花生、くるみ | ボケ予防、脳細胞を活性化させる |
| + | えのきだけ、おから、こんにゃく、ごぼう、ワカメ | コレステロール低下、高血圧予防、がん予防 |
| + | 昆布、味噌、たまねぎ、とうがらし | 新陳代謝を活発にする 血行促進 |

## さといもでんがく

さといも　味噌

▶味噌のアミノ酸が加わって肝機能強化に相乗効果

〈材　料〉2人分
さといも（小）6個　味噌大さじ2　みりん・砂糖各大さじ1/2　ゆず皮少々
〈作り方〉
①さといもは皮をむいてゆでる。
②味噌、みりん、砂糖を火にかけ砂糖が溶けたら、おろしたゆず皮を加える。
③①に②をつけて食べる。

## シンプルコロッケ

さといも　鶏肉

▶鶏肉のメチオニンがプラスされ肝臓の機能強化をする

〈材　料〉2人分
さといも（小）8個　鶏ひき肉100g　卵1個　塩・コショウ各少々　揚げ油・小麦粉適量
〈作り方〉
①さといもはゆでてつぶす。鶏ひき肉に卵を加えて、塩・コショウをしてよくまぜ、コロッケ型をつくる。
②油を熱し①に小麦粉をつけて揚げる。

## さといものおから

さといも　おから

▶おからの食物繊維が手伝って肥満予防に効果大

〈材　料〉2人分
さといも4個　おから200g　砂糖・醤油・塩各少々　アサリ80g　植物油少々
〈作り方〉
①さといもは皮をむき、5mm位の厚さに切る。
②フライパンに油を熱し、さといもを炒め、アサリを加え、おからを加えて調味料を加える。

# さやいんげん

## ビタミンB群が疲労を回復し脂肪肝を防ぐ

### 豆と野菜の長所を合わせもつ

さやいんげんは成長が早く、年に3回も収穫できることから、三度豆とも呼ばれています。さやいんげんは、いんげん豆の若いさやつきのもので、さやと豆を丸ごと食べます。豆を完熟させて乾燥させたのが、いんげん豆です。

いんげん豆の主成分は、たんぱく質で、でんぷんや糖アルコールのマンニトールなども含まれます。また、抗酸化作用のあるベータカロテンも含まれ、体の細胞の酸化を抑制し、がんの発生を予防します。ビタミンCやE、カリウムやカルシウムなどのほか、エネルギー代謝に必要なビタミンB群（$B_1$、$B_2$、$B_6$）も多く含まれています。

### ビタミンB群が脂質の代謝を高める

ビタミンB群のなかのビタミン$B_1$は、糖質のエネルギー代謝を高め、疲労物質を蓄積させない作用があるので、筋肉疲労など、さまざまな疲労の回復と緩和に効果があります。$B_2$は脂肪をエネルギー源に変え、過酸化脂質の生成を防いで動脈硬化や血栓の予防に役立ちます。ビタミン$B_6$は、たんぱく質の代謝に欠かせないビタミンで、脂肪肝を防ぐほか免疫機能をととのえる働きがあり、アレルギーの予防のほか、ボケの防止にも役立ちます。

### グルタミン酸に健脳効果

さやいんげんには、必須アミノ酸の一つであるグルタミン酸が多く含まれています。グルタミン酸は調味料の成分として有名ですが、脳の機能を高めるほか、ボケの治療にも効果をあげています。また、疲労回復に特効のあるアスパラギン酸の含有量は、アスパラガスより多いことも覚えておきましょう。アスパラギン酸には胃腸の働きをととのえて食欲不振や消化不良に効果があるほか、肝機能を改善します。

---

**食べ合わせワンポイント**

野菜のなかでは不溶性の食物繊維のヘミセルロースが多いので大いに食べてほしいのですが、とりすぎるとカルシウムやマグネシウムを排泄するので、ミネラル不足をまねくおそれがあります。

野菜類

# さやいんげん

+ きくらげ、こんにゃく、たけのこ、ぜんまい　　がん予防（大腸がん）、肥満防止

+ ヨーグルト、納豆、ひじき、ほうれん草　　腸内細菌（善玉菌）を増やして便秘予防

+ チンゲン菜、寒天、たまねぎ　　コレステロール低下、血圧低下

+ ブロッコリー、菜の花、トマト、かぼちゃ　　がん予防、美肌効果、視力回復

---

## さやいんげんの温サラダ

さやいんげん　きくらげ

▶きくらげの食物繊維がサポートする大腸がん予防

〈材　料〉2人分
さやいんげん20本　ぜんまい80g　ほうれん草の茎80g　にんじん80g　ごまだれ大さじ2
〈作り方〉
①さやいんげんは、すじを取って二つに切る。ぜんまい、ほうれん草の茎、にんじんは太さ、長さをそろえて切る。
②①をサッとゆで、ごまだれで食べる。

---

## ラビゴットソース

さやいんげん　トマト

▶トマトのリコピンと一緒になって強力ながん予防効果

〈材　料〉2人分
さやいんげん6本　トマト1/2個　ドレッシング大さじ4　塩・コショウ茎少々
〈作り方〉
①すじを取り除いたさやいんげんを、小口切りにして塩ゆでする。
②トマトは種を除いて1cm角に切る。
③①、②を器に盛り、ドレッシングで和える。

---

## さやいんげんの卯の花和え

さやいんげん　かぼちゃ

▶かぼちゃの豊富なカロテンがプラスされて視力の回復に効用

〈材　料〉2人分
さやいんげん50g　かぼちゃ100g　おから100g　砂糖・塩・醤油各少々
〈作り方〉
①さやいんげんは、すじを取ってゆで、斜め薄切りにする。かぼちゃは一口大の薄切りにしてゆでる。
②①おからに調味料をまぜ、サッと火を通す。
③①を②で和える。

# さやえんどう

## カロテンとビタミンCが美肌をつくる

えんどう豆は、三つのパターンで利用されています。若いさやごと食べるのが、さやえんどうです。若い時期に、豆だけ取りだしたものがグリーンピース。完熟した豆を乾燥させたものが、えんどう豆です。成長度合で、それぞれの栄養成分も効能も異なります。地中海沿岸地域の原産です。

さやえんどうは、もっとも成長途なかで摘み取られるため、ビタミンCが多くなっています。ゆでても損失が少ないのが特徴です。

ビタミンCは、体内でコラーゲンをつくるのに必要です。コラーゲンは、皮膚や筋肉などをつなぐたんぱく質で、細胞同士や各組織をつなぐ役割を果たしています。肌や粘膜の荒れ、歯ぐきからの出血を防ぎ、風邪を予防します。ビタミンCにはメラニン色素を抑える働きもあり、シワやシミ、ソバカスなどの美肌に

### コラーゲンをつくるビタミンCが美肌に効果

効果があります。

また、カロテンも豊富で、活性酸素の攻撃からコラーゲンや細胞の酸化と老化を守るので、美白や美肌にビタミンCとの相乗効果が期待できます。

### 発がん物質を抑制するビタミンC

豊富なカロテンとビタミンCは、相乗効果で抗酸化作用に威力を発揮します。ビタミンCには胃がんや肝臓がんを引き起こす発がん性物質、ニトロソアミンの体内での生成を抑制する働きがあり、カロテンとの協同作用でがんを予防し、同時に免疫力を高めます。

### 脂質の燃焼を助けて脂肪肝を予防

このほかに、必須アミノ酸のリジンや、大豆などに多いレクチン、有機酸のクエン酸やリンゴ酸なども含まれています。これらの成分の総合作用で脂質の燃焼を助け、脂肪が体内に蓄積されにくくしてくれるため、肝機能の増強に役立ちます。

---

**食べ合わせワンポイント**

ベータカロテンやビタミンCが多いので、ビタミンCの酸化を抑える働きのあるビタミンEを多く含む、ごまと食べ合わせるとよいでしょう。

野菜類

# さやえんどう

+ 松の実、カシューナッツ、ピーナッツ、ごま　　血行促進、ボケ防止、動脈硬化予防、心筋梗塞予防

+ さつまいも、小松菜、にんじん、ブロッコリー　　がん予防、美肌効果、血行促進

+ ほうれん草、たまねぎ、こんにゃく、高野豆腐　　老化防止、がん予防、ボケ防止

+ ねぎ、にんにく、にら、たまねぎ、牛肉　　疲労回復、スタミナ増強、強精強壮

---

## さやえんどうと炒めもの

さやえんどう　牛肉

▶さやえんどうのビタミンCと牛肉のたんぱく質でスタミナ増強

〈材　料〉2人分
さやえんどう10本　牛肉200g　ホーマ大さじ2　ねぎ少々　油適量
〈作り方〉
①ねぎはみじん切りにする。
②さやえんどうは、筋をとる。
③フライパンに油を温め、①を炒め、②を加えてサッと炒め牛肉を加えて、ホーマで味をととのえる。

---

## さやえんどうのごま和え

さやえんどう　ごま

▶ごまのレシチンとさやえんどうの血行促進でボケ防止効果が

〈材　料〉2人分
さやえんどう10本　ごまペースト大さじ2　砂糖大さじ1　醤油少々
〈作り方〉
①さやえんどうは塩ゆでして筋をとり、一口大に切る。
②ごまペースト、砂糖、醤油を合わせる。
③①を②で和える。

---

## さやえんどうのきんぴら

さやえんどう　えのきだけ

▶さやえんどうのビタミンCとえのきだけの食物繊維で血行促進

〈材　料〉2人分
さやえんどう10本　えのきだけ1束　ごま大さじ1/2　とうがらし少々　塩・こしょう各少々　油適量
〈作り方〉
①さやえんどうは筋をとる。えのきだけは根を切り2つ切り。
②フライパンに油を熱し、①を炒め、塩、こしょうで味をととのえる。
③とうがらしの種をはずし、みじん切りしたものをサッとまぜ込み、火を止める。

# しそ（大葉）

## 血液をサラサラにしてアレルギー体質を改善

### 野菜のなかでも抜群のカロテン含有量

しそには、青じそと赤じそがありますが、もっとも栄養価が高いのは青じそです。青じそには、カロテンとカルシウムが非常に多く含まれ、ビタミン類や鉄分も豊富な栄養野菜です。カロテンの量は、100g中11000μg（μgはマイクログラム）と野菜のなかではモロヘイヤと並んでトップクラスです。カロテンには、抗酸化作用があるので、動脈硬化の予防に役立つほか、がんの発生と増殖を抑制する効果があります。赤じそはカロテンがやや少なめですが、青じそとほぼ同じ栄養価です。梅干しの赤い色をだすポリフェノールのアントシアニンという色素が赤じその特徴で、抗酸化作用があるので、ストレスや運動などで体内に発生した活性酸素を除去します。

### 香り成分の防腐作用で食中毒を予防

しそ独特の香りのもとは、ペリラアルデヒドです。ペリラアルデヒドには強い抗菌作用があり、防腐効果も高いので、食中毒を予防します。細かくきざむほど、しその薬効が引き立つことも覚えておきましょう。また、嗅覚神経を刺激して食欲を増進させるので、食欲不振や疲労回復のために活用したい野菜です。青じそのほうが香りが強く、大葉として用いられます。

### α―リノレン酸がアレルギー体質を改善

しその実からとったしそ油には、α―リノレン酸などの多価不飽和脂肪酸が豊富に含まれています。体内で合成できないα―リノレン酸には、アトピー性皮膚炎などを引き起こすアレルギー体質を改善する効果があります。またα―リノレン酸は、体内でIPA（イコサペンタエン酸）に変わり、血液をサラサラにする働きがあるため、血流を促し、脳卒中や心筋梗塞を予防します。

---

**食べ合わせワンポイント**

しそは材料に香りと彩りを添え、見た目のおいしさと、食べてのおいしさを与えます。手抜きをせずに、細切りにすることで、本来のしそのよい香りが引きだされます。

野菜類

# しそ(大葉)

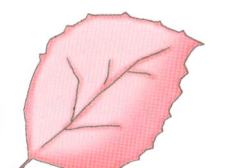

+ 牛乳、ワカメ、きくらげ、小松菜、きゅうり　　不安・イライラの解消、動脈硬化予防

+ カキ、レバー、ほうれん草、シジミ、タラ、エビ　　貧血予防、がん予防

+ しょうが、酢、梅干し、わさび、にんにく　　殺菌作用、血行促進　肥満防止

+ ぜんまい、キーウィフルーツ、しめじ、茎ワカメ、ブロッコリー　　がん予防、生活習慣病予防

---

### タラの香りしそ焼き

しそ　タラ

▶しその香気成分とタラのたんぱく質でスタミナ倍増効果

〈材　料〉2人分
しその葉4枚　タラ2切　オリーブ油・塩・コショウ各少々
〈作り方〉
①タラに塩、コショウをふる。
②しその葉を千切りにし、タラにまぶす。
③フライパンにオリーブ油を熱し、タラを両面焼く。

---

### しそチャーハン

しそ　エビ

▶ペリラルデヒドにエビのタウリンがプラスして強壮効果増大

〈材　料〉2人分
しそ6枚　むき芝エビ100g　ごはん1杯　卵白1個分　サラダ油大さじ1　塩・コショウ・片栗粉各少々
〈作り方〉
①しその葉は千切りにする。芝エビは塩、コショウし、卵白を加えてまぜ、片栗粉をまぶす。
②フライパンに油を熱しごはんを炒め、芝エビを加えて、塩、コショウで調味する。

---

### しそピクルス

しそ　きゅうり

▶きゅうりのカリウムが塩分を排泄して動脈硬化の予防を助ける

〈材　料〉2人分
しそ4枚　きゅうり1本　とうがらし1本　二杯酢500ml
〈作り方〉
①きゅうりをよく塩もみし、サッと洗って半分に切る。
②中位のびん（コーヒー500g入り）かビールジョッキに二杯酢と①を入れ、とうがらしと千切りにしたしそを入れる。3日位で食べられる。

# じゃがいも

## 高血圧を改善する「カリウムの王様」

### 豊富なカリウムが高血圧や腎臓病を改善

じゃがいもは「カリウムの王様」といわれるほど、カリウムが豊富に含まれています。カリウムは、体内の余分なナトリウムを排泄して血圧を下げ、また水分調整をする働きがあるので、高血圧の予防や腎臓病で利尿剤を使用している人、むくみのある人にも効果があります。ただし、腎炎などでカリウムの摂取を制限されている人は注意が必要です。

じゃがいものカリウムには、内臓の筋肉組織を強化するとともに、アレルギー体質を改善する働きもあります。この働きを利用したのが「カリ療法」で、アレルギー性のぜんそくや、皮膚炎などの治療に用いられています。

### 低カロリーがダイエット食にむく

じゃがいもには、でんぷんのほか、アミノ酸のグロブリン、ビタミンB₁やナイアシン、ビタミンC、食物繊維なども含まれます。皮に含まれるクロロゲン酸には、がんを予防する効果があります。じゃがいもは、ほかの穀類やイモ類に比べてカロリーが低く、少量で満腹感があるので、ダイエット食にも応用できます。

保存もきき手軽に利用できる野菜ですが、じゃがいもの芽や青い皮の部分には、ソラニンという有害物質が含まれています。調理の際には、芽はしっかりえぐりとり、青い皮は厚めにむきましょう。

### 加熱しても壊れにくいビタミンCの宝庫

ビタミンCが多く含まれ、でんぷん質がビタミンCを保護してくれるので、加熱調理しても損失が少なく安心です。ビタミンCは、コラーゲンの生成を助け美肌効果があるほか、粘膜にできた潰瘍を改善するので、胃潰瘍や十二指腸潰瘍に効果があります。また抗酸化作用もあって、免疫力を高めるので、風邪やインフルエンザなどの感染症のほか、がんを予防します。

---

**食べ合わせワンポイント**

ビタミンCを逃さないためにも、味覚のうえからも、丸ごと使うのが好ましいでしょう。皮にはがん予防効果のあるクロロゲン酸が含まれているので、皮でキンピラをつくってもよいでしょう。

野菜類

# じゃがいも

**＋ きゅうり、キーウィフルーツ、緑茶** 　　高血圧予防、老化防止

**＋ 白菜、もも、バナナ、はちみつ** 　　胃潰瘍の予防、十二指腸潰瘍の予防

**＋ レモン、いちご、ほうれん草、ブロッコリー** 　　ストレスの予防と回復、がん予防

**＋ 酢、鶏肉、カツオ、カキ、ベーコン、生クリーム** 　　体力増進、スタミナ回復、疲労回復

---

## じゃがいもベーコン

じゃがいも　ベーコン

▶ベーコンのビタミン$B_1$が加わって疲労回復に効力を発揮

〈材　料〉2人分
じゃがいも2個　ベーコン100g　油大さじ1　塩・コショウ各少々
〈作り方〉
①じゃがいもは1cm幅の短冊に切る。ベーコンは1cm長さに切る。
②フライパンに油を熱し、ベーコン、じゃがいもを炒めて塩コショウで味付けする。

---

## ビッソワーズスープ

じゃがいも　生クリーム

▶生クリームのカルシウムで精神集中効果に期待増

〈材　料〉2人分
じゃがいも2個　たまねぎ1/2個　スープ150cc　生クリーム1/4カップ　油大さじ1　塩・コショウ各少々
〈作り方〉
①じゃがいも、たまねぎを薄切りにして油で炒め、ミキサーにかける。再び火にかけ、生クリームを加えて塩、コショウで調味する。

---

## じゃがいもキーウィサラダ

じゃがいも　キーウィフルーツ

▶じゃがいもとキーウィフルーツのビタミンCで高血圧に効果大

〈材　料〉2人分
じゃがいも2個　キーウィフルーツ2個　マヨネーズ大さじ2
〈作り方〉
①じゃがいもを丸ごとゆでて、温かいうちにつぶす（うらごししなくてよい）。キーウィフルーツは皮をむいて2つに切り、さらに薄切りにする。
②①を合わせ、マヨネーズで和える。

# 春菊

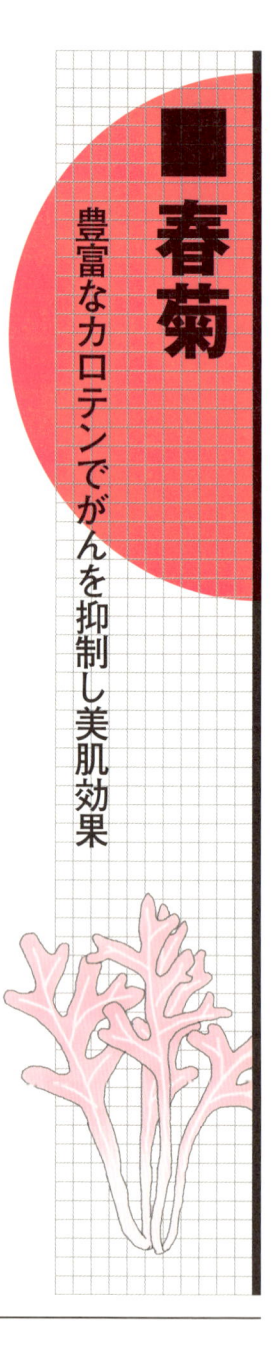

## 豊富なカロテンでがんを抑制し美肌効果

### 胃腸をととのえ咳や痰をしずめる香り成分

春菊の特有の香りは、精油成分の α-ピネンやベンズアルデヒドなどによるものです。これらの香り成分は、胃腸の働きを高め、胃もたれや胸やけを解消し、消化不良の改善などに効能があります。

また、気道の炎症をしずめる働きがあるため、痰をすみやかにきり、咳止めにも役立ちます。春菊の深い緑色は、ポリフェノールのクロロフィルで、血液中のコレステロールを下げるなどの働きがあります。

### カロテンががんを抑制し風邪を予防

春菊に含まれるカロテンの量は、同じ緑黄色野菜のほうれん草よりも多いほどです。ほかにもビタミンB群やビタミンC、カリウム、鉄分などのミネラルも多く含まれます。

カロテンは、体内で必要に応じてビタミンAに変化し、夜盲症を防ぎ、皮膚や粘膜を保護したり、粘液の分泌促進などに効果を発揮します。また残りのカロテンは抗酸化物をつくり、ビタミンCとの相乗効果で、つやのある美肌をつくり、また免疫力を高めます。風邪やインフルエンザなどの感染症を予防するとともに、がんの原因となる活性酸素を無毒化し、生活習慣病の動脈硬化や高血圧を防ぎ、細胞の老化や発がんを抑制する働きがあります。

ゆでるとカロテンの量が増え、かつ薬効が増すともいわれているので、覚えておきましょう。

### 鉄分が多く貧血対策に効果

春菊には、鉄分もたっぷり含まれています。なべ物などにして食べれば、鉄欠乏性貧血などの改善に役立ちます。漢方では、古くから風邪薬に用いられてきました。血流をととのえ、精神を安定させる働きがあるので、高血圧でめまいのするときや、不眠のときに生ジュースにして飲むと、睡眠がとれます。

---

**食べ合わせワンポイント**　春菊にはクセがありますが、パスタやサラダに香味野菜の感覚で使うとよいでしょう。おひたしなどでは、子どもや若者の口に合わないので……。

野菜類

# 春菊

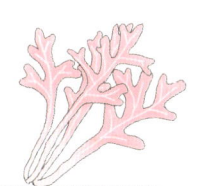

**＋** レタス、白菜、牛乳、チーズ、いちご、さくらエビ　　不眠予防、美肌効果

**＋** にんじん、レバー、かぼちゃ、なす、ウナギ、サケ　　眼精疲労、白内障予防、目の充血、スタミナ強化

**＋** ごま、ワカメ、大豆、クルミ　　肌荒れ防止、集中力をつける

**＋** じゃがいも、アブラ菜、さつまいも、セロリ　　がん予防、便秘予防

---

### 春菊のごま和え

春菊　ごま

▶ごまのビタミンB群を加えて強力な肌荒れ防止効果を発揮

〈材　料〉2人分
春菊150g　アサリむき身100g　ごまペースト大さじ2　醤油大さじ1/2　だし汁・砂糖各大さじ1/3
〈作り方〉
①春菊はゆでて水けを絞り、4cm位に切る。アサリはサッとゆでる。
②調味料とだし汁を合わせる。
③①と②を和える。

---

### 春菊のかき揚げ

春菊　さくらエビ

▶さくらエビのカルシウムが集中力を高めて能率アップに効果大

〈材　料〉2人分
春菊150g　さくらエビ50g　てんぷら粉1カップ　水1カップ強　揚げ油適宜
〈作り方〉
①春菊は一口大に切る。
②てんぷら粉を用意し、油を熱し、春菊とさくらエビをお玉ですくって170度の油で揚げる。

---

### 春菊ごはん

春菊　サケ

▶サケの良質たんぱくを加えてスタミナ強化に最適

〈材　料〉2人分
春菊100g　サケ1切　ごはん3杯　甘酢1/2カップ
〈作り方〉
①春菊はゆでて一口大に切る。サケは焼いて身をほぐしておく。
②ごはんをすし飯用に炊き、熱いうちに甘酢を加えてまぜ、①を加える。

# セロリ

## 高血圧を防ぎイライラを解消する

### 特有の成分が食欲を増進し不安を解消する

地中海地方が原産のセロリは、古代ギリシャやローマ時代から強精、強壮をもたらすとして食されてきました。香りが強いため、日本で普及したのは昭和50年代になってからです。

セロリ特有の強い香りを苦手とする人も少なくないようですが、この香りは精油成分のアピインやセネリンです。これらの精油成分には、ストレスによる精神不安や不眠、頭痛、耳鳴りなどの症状を緩和する働きがあります。

豊富なカリウムの血圧降下作用との相乗効果で、イライラの解消にも効果を発揮します。

また、セロリの苦味成分には健胃作用があり、特に肉食をしたときの胃のもたれ、むかつき、胃痛を改善する効果があります。糖アルコールのマンニトールも含むので、かすかな甘味も感じられます。アミノ酸はアスパラギン、グルタミン、グルタミン酸が多いので、旨味もあります。

### 体内バランスをととのえて生活習慣病を予防

栄養素は緑黄色野菜ほど多くはありませんが、カロテンやビタミン$B_1$、$B_2$、C、E、カリウム、食物繊維などをバランスよく含んでいます。これらの総合的な働きで、血圧を下げ、余分なコレステロールやナトリウムを排泄し、胃腸をととのえ、便秘の解消に効果があります。また、高血圧や糖尿病などの、生活習慣病の予防にも効果を発揮します。

セロリはカロリー(エネルギー)が低いため、効能を期待しながら、たっぷり摂取することができます。日頃から生食のほか、炒めもの、おひたしなどにして積極的にとりいれましょう。

漢方では体内の余分な熱をとり、利尿作用のほか、ほてりやめまいなどの症状に用いられています。

---

**食べ合わせワンポイント**

セロリは皮に多くの薬効があるので、葉や皮も捨てずに食べましょう。繊維を斜めか直角に切断すると食べやすくなります。加熱すれば十分食べられます。

# セロリ

**＋** きゅうり、すいか、柿、うど、とうがらし、じゃがいも　　利尿作用、腎臓病予防、血行促進

**＋** オクラ、たけのこ、昆布、そば、にんにく　　高血圧予防、コレステロール低下

**＋** しいたけ、アサリ、キャベツ、じゃがいも　　がん予防、健脳効果

**＋** 鶏肉、チーズ、卵、カキ、エビ　　スタミナ回復、強精・強壮効果

---

## セロリのアチャラ

セロリ　とうがらし

▶とうがらしのカプサイシンが血行促進効果の加速

〈材　料〉2人分
セロリ1本　甘酢大さじ2　とうがらし1/2
〈作り方〉
①セロリは筋を取らずに、斜め薄切りにする。とうがらしは種を取り除いて、小口切りにする。
②甘酢を用意して、①を加える。

---

## セロリの煮物

セロリ　鶏肉

▶鶏肉のメチオニンがプラスされて強肝、強精効果を発揮

〈材　料〉2人分
セロリ1/2本　こんにゃく1/2個　ごぼう80g　鶏肉100g　醤油・砂糖各大さじ1　みりん大さじ1/2　塩少々　だし汁1カップ
〈作り方〉
①セロリ、こんにゃく、ごぼうは乱切りにする。
②鍋にだし汁と醤油、塩を加えて①を煮る。全体に火が通ったら、みりん、砂糖を加える。

---

## シュリンプカクテル

セロリ　エビ

▶セロリのアスパラギンとエビのタウリンで強精効果を補強する

〈材　料〉2人分
セロリ200g　大正エビまたはメキシコエビ10尾　ケチャップ・豆板醤各大さじ1
〈作り方〉
①セロリは4cm位の長さに切る（皮つき）。大正エビはセロリと共に塩ゆでする。エビが赤くなったら火が通っているので、ゆですぎないこと。
②ケチャップと豆板醤を合わせる。
③えびの皮をむいて②をつけて食べる。

# だいこん

## 消化を助けがんを予防する

### 胃腸の消化吸収を高める消化酵素

だいこんは春の七草の一つ、すずしろとして古くから親しまれてきました。桜島だいこんや守口だいこんなど多くの品種がありますが、やや小型で辛味がひかえめな青首だいこんが店先に多く出回っています。

だいこんは、ビタミンCが豊富です。しかし、だいこんおろしにすると急速にビタミンCが酸化してしまいます。おろしたてを食べるようにしましょう。

だいこんには、でんぷんの消化酵素であるジアスターゼやグリコシダーゼ、オキシダーゼなどが含まれています。ジアスターゼは食物の消化を助け、胸やけや胃もたれに効果があります。

### 解毒作用で発がん物質を抑制

だいこんのオキシダーゼという消化酵素には解毒作用もあり、焼いた魚のコゲに含まれる発がん物質のトリプP1などの作用を抑制する働きがあります。

これらの消化酵素は熱に弱いので、だいこんおろしやサラダなどで生食することが大切です。だいこんおろし特有のぴりっとした辛みは、イソチオシアネートというカラシ油成分の一種で、がん抑制の効果が認められています。

また、がん細胞の発生を抑制する食物繊維のリグニンも多く含まれます。

### 二日酔い、糖尿病にも威力を発揮

だいこんおろしは、二日酔いにも効果的です。皮付きのまま、おろして飲むと症状がやわらぎます。皮の部分にはビタミンCが多く、肝臓の解毒作用を助けて、アセトアルデヒドの分解に役立ちます。

だいこんは白い部分の根だけでなく、葉が栄養価の高い緑黄色野菜です。カロテンやビタミンC、カリウムなどが豊富で、がんの予防や健胃、骨粗鬆症などに効果があるので活用しましょう。

---

**食べ合わせワンポイント**

だいこんの皮にも多くの栄養素が含まれていますので、皮をキンピラや即席漬けにして食べるとおいしく食べられます。しなびてしまっても煮物にするとおいしいので、捨てないようにしてください。

野菜類

# だいこん

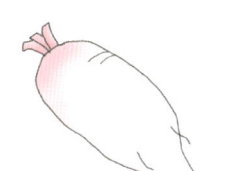

| + ごぼう、なす、にんじん、シジミ | 糖尿病の予防、がん予防 |
| --- | --- |
| + あずき、アロエ、はちみつ、みかん | 咳、喉の痛み、声がれ、健脳効果 |
| + バナナ、とうがん、牛乳、りんご | 胃潰瘍の予防、十二指腸潰瘍の予防 |
| + ほうれん草、かぼちゃ、鶏肉、ホタテ貝 | 胃がん、大腸がん予防、強肝作用 |

## はちみつだいこん

だいこん　はちみつ

▶だいこんのビタミンCとはちみつのブドウ糖で健脳効果

〈材　料〉2人分
だいこん100g　はちみつ大さじ1　とうがらし1/2本
〈作り方〉
①だいこんは、4cm長さの短冊に切る。
②とうがらしは種をとり除いて、小口切りにする。
③①と②を合わせ、はちみつをかける。

## だいこんサラダ

だいこん　りんご

▶だいこんの消化酵素とりんごのペクチンで胃潰瘍予防

〈材　料〉2人分
だいこん150g　りんご1個　きゅうり1/2本　フレンチドレッシング大さじ2　酢少々
〈作り方〉
①だいこん、りんご、きゅうりを1cm角に切る。きゅうりは酢洗いする。
②①にドレッシングをかける。

## だいこんのハーブ焼き

だいこん　ホタテ貝

▶だいこんの消化酵素の解毒作用とホタテ貝のタウリンで強肝作用

〈材　料〉2人分
だいこん150g　ホタテ貝6個　オリーブ油大さじ1　ローズマリー少々　塩・コショウ各少々
〈作り方〉
①だいこんは、5mm厚さに切る。
②フライパンにオリーブ油を熱し、ローズマリーを加えてだいこんとホタテ貝の両面を焼き、塩、コショウで味をととのえる。

# たけのこ

## 食物繊維が便秘を解消し大腸がんを防ぐ

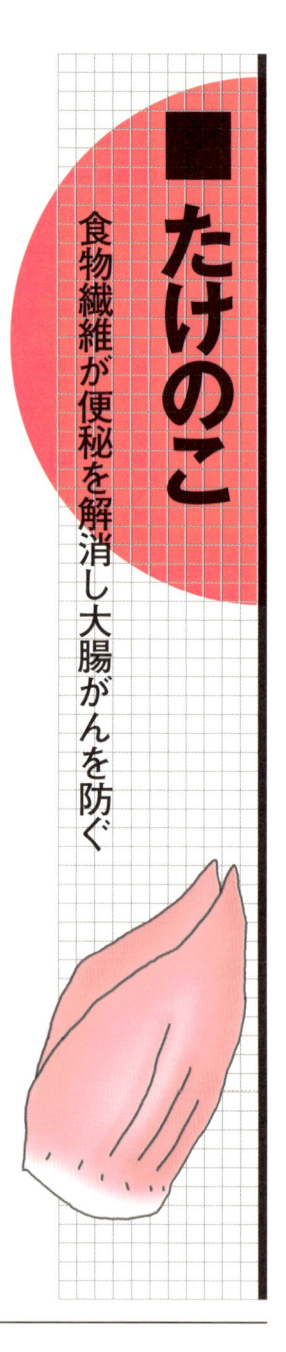

### 豊富な食物繊維が腸内をきれいに掃除する

たけのことして食用されているのは、はちく、まだけ、もうそうちくですが、店頭でよく見かけるのは大ぶりの、もうそうちくです。たけのこの特徴は、カリウムと食物繊維が豊富なことです。カリウムは100gに520mgも含まれています。

たけのこに豊富な食物繊維は、水に溶けない不溶性食物繊維のセルロースです。水に溶ける水溶性食物繊維は、腸のなかで水と混じりあってゼリー状になりますが、不溶性の食物繊維は水分を吸収してふくらみます。その際、腸内の有害物質を吸着し、便とともに排泄します。

たけのこは「腸を削るヘラ」などと呼ばれてきましたが、これは豊富な食物繊維によるものです。食物繊維は、腸内の老廃物や有害物を削りとってくれるので、大腸がんの予防に効果があります。またコレステロールの吸収をさまたげるので、動脈硬化の予防にも役立ちます。ただし、腸内にポリープなどのできやすい人は、あまりとりすぎないほうがよいという研究報告もあります。

### 脳を活性化してくれる白い粉のチロシン

たけのこを切ったときに切り口にでる白い粉は、チロシンというアミノ酸です。チロシンは、アドレナリンやドーパミンといった脳内の神経伝達物質の材料になります。

また甲状腺ホルモンの合成や、紫外線（UV）を防ぐ髪の毛の黒い色をつくるメラニン色素を合成し、新陳代謝を活発にするとともに、脳を活性化する働きももっています。

たけのこの旨味成分の一つであるアスパラギン酸は、弱った胃腸をととのえ、食欲を高める働きがあり、疲労の回復をスムーズにしてくれます。

---

**食べ合わせワンポイント**

ゆでたたけのこを切ると、白い粉がついている場合がありますが、これはチロシンというアミノ酸で、脳の働きをよくする栄養素なので、そのまま煮てかまいません。

野菜類

# たけのこ

+ **セロリ、だいこん、こんにゃく、ワカメ** — 便秘予防、肥満防止、動脈硬化予防

+ **ひじき、ごぼう、ぜんまい、ふき** — 大腸がん予防、高血圧予防

+ **オクラ、小松菜、しいたけ、やまいも** — 高血圧予防、スタミナ増強

+ **さつまいも、かぼちゃ、落花生、くるみ、牛乳(ホワイトソース)** — 老化防止、健脳効果、イライラの解消

---

### たけのこの田楽

たけのこ　こんにゃく

▶こんにゃくのグルコマンナンが腸の掃除を強力サポート

〈材　料〉2人分
ゆでたけのこ150g　こんにゃく1丁　味噌大さじ3　砂糖・みりん各大さじ1　だし汁少々
〈作り方〉
①たけのこは1cm厚さに切り、こんにゃくは8等分にして一緒にゆでる。
②味噌、砂糖、みりん、だし汁を火にかけまぜる。砂糖が溶けたらできあがり。

---

### たけのこサラダ

たけのこ　ワカメ

▶ワカメのヨウ素が新陳代謝を活発にしてダイエット効果

〈材　料〉2人分
ゆでたけのこ150g　生ワカメ50g　ベーコン20g　フレンチドレッシング大さじ2
〈作り方〉
①ベーコンを細かく刻み、フレンチドレッシングを熱したなかに入れる。
②たけのこ、ワカメを一口大に切り①をかける。

---

### たけのこのグラタン

たけのこ　ホワイトソース

▶ホワイトソースのカルシウムがイライラの解消を促進

〈材　料〉2人分
ゆでたけのこ100g　タラ1切　ホワイトソース(缶)1缶　粉チーズ大さじ1 1/2　塩・コショウ・バター各少々
〈作り方〉
①たけのこを薄切りに。タラは、一口大に切り、塩、コショウをする。
②グラタン皿にバターを塗り、ホワイトソースを入れ、たけのこ、タラを加え、粉チーズをふり200度のオーブンで10分焼く。

# たまねぎ

## 疲労を回復し生活習慣病の改善に効果大

### 硫化アリルが高血圧や血栓を予防

たまねぎには糖質が多いほかは目立った栄養価はありませんが、薬効成分はたくさん含まれています。

まず、たまねぎを切ったときに涙のもとになるのは硫化アリルという臭気成分です。この硫化アリルの一種のアリシンは、ビタミン$B_1$の吸収を助け、新陳代謝を活発にします。またアリシンがビタミン$B_1$と結びついてできるアリチアミンは蓄積されやすく、ビタミン$B_1$の働きを持続させます。

ビタミン$B_1$は糖質をエネルギーに変えるほか、イライラなど解消する「精神的ビタミン」のため、心身の疲労回復や不眠、精神安定などに有効に働きます。たまた、胃液の分泌を促進し、食欲を増進させます。たまねぎを豚肉や生ハムなど、ビタミン$B_1$の多く含まれる食品と組み合わせて料理すると、アリシンとの相乗効果でより効能を発揮します。

### 血糖値を下げて糖尿病にも効果

たまねぎには、血糖値を下げて正常に保つ働きのある旨味成分のジスルフィド類、腸内の善玉菌であるビフィズス菌を増やす働きのあるフラクトオリゴ糖なども含まれています。

また、肝臓の解毒作用を高めるグルタチオンや、血小板の凝集を抑制して動脈硬化を防ぐピラジンなども含まれています。

ジスルフィド類は加熱するとプロピルメルカプタンに変化し、砂糖の50倍もの甘さとなります。加熱したたまねぎが甘いのは、このためです。

### 茶色の薄皮に含まれる抗酸化物

たまねぎの茶色の薄皮には、ポリフェノールのケルセチンが含まれています。ケルセチンには、体内の活性酸素を抑制し、血液をサラサラにする働きがあります。

---

**食べ合わせワンポイント**

長時間水にさらしすぎると、硫化アリルが失われますので要注意です。皮に血流をよくするケルセチンが含まれているので、煎じてお茶として飲むとか、ふりかけで食べるようにするといいでしょう。

野菜類

# たまねぎ

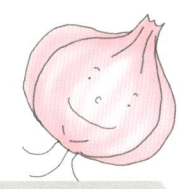

➕ **シジミ、鶏肉、レバー、チコリ**　肝臓病の予防と治療

➕ **ごぼう、だいこん、アサリ、カレイ**　糖尿病の予防、肥満防止

➕ **セロリ、きくらげ、えのきだけ、じゃがいも**　高血圧予防、心筋梗塞予防

➕ **トマト、オクラ、ピーマン、いちご、豚肉(フランクフルト)**　がん予防、ストレス解消

---

### イタリアンサラダ

**たまねぎ　トマト**

▶トマトのカロテンがプラスされてがん予防効果をアップ

〈材　料〉2人分
たまねぎ1個　トマト1個　レタス2枚　芝エビ100g　アンチョビ2尾　イタリアンドレッシング大さじ2　塩少々
〈作り方〉
①たまねぎは半分にし、5mm幅に切る。トマトとレタスは一口大に切る。芝エビは塩ゆでにする。
②①にフレンチドレッシングをかけ、アンチョビをのせる。

---

### たまねぎのスープ

**たまねぎ　フランクフルト**

▶フランクフルトのビタミンB₁がストレスを解消し精神を安定

〈材　料〉2人分
たまねぎ大2個　フランクフルトソーセージ4本　スープ4カップ　塩・コショウ各少々　からし適宜
〈作り方〉
①鍋にスープを入れ、たまねぎ、ソーセージを加えて煮る。やわらかくなったら調味料を加える。
②①をからしで食べる。

---

### たまねぎの炒めもの

**たまねぎ　油**

▶植物油の不飽和脂肪酸が肌にうるおいをあたえてくれる

〈材　料〉2人分
たまねぎ2個　アスパラガス4本　油大さじ1　カレー粉・塩・コショウ各少々
〈作り方〉
①たまねぎは5mm厚さの輪切りにする。アスパラガスは硬い部分を取り除く。
②①を油で炒め、カレー粉、調味料で味をととのえる。

# チコリ

## 香り成分が肝臓を活性酸素から守る

### 脂肪や糖分の吸収を抑制する重宝野菜

フランス料理の食材として知られているチコリはヨーロッパが原産で、アンディーブ、シコレとも呼ばれます。日本でも近年普及しましたが、同じキク科で同名の野菜があるので、間違いやすいようです。

萌芽を食用にするもので、ほろ苦さとほのかな甘味があり、独特の香気と歯触りがあります。生食できるサラダのほか、付け合わせや煮物、炒めものなどに利用される重宝野菜です。フランスやドイツではコーヒーの代用として18世紀の後半に利用され、いまでも好みでコーヒーに適量まぜて飲むこともあるそうです。

成分では食物繊維を含み、便秘を予防するほか、脂肪やコレステロール、糖分の吸収を抑える働きがあります。

### 造血作用があり 妊娠中の女性におすすめ

ビタミンB群の葉酸も含まれています。葉酸にはビタミン$B_{12}$とともに、新しい赤血球をつくる造血作用があります。不足すると正常な赤血球がつくられず、悪性貧血になります。新しい細胞がつくられるときにも必要なビタミンで、特に新陳代謝の活発な腸などで不足状態になると、潰瘍の原因になります。

女性の場合は、妊娠中や授乳中に不足がちになるので、積極的にとるようにしてください。

### 独特の香気が活性酸素から肝臓を守る

チコリの香気成分や苦味成分には、食欲を増進させ、消化を助け、胃もたれや胸やけを改善する働きがあります。特有の成分として、チコリ酸が含まれています。チコリ酸はポリフェノールと有機酸の酒石酸が結合したもので、抗酸化作用があり、活性酸素を無毒化する働きがあります。活性酸素の発生しやすい肝臓の機能を活性化して解毒作用を強めるほか、動脈硬化や高血圧を防ぎ、老化を予防するとされています。

---

**食べ合わせワンポイント**

チコリは、あまりなじみのない野菜です。白っぽくて栄養がなさそうに見えますが、苦味成分や香りに強力な薬効があるので、もっとサラダで食べたい食品です。他の野菜は加熱したほうがよいのですが、チコリは生がいちばんです。

野菜類

# チコリ

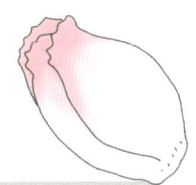

➕ **アロエ、きゅうり、すいか、とうがん** 　むくみの改善、利尿作用

➕ **たまねぎ、セロリ、しいたけ、ワカメ** 　高血圧予防、コレステロール低下

➕ **シジミ、鶏肉、カキ、ホタテ貝、ハマグリ、チーズ、エビ** 　肝機能障害改善、強精・強壮、美肌効果

➕ **だいこん、やまいも、じゃがいも、りんご** 　胃もたれ防止、消化促進

---

### チコリのチーズ焼き

チコリ　エメンタールチーズ

▶チーズのビタミン$B_2$で美肌効果をさらに促進する

〈材　料〉2人分
チコリの葉4枚　エメンタールチーズ4切　パプリカ少々
〈作り方〉
①チコリにエメンタールチーズをのせ、パプリカをふり、電子レンジで1分間温める。チコリは生のままで、カマンベールチーズをのせてもおいしい。

---

### チコリのスープ

チコリ　ハマグリ

▶ハマグリの鉄が肝機能障害と貧血の予防にプラス効果

〈材　料〉2人分
チコリ4枚　ハマグリ6個　スープ2カップ　塩・コショウ各少々
〈作り方〉
①チコリを2つに切る。
②鍋にスープを温め、チコリとはまぐりを入れ、調味料で味をととのえる。

---

### チコリの炒めもの

チコリ　大正エビ

▶大正エビの高たんぱくがスタミナ増強に効果を発揮

〈材　料〉2人分
チコリ6枚　大正エビ6本　油大さじ1　塩・コショウ各少々
〈作り方〉
①チコリを4等分に切り、大正エビは殻を取り除き背わたをとり、2つ切りにする。
②フライパンに油を熱し、大正エビを炒め、チコリと合わせて塩、コショウで調味する。

# チンゲン菜

## 便秘を解消し動脈硬化を改善する

### カロテンが豊富な中国野菜の代表

チンゲン菜は中国野菜の代表格ですが、ルーツはキャベツと同じです。チンゲン菜にはカロテンやビタミン$B_1$、$B_2$、C、葉酸などが豊富です。特にカロテンはピーマンの約6倍も多く、ゆでるとさらに増えます。カロテンやビタミンCには、脂質が酸化してできる過酸化脂質の生成を抑制し、高血圧や動脈硬化を予防する働きがあります。

またビタミン類の相乗作用で、活性酸素の活動を抑制し、免疫力を高め、がんを抑制してくれます。皮膚や粘膜を丈夫にする働きもあるので、インフルエンザなどの感染症の予防のほか、肌荒れやシミ、ソバカスなど、肌のトラブルにも効果があります。また葉酸は、造血効果で貧血を予防します。

### 便秘を解消する食物繊維の優等生

このほかにチンゲン菜は、ミネラルのカリウムやカルシウム、鉄のほか、食物繊維にも富んでいます。チンゲン菜の豊富な食物繊維は、胃腸のぜん動し、消化液の分泌を促す働きが高いので、便秘を解消する野菜として覚えておきましょう。

カリウムは余分なナトリウムを排泄する働きがあるので、血圧を下げ、高血圧を予防する作用があります。またカルシウムや鉄の働きから、骨粗鬆症や貧血を予防し、精神を安定させる作用も期待できます。

### 体の熱を冷まし、胃腸をととのえる

チンゲン菜に含まれるイソチオシアネートには抗がん作用がありますので、煮物やおひたしなどでも、たっぷり食べましょう。胃腸をととのえる働きもあり、胃がはったり、ゲップの症状をやわらげ、ガスの発生を抑えます。

カロテンは油に溶ける脂溶性なので、効率よく摂取するには油脂食品と組み合わせることです。

---

**食べ合わせワンポイント**

中国でもっとも食べられている野菜の一つですが、体を冷やす作用があるので、あまり生で食べないほうがいいでしょう。特に夜間には食べすぎないことです。

# チンゲン菜

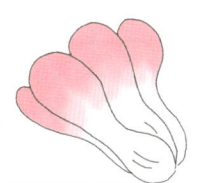

**+ だいこん、かぶ、やまいも、白菜** → 胃腸の働きをととのえる、がん予防

**+ えのきだけ、川エビ、れんこん、にんじん、植物油** → 胃がん予防、大腸がん予防

**+ ワカメ、アスパラガス、こんにゃく、しいたけ、エビ** → コレステロール低下、動脈硬化予防、がん予防

**+ トマト、ブロッコリー、レバー、ごま、牛乳** → 免疫力強化、疲労回復、集中力アップ

---

### チンゲン菜炒め

**チンゲン菜　油**

▶油がチンゲン菜の豊富なカロテンの吸収を高める

〈材　料〉2人分
チンゲン菜（葉のみ）200g　生しいたけ4個　豚肉150g　油大さじ1　塩・コショウ各少々
〈作り方〉
①チンゲン菜はざく切りに、しいたけはそぎ切りにする。
②豚肉は油で炒め、①を加えて塩、コショウで味付けする。

---

### チンゲン菜の煮びたし

**チンゲン菜　芝エビ**

▶チンゲン菜のカロテンと芝エビのアスタキサンチンでがん予防

〈材　料〉2人分
チンゲン菜（葉のみ）200g　芝エビ80g　だし汁1カップ　醤油・塩各少々
〈作り方〉
①チンゲン菜はざく切りにする。
②鍋にだし汁を入れ煮立ったらチンゲン菜、芝エビを入れ、醤油、塩で調味する。

---

### チンゲン菜オーロラソース

**チンゲン菜　牛乳**

▶チンゲン菜と牛乳のカルシウムで集中力がアップ

〈材　料〉2人分
チンゲン菜（茎）200g　マヨネーズ大さじ2　ケチャップ大さじ1　塩少々
〈作り方〉
①チンゲン菜は塩ゆでし、一口大に切る。
②マヨネーズとケチャップをまぜ合わせ、①を和える。

# ■トマト
## 強い抗酸化力でがんを予防し美肌をつくる

### カロテノイドのリコピンに強いがん予防効果

「トマトが赤くなると、医者が青くなる」といわれるほど、薬効のあるのがトマトです。

赤く熟れたトマトには、カロテンやビタミンB群、ビタミンC、カリウムなどが豊富に含まれています。なにより注目したいのが、トマトの赤い色素成分であるカロテノイドのリコピンです。

リコピンにはベータカロテンの2倍もの強い抗酸化力があり、肺がんや前立腺がん、胃がん、子宮がんなどの予防に効果があります。ビタミンCやクエン酸などとの相乗効果で、さらに強いがんの予防効果を期待できます。

リコピンの活性酸素除去効果を高めるには、ビタミンEが含まれるゴマやアーモンドと組み合わせるとよいでしょう。また、リコピンは脂溶性なので、油脂と摂取すると吸収率が高まります。

### 血管を丈夫にして美肌をつくる

トマトに含まれるカリウムは、体内のナトリウムを排泄して血圧を下げたり、体内の水分や心拍数を調節したりします。血管を丈夫にするケルセチンやフラボンとともに、高血圧や心疾患、動脈硬化の予防に効果があります。ケルセチンにはまた、ビタミンCの体内活性を高め、肌をつややかにする美肌効果があります。そのほか、アミノ酸のグルタミン酸やアスパラギン酸、食物繊維のペクチンも含んでいます。

香り成分のピラジンは、血液をサラサラにして、血栓や動脈硬化を予防します。

### 酸味成分が胃腸をととのえ疲労回復する

トマトの酸味はクエン酸やリンゴ酸、コハク酸などの有機酸によるものです。これらの有機酸は胃の調子をととのえて気分をすっきりさせ、また乳酸などの疲労物質を除去してくれます。

---

**食べ合わせワンポイント**

薄い皮の存在が気になるかもしれませんが、食物繊維をはじめとして栄養価、薬効もあるので、なるべく食べるようにしてください。サラダなどでは、丸ごと冷やしておいたトマトを、食べるときに切るほうがよいでしょう。

# トマト

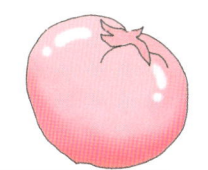

**＋** じゃがいも、ブロッコリー、にんにく、たまねぎ、牛乳 → 活性酸素除去（老化予防）

**＋** キャベツ、とうがらし、ほうれん草、チンゲン菜 → がん予防、血行促進

**＋** レモン、カリフラワー、ピーマン、パセリ → 血圧降下作用、高血圧予防

**＋** 酢、オレンジ、りんご、いちご、卵、イカ → 疲労回復効果、肩こり予防・治療効果

---

## トマトのクリーム煮

トマト　牛乳

▶クリームの脂肪がトマトのカロテン吸収を高める

〈材　料〉2人分
トマト2個　ホタテ貝6個　絹さや8本　牛乳・スープ各1カップ　塩・コショウ少々
〈作り方〉
①トマトは皮を湯むきして、1cm厚さに切る。絹さやは塩ゆでし、筋を取り除く。
②鍋にスープを用意し、トマトとホタテ貝を煮て、牛乳を入れて塩、コショウで調味し、絹さやを加えて火を止める。

---

## トマト炒め

トマト　卵

▶卵のレシチンがトマトのリコピンの吸収を高める

〈材　料〉2人分
トマト2個　卵4個　粉末中華スープの素少々　油大さじ1
〈作り方〉
①トマトは皮をつけたまま1cm厚さに切る。卵をほぐす。
②①を油で炒め、中華スープの素で調味する。

---

## トマトのイタリアンサラダ

トマト　イカ

▶イカのタウリンがもつ強精・強壮がプラスされ疲労を回復

〈材　料〉2人分
トマト1個　イカ（胴の部分）1杯分　香菜20g　イタリアンドレッシング大さじ2
〈作り方〉
①全材料を一口大に切る。
②①を湯通しして、イタリアンドレッシングをかけて冷やす。

# なす

## がんの原因である染色体の異常を修復

なすには、長なすや小丸なすなどがあり、漬け物などに用いられてきました。90％以上が水分で、糖質やカリウム、食物繊維、少量のビタミンが含まれます。

なすの鮮やかな紫色は、皮に含まれる色素成分のナスニンによるものです。ナスニンには、強い抗酸化作用があります。

### ナスニンが悪玉コレステロールを抑制

コレステロールは細胞をつくる材料になりますが、活性酸素などによって酸化されると、悪玉コレステロールに変化します。悪玉コレステロールは血管壁に付着したりして高血圧や動脈硬化、心筋梗塞、脳卒中、がんなどの原因になります。ナスニンにはコレステロールの酸化を防いで、これらの生活習慣病を予防する働きがあります。

また、ナスニンには、がんの前兆となる細胞の染色体異常を修復する働きもあります。

### がんを抑制するナスのポリフェノール

なすを切ってしばらくすると、切り口が黒くなります。これはポリフェノールの、クロロゲン酸によるものです。クロロゲン酸にも活性酸素の発生や過酸化脂質の生成を抑える強い作用があり、動脈硬化やがんの抑制、老化予防の効果が注目されています。

なすの発がん抑制効果は、加熱してもほとんど変わらないので、様々な料理にとりいれましょう。

### 血液の循環をよくしてのぼせに効果

古くから、ナスは漢方や民間療法に用いられてきました。体の熱を冷ます、血行の促進、鎮痛作用や利尿作用などが認められています。また、のぼせや高血圧を改善し、悪酔いを防ぐともされています。

「秋なすは嫁に食わすな」という諺があります。これはなすに体を冷やす作用があるからです。意地悪ではなく、流産などを避けるためにという意味です。

---

**食べ合わせワンポイント**　皮に含まれるナスニンには、強力な抗酸化作用があるので、皮は捨てないようにしてください。焼きなすなどでむいた皮も、細かく刻み醤油をかければ、箸休めになります。

# なす

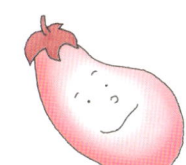

| 組み合わせ | 効能 |
|---|---|
| ➕ こんにゃく、オクラ、えのきだけ、ごぼう、きくらげ | 動脈硬化予防、高血圧予防 |
| ➕ にんじん、かぼちゃ、ほうれん草、グレープフルーツ（ピンク） | がん予防、風邪予防、美肌効果 |
| ➕ とうがん、トマト、アサリ、シジミ | 糖尿病予防、肥満防止 |
| ➕ おから、ふき、味噌、えのきだけ、ピーマン、オクラ | 血行促進、コレステロール低下 |

## なす炒め

**なす　きくらげ**

▶きくらげの食物繊維との相乗効果で動脈硬化を予防する

〈材　料〉2人分
なす3個　きくらげ（乾）20g　ねぎ1/2本　油大さじ1　粉末中華味少々

〈作り方〉
①なすは乱切りに（アクぬきしない）。きくらげは、もどして石突きをとり、ねぎは小口切りにする。
②①を油で炒め、粉末中華味で調味する。

## なすのスープ

**なす　ピーマン**

▶なすとピーマンのビタミンCが血行促進にプラス効果を発揮

〈材　料〉2人分
なす2個　ピーマン2個　たまねぎ1/4個　トマト1個　粉末中華スープの素適量　水1カップ

〈作り方〉
①全材料を一口大の乱切りにする。
②水と全材料を鍋に入れ、粉末中華スープの素を加える。

## なすの味噌炒め

**なす　こんにゃく**

▶こんにゃくのグルコマンナンが加わって老廃物の排泄促進

〈材　料〉2人分
なす3個　こんにゃく1個　味噌・砂糖各大さじ2　とうがらし1/2本　スープ大さじ3　油大さじ2

〈作り方〉
①なす、こんにゃくを5mm厚さに切る。
②フライパンに油を熱し、なす、こんにゃくを炒め、味噌、砂糖を加え、種を取り除いたとうがらしを、手でもみほぐして加える。

# にら

## 相乗効果でがんを防ぐ強精強壮野菜

### 古代から知られていた栄養豊富な野菜

強い匂いを持つにらは『古事記』『日本書紀』にもその名が記され、薬用として古い歴史をもちます。緑色の大葉にらのほか、黄にら、花にらなどが知られています。

ビタミンやミネラル、食物繊維が豊富な緑黄色野菜です。なかでもカロテンは、ほうれん草よりも多く、1束で1日の必要量をほぼ満たします。カロテンは必要に応じて体内でビタミンAに変わり、皮膚や粘膜を保護するとともに、細胞膜を修復する働きがあります。

### 香り成分の硫化アリルががんを予防

にら独特の強い香りは、たまねぎ、にんにくなどユリ科の植物に含まれる硫化アリル(りゅうか)などのイオウ化合物です。硫化アリル類は体内で変化して、サルモネラ菌などの病原菌を退治する強力な働きがあります。また消化液の分泌を活発にし、食欲増進を促し、弱った内臓の働きをととのえます。

硫化アリルのアリシンは、糖質をエネルギー源に変えるビタミン$B_1$と結合し、長時間にわたってビタミン$B_1$の吸収を促すので、新陳代謝を活発にし、疲労回復や強精・強壮効果があります。また硫化アリルには、発がん抑制作用があることもわかっています。

にらには、ミネラルのセレンも含まれています。セレンは体内の過酸化脂質を分解する抗酸化酵素の一部になり、がんの発生を抑える働きをします。硫化アリルやセレン、豊富なカロテンやビタミンCとの相乗作用で、一層がん抑制の効果が期待できます。

### 体を温める補温作用

にらには補温作用があり胃腸の冷えを温め、冷え性や神経痛、しもやけなどが改善するとされています。ビタミンEを含む食物油、ビタミン$B_1$の多い豚肉やレバーなどと組み合わせて調理すると効果倍増です。

---

**食べ合わせワンポイント**

にらを、おひたしなどにした場合にも、ごま油などをかけるなどしないと、せっかくのカロテンが効力を発揮しないのでもったいないことになります。

野菜類

# にら

| + | やまいも、とうがん、だいこん、りんご | 胃腸の働きを強化、腎機能の強化 |
| --- | --- | --- |
| + | チンゲン菜、トマト、にんじん、しいたけ、しらたき | がん予防、糖尿病予防 |
| + | レバー、シジミ、ウナギ、にんにく | 精力増強、健脳効果 |
| + | ごま、植物油、カシューナッツ、大豆、卵、白身魚 | 老化防止、ボケ防止 |

## にら卵

にら｜卵

▶健脳効果のある卵のレシチンで頭も体も健康アップ

〈材　料〉2人分
にら200g　卵4個　塩・コショウ各少々　油大さじ1
〈作り方〉
①にらは4cm位の長さに切る。卵はよくほぐしておく。
②フライパンに油を熱し、卵をサッと炒めていったん取りだして、にらを炒めてから、再び卵を入れて塩、コショウで調味する。

## にらのスープ

にら｜しらたき

▶しらたきのもつコレステロールを取り除く働きがプラス

〈材　料〉2人分
にら200g　しらたき1玉　さくらエビ50g　塩・コショウ各少々　スープ2カップ
〈作り方〉
①にらとしらたきは4cm位の長さに切る。しらたきは下ゆでしておく。
②鍋にスープを入れ、しらたき、さくらエビ、にらを入れて塩、コショウで調味する。

## にらと白身魚のホイル焼き

にら｜白身魚

▶カロリーの低い白身魚とで肥満防止効果

〈材　料〉2人分
にら200g　白身魚2切　塩・コショウ各少々　バター大さじ1
〈作り方〉
①にらは4cm位の長さに切る。白身魚に塩、コショウをふる。
②アルミホイルに白身魚をのせ、上ににらをのせ、バターをのせて包み、オーブンで10分間焼く。

# ■にんじん
## 肺がんを予防するベータカロテンの宝庫

### ベータカロテンが活性酸素を抑制

にんじんには西洋種と東洋種がありますが、現在の栽培種はほとんどが西洋種です。にんじんは緑黄色野菜の代表格で、赤い色素のもとカロテンの含有量は100g中9100μgと抜群です。カロテンにはいくつかの種類がありますが、にんじんに多く含まれるのは、抗がん作用のあるベータカロテンです。

ベータカロテンは体内で必要なだけビタミンAに変わり、残りは活性酸素の毒性を防ぐ抗酸化作用を発揮し、免疫力や抵抗力を強め、がん細胞の発生を抑制します。特に肺がんに効果があるとされ、膵臓がんや悪性腫瘍を抑える働きがあることもわかっています。またコレステロールが悪玉になるのを防ぎ、高脂血症、動脈硬化を改善する効果もあります。

ビタミンAには、皮膚や粘膜を保護し、ウイルスなどの感染予防や夜盲症、眼精疲労を改善する効果があります。

### 高血圧を予防し便秘を解消

にんじんには、カリウムやカルシウムなどのミネラル類も豊富に含まれています。カリウムは体内の余分なナトリウムを排泄する作用があり、血圧を下げて高血圧を予防をします。特に、にんじんの琥珀酸カリウムは、最低血圧の高い人に有効とされています。カルシウムは歯や骨を丈夫にし、骨粗鬆症を予防します。食物繊維も多く、水溶性食物繊維のペクチンが悪玉コレステロールを除去し、便秘の解消にも役立ちます。

### 冷え性を改善し糖尿病にも効能

漢方では、内臓を温めて、血液の循環をよくすると糖尿病の改善に利用されています。また、血糖値を下げる働きもあるので、糖尿病の改善に利用されています。

にんじんの葉も、だいこんの葉と同じように栄養価が高いので、工夫して役立てましょう。

---

**食べ合わせワンポイント**

にんじんはビタミンC破壊酵素のアスコルビナーゼを含むので、だいこんなどと一緒に"もみじおろし"や"なます"をつくるときは、破壊酵素の働きを止めるために手早く酢をかけることが大切です。

# にんじん

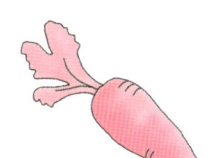

**+** たまねぎ、ワカメ、セロリ、豆腐 　　糖尿病予防、肥満防止

**+** 白菜、キャベツ、チンゲン菜、トマト、はちみつ 　　がん予防、老化予防、疲労回復

**+** ワカメ、ごぼう、たけのこ、こんにゃく 　　便秘予防、高血圧予防、ダイエット効果

**+** ブロッコリー、ピーマン、かぼちゃ、小松菜 　　白内障予防、緑内障予防、視力低下予防

---

## 野菜カレー

**にんじん　ピーマン**

▶ピーマンのカロテンが加わってがんの予防効果をさらに増進

〈材　料〉2人分
にんじん80g　ピーマン2個　なす1個　たまねぎ1/2個　スープ1カップ　ルー2人分　油大さじ1
〈作り方〉
①鍋に油を入れ、乱切りにした野菜を炒め、スープを加えて煮る。
②野菜がやわらかくなったら、ルーを加える。

---

## にんじんの白酢和え

**にんじん　こんにゃく**

▶こんにゃくなどの食物繊維が空腹感をおさえてダイエット効果

〈材　料〉2人分
にんじん100g　こんにゃく1/6　いんげん6本　豆腐1/2丁　酢・砂糖・醤油・塩各適量
〈作り方〉
①にんじん、こんにゃくは短冊に切り、いんげんと一緒に塩ゆでする。
②水切りした豆腐をつぶし、全調味料を合わせ①に加える。

---

## スイートキャロット

**にんじん　はちみつ**

▶はちみつのミネラルがプラスされて疲労回復や体力回復に抜群

〈材　料〉2人分
ベビーキャロット10個　はちみつ大さじ2　塩少々　スープ1カップ
〈作り方〉
①キャロットをスープで煮て、やわらかくなったらはちみつを加え、塩を加える。

# ねぎ

## 風邪を予防し疲労回復を促進

### 風邪と疲労回復の特効薬

関東では白い葉の部分が多い根深ねぎが一般的ですが、関西では緑の葉の部分を利用する葉ねぎが多く見られます。ねぎはカロテンやビタミンC、カリウム、カルシウムなどを豊富に含みます。これらの成分がより多く含まれているのは、青葉の部分です。

ねぎ特有の強い香りは、たまねぎやにんにくと同じ成分の、硫化アリルの一種アリシンです。アリシンは、疲労回復ビタミンでもあるビタミン$B_1$の分解酵素アノイリナーゼの作用を抑えます。その結果、長時間にわたりビタミン$B_1$の活性が持続するので、疲労回復に効果があります。またビタミン$B_1$と統合したアリチアミンは、ビタミン$B_1$を蓄積する働きがあるので、スタミナを増強させます。

そのほか、アリシンには病原菌に対する抗菌作用や殺菌作用があります。風邪のウイルスにも威力を発揮し、喉の痛みや咳、痰をしずめ、冷え性を改善する効果にも優れています。

### 血液をサラサラにして血栓を予防

強い刺激のある香り成分は、低温の油で加熱されると、強い抗酸化力のあるアホエンに変化します。アホエンには強い抗酸化力があるだけでなく、強力な血栓予防作用もあります。

ねぎには、血小板の凝集を抑え、血栓を予防する働きもあります。これはピラジンによるもので、血液をサラサラにして脳卒中や心筋梗塞などを防ぐ働きがあります。

### 多彩な抗酸化物ががんを予防

青葉に多いカロテンやビタミンCには、体の抵抗力を高め、活性酸素を抑制し、がんを予防する働きがあります。ねぎに含まれるミネラルのセレンにも発がん抑制効果があるので、相乗効果が期待できます。

---

**食べ合わせワンポイント**

おそばなどに添えるさらしねぎは、さらした後に水分も絞るので、栄養的にはもったいない食べ方といえます。香り成分も失われてしまいます。

# ねぎ

| + きくらげ、イワシ、サバ、昆布、白身魚 | コレステロール低下、高血圧・動脈硬化防止 |
| --- | --- |
| + 梅干し、酒、しょうが、しそ、豚肉、レバー | 風邪の予防と治療、老化防止、疲労回復 |
| + たまねぎ、キュウリ、にんにく、きくらげ | 血液サラサラ効果、血栓予防 |
| + ぜんまい、ワカメ、さつまいも、れんこん | 便秘予防、肥満防止 |

## ねぎレバー炒め

**ねぎ　レバー**

▶ねぎのアリシンとレバーのビタミンB群が疲労を回復

〈材　料〉2人分
ねぎ1/2本　レバー200g　醤油・みりん各大さじ1　油大さじ2

〈作り方〉
① レバーは30分ほど水につけ、血抜きをした後、一口大のそぎ切りにしてみりん、醤油につけておく。ねぎは斜めに細く切る。
② フライパンに油を熱し、ねぎを炒め、レバーを炒め、レバーに火が通ったら出来上がり。

## ねぎと豚肉の揚げ包み

**ねぎ　豚肉**

▶ねぎの働きで豚肉のビタミン$B_1$が強力なエネルギー源となる

〈材　料〉2人分
ねぎ1/2本　豚ひき肉200g　醤油少々　油揚げ2枚　だし汁2カップ　醤油・みりん各大さじ1　塩少々

〈作り方〉
① 油揚げはサッと熱湯をかけ、2つに切り袋状にする。ねぎはみじん切りにする。
② 豚ひき肉にねぎと醤油少々をまぜて油揚げに詰める。
③ ②をだし汁と調味料で煮る。

## ねぎサラダ

**ねぎ　白身魚**

▶ねぎと白身魚の良質なたんぱく質でスタミナ強化を促進

〈材　料〉2人分
ねぎ(白い部分)1本　白身魚(さしみ用)2切　生しいたけ4個　イタリアンドレッシング大さじ2

〈作り方〉
① ねぎは4cm位の長さに切り、細い千切りにし、白身魚と生しいたけは、そぎ切りにする。
② ①にイタリアンドレッシングをかける。

# 白菜

## カリウムとビタミンCで風邪や高血圧を予防

### 高血圧や風邪の初期症状を緩和

冬の漬け物や鍋ものに欠かせない白菜は、キャベツなどと同じアブラナ科の野菜です。だいこん、豆腐とともに「養生三宝」として、精進料理に利用される淡色野菜です。最近ではキムチで人気の野菜となっています。

白菜は、95％が水分ですが、ビタミンCとカリウムは豊富に含まれています。そのほかでは、カロテンやカルシウム、鉄、食物繊維などを含んでいます。

カリウムの含有量は、キャベツをやや上回ります。カリウムの含有量が豊富なビタミンCの効能との相乗効果で、内臓の調子をととのえ、風邪の初期症状を緩和します。カリウムには、血圧を下げるほかに腎臓の老廃物の排泄を促進する働きもあります。

### 酒毒を解消し二日酔いに効果

白菜は、肝臓がアルコールを分解するときに生じる熱を下げます。また胃腸にたまった水分を尿として排泄する働きをするので、喉の渇きを抑え、酒毒を解消し、悪酔いや二日酔いにも効果があります。生食するとより効果が際立ちます。

### インドール化合物ががんを抑制する

白菜をはじめ、菜の花やキャベツなどアブラナ科の野菜には、がんを抑制する働きをもつイソチシアートなどのインドール化合物が共通して含まれています。

そのなかでも、特に白菜に含まれるジチオールチオニンという成分は、発がん物質を解毒する酵素の生成を活発にします。また白菜には、発がん物質として知られる亜硝酸アミンの吸収と蓄積を阻害する、微量元素モリブデンも含まれています。

芯の部分は甘みがあり、水溶性のビタミンCなどの栄養分も豊富なので、煮込み料理でスープごと味わうと効果的です。

---

**食べ合わせワンポイント**

日本人は白菜の食べ方が下手です。もっとも上手な食べ方はキムチです。冬野菜は鍋物の主役ですが夏には出番が少ないので、冬に漬け込んだキムチを食べれば、食欲も増し、殺菌作用もあり、ダイエット効果も大いに期待できます。

# 白菜

| 組み合わせ | 効果 |
|---|---|
| 柿、鶏肉、大豆、カツオブシ、チーズ、コンビーフ、牛乳 | 二日酔い防止、肝機能強化 |
| しいたけ、にんにく、ごぼう、酢、にんじん | がん予防、肥満防止 血行促進 |
| れんこん、とうがらし、だいこん、りんご | 胃腸の働きをととのえる |
| こんにゃく、セロリ、ふき、昆布 | 高血圧・動脈硬化予防 |

## 白菜のクリーム煮

**白菜 牛乳**

▶牛乳のビタミン$B_2$が加わって有効なエネルギーを生みだす

〈材 料〉2人分
白菜4枚　牛乳・スープ各1カップ　小麦粉20g　バター大さじ1　塩・コショウ各少々
〈作り方〉
①白菜は縦10cm長さの太めの千切りにする。
②フライパンにバターを熱し、小麦粉を炒め牛乳を加えてホワイトソースを作る。
③スープで白菜を煮て②を加え、塩、コショウで味をととのえる。

## 白菜のスープ

**白菜 コンビーフ**

▶疲労の回復を促進して肝機能を強化するコンビーフのビタミン$B_1$

〈材 料〉2人分
白菜2枚　スープ2カップ　コンビーフ大1缶　塩・コショウ各少々
〈作り方〉
①白菜はザク切りにして、スープで煮る。
②①にコンビーフをほぐして入れ、塩、コショウで調味する。

## 白菜の四川風漬け物

**白菜 酢**

▶酢の有機酸がもつ肥満防止効果でダイエット効力が増す

〈材 料〉2人分
白菜4枚　甘酢1カップ　とうがらし1本
〈作り方〉
①白菜は1cm幅の千切りにして塩をする。
②しばらくおいてから、温めた甘酢をかけ、種をとったとうがらしを加える。
③②が冷めてから、冷蔵庫で一晩ねかせる。

# パセリ

## 主役級の栄養価で疲労を回復し食欲を増進

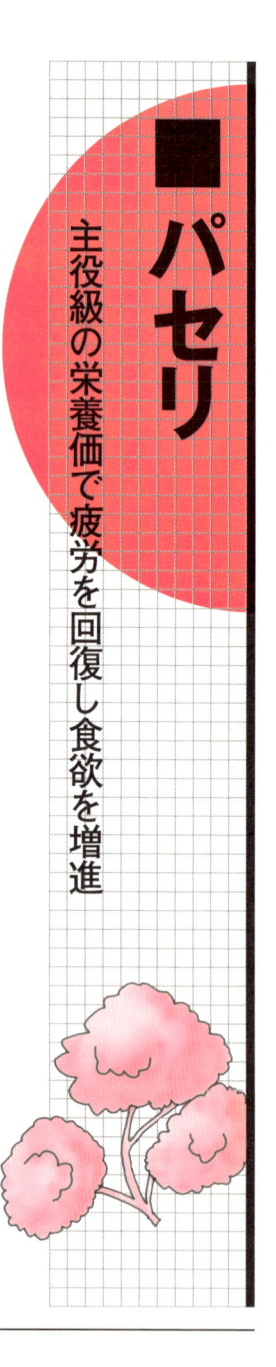

### 主役級の栄養価でカロテンの宝庫

料理の脇役と見られがちなパセリですが、実際は主役クラスの栄養価と薬効をもつ健康野菜です。特にカロテンとビタミンCが、豊富に含まれています。カロテンは100g中7400μgで、しそやにんじんについで多く、ビタミンCは100g中120mgと野菜のなかでも多いほうです。

カロテンは体内でビタミンAに変わり、眼精疲労や夜盲症、肌荒れの予防や回復に効果を発揮します。ビタミンCは肌に弾力をもたらすコラーゲンの生成にかかわり、シミやソバカスを防ぎます。豊富に含まれるカロテンとビタミンCの効果で、美容、美肌に役立ちます。さらに、鉄はほうれん草の約4倍もの含有量なので、貧血予防にも効果があり、女性にとっては欠かせない野菜です。

カロテンにもビタミンCにも活性酸素の害を抑える働きもあるので、免疫力を強める作用とともに、パセリに豊富なフラボノイドも手伝って、がんの予防に役立ちます。そのほか、性ホルモンの合成に欠かせないナイアシン、抗ストレス効果のあるパントテン酸も含まれています。

### 特有の香り成分が消化を促進

パセリ特有の香りは、アピオール、ピネン、ベータ・ファランドレン、ミリスチシンという成分によるものです。アピオールには、腸内の悪玉菌の増殖を抑え、腸の活動を正常にととのえる働きがあります。また、魚や肉の解毒作用や食欲を増進させる働きもあり、疲労や倦怠感を感じるときに食べると気力が回復し、食中毒の予防にも効果的です。

ピネンには、胃に刺激を与えて消化を促進する働きがあるほか消臭作用もあり、ミリスチシンには食欲増殖効果があります。

---

**食べ合わせワンポイント**　ビタミンCの宝庫のパセリは、みじん切りにしてサラダにかけたり、スープに浮かすほか、ジャコとサッと炒めてふりかけにすると、ビタミンCとカルシウムが同時にとれます。

野菜類

# パセリ

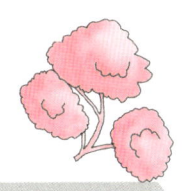

+ そば、みかんの皮 　　　血行促進、血管に弾力を与える
　　　　　　　　　　　　高血圧予防、動脈硬化予防

+ にんじん、ピーマン、サケ、　がん予防、風邪予防
　さくらエビ、小麦粉　　　　　免疫力強化

+ ピーナッツ、大豆、ウナギ、玄米　　血行促進、老化防止

+ 牛乳、ヨーグルト、海藻、ジャコ　　骨粗鬆症予防、集中力強化
　　　　　　　　　　　　　　　　　　精神安定

## パセリだんご

パセリ　小麦粉

▶ パセリのビタミンCと小麦粉の食物繊維でがん予防

〈材　料〉2人分　パセリ大さじ2　小麦粉(強力粉)1 1/2カップ　片栗粉大さじ1　水適量(ゆで汁)　はちみつ適量
〈作り方〉
① パセリはみじん切りに。
② 小麦粉、片栗粉と①を1つのボールに入れて水を加え、耳たぶの固さにして、2cm位のおだんごを作る。
③ 熱湯を用意し、②を入れて、浮きあがってきたらすくいあげる。
④ ③をお皿に盛り、はちみつをかけて食べる。

## パセリの一口かき揚げ

パセリ　さくらエビ

▶ パセリのビタミンとさくらエビのアスタキサンチンでがん予防

〈材　料〉2人分
パセリ2枚　さくらエビ大さじ2　てんぷら粉・水各適量　揚げ油適量
〈作り方〉
① パセリをかたまりのまま、ちぎる。
② てんぷら粉を用意して、パセリ、さくらエビを加え、潮を少々加える。
③ 揚げ油を用意し、②をスプーンですくって加え、180度の油でサッと揚げる。

## パセリのふりかけ

パセリ　ジャコ

▶ パセリのマンガンとジャコのカルシウムで骨粗鬆症予防

〈材　料〉2人分
パセリ大さじ2　ジャコ大さじ1　ごま小さじ1　塩少々
〈作り方〉
① パセリは、葉のみをみじん切りにする。
② ジャコは、サッとから炒りする。
③ ごまは3分の1ほどが実がはじけるくらいに、弱火で炒める。
④ パセリ、ジャコはサッと空炒りする。これらを一緒にして、温かいごはん等にかけて食べる。

# ピーマン

## 血液をサラサラにする美容野菜

### 紫外線から肌を守る美容野菜

形は違いますが、とうがらしの仲間です。ポピュラーなのは、未成熟期に収穫した緑色の青ピーマンです。熟すにつれてカプサンチンという色素が増え、ピーマンの色が変化していきます。またカロテンや甘味も増し、生でも食べやすくなります。

ピーマンはカロテン、ビタミンC、E、カリウムや鉄、食物繊維などをたっぷり含む栄養豊かな夏野菜です。とりわけビタミンCを多く含みますが、細胞組織がしっかりしているため、加熱調理しても壊れにくいのが特徴です。ビタミンCはコラーゲンの生成を助け、肌荒れや紫外線によるシミ、ソバカスを防ぎます。青ピーマンよりも、黄色や赤いピーマンのほうがビタミンCが多く、赤ピーマンのビタミンEは青ピーマンの約8倍、カロテンも約3倍と栄養価が高いことも覚えておきましょう。

### コレステロールを抑え血栓予防に効果

ピーマンの青臭さのもとであるピラジンは、血液をサラサラにして、血栓の予防に役立ちます。クロロフィル(葉緑素)には、ダイオキシンなどの有害物質を排泄する働きもあります。食物繊維も豊富で、余分なコレステロールを排泄し、血圧を下げるとともに、動脈硬化の予防や治療に役立ちます。

### 強い抗酸化力をもつカプサンチン

赤ピーマンの赤色も、カプサンチンという色素成分で、クロロフィルが日光で分解されることでつくられます。カプサンチンにはカロテン以上の強い抗酸化作用があり、コレステロールの酸化を防ぐので、生活習慣病の予防に役立ちます。

とうがらしにも含まれる辛み成分のカプサイシンは内臓機能を刺激して新陳代謝を高め、夏バテや疲労回復、肥満防止に効果を発揮します。

---

**食べ合わせワンポイント**

夏は緑黄色野菜が少ないので、意識的にピーマンを食べることをおすすめします。焼きなすのように網焼きにしたりするとビタミンCの損失が大きいので、中華風に炒めればカロテンも十分にとれます。

# ピーマン

| + 玄米、やまいも、ホタテ貝、カキ、イカ | 糖尿病予防、肥満防止、強精・強壮効果、肝機能強化 |
| + たまねぎ、こんにゃく、ふき、セロリ | 高血圧・動脈硬化予防 |
| + しそ、かぶ、ねぎ、とうがらし | 胃腸病予防、血行促進 |
| + 小松菜、にら、しいたけ、なす、卵、マッシュルーム | がん予防、体力増強、老化防止、美肌効果 |

## ピーマン炒め

ピーマン　マッシュルーム

▶マッシュルームのビタミン$B_2$でニキビや吹き出ものを解消

〈材　料〉2人分
ピーマン2個　マッシュルーム10個　さくらエビ30g　油大さじ1　塩・コショウ各少々
〈作り方〉
①ピーマンは千切り、マッシュルームは薄切りにする。
②ピーマンを油で炒め、マッシュルーム、さくらエビも炒めて塩、コショウする。

## イタリアンサラダ

ピーマン　イカ

▶弱った肝臓をビタミンEとイカのタウリンでパワーアップ

〈材　料〉2人分
ピーマン2個　イカ小（胴の部分）1杯　イタリアンドレッシング大さじ1
〈作り方〉
①ピーマンは輪切りにし、イカは皮をむいて輪切りにする。
②①にドレッシングをかける。

## ピーマンの卵詰め

ピーマン　卵

▶卵の優れたたんぱく質が加わり疲れた体を回復する

〈材　料〉2人分
ピーマン4個　卵4個　スープ1カップ　塩・コショウ各少々
〈作り方〉
①ピーマンの根元を切り落とし、容器にしたピーマンのなかに卵を入れる。
②鍋にスープを入れ、卵入りのピーマンを煮、塩、コショウで調味する。

野菜類

# ■ふき

## 胃腸の働きを活発にし老廃物を排泄

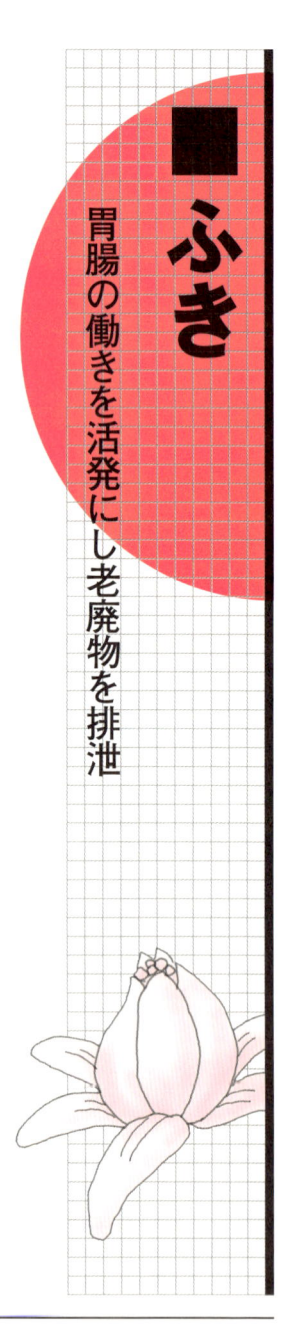

### 老廃物を排出、便秘に効く春野菜

特有の風味と歯触りをもつふきは、日本原産の野菜の一つです。根元が赤紫色をした一般的な尾張ぶきのほか、水ふき、秋田ふきなどがあります。ふきのとうは2月頃にでるふきの芽で、そのほろ苦さと香りが季節の到来を感じさせます。「春の料理には苦味を添えよ」といわれていますが、ふきには体内の老廃物をスムーズに排出させる働きがあり、この役柄にぴったりの野菜といえます。

ふきにはカリウムやカルシウム、食物繊維などが含まれていて、骨を丈夫にするとともに、胃腸の働きを活発にして消化を高めるので、便秘予防に効果があります。

またカリウムは、体内の余分なナトリウムを排泄して、血圧の上昇を抑えるほか、心臓など筋肉の収縮をスムーズにします。

ふきの若芽のふきのとうは、ふきに比べて非常に栄養価が高くなっています。カロテンは約8倍、カルシウムが約1.5倍、カリウムも約2倍と豊富に含まれているので、春の目覚めの料理にぜひ利用したいものです。

### 呼吸器系のトラブルに効果

ふきは昔から民間療法として、呼吸器のトラブルを改善する働きがあることが知られています。体内の老廃物を排出させる作用に優れていることから、咳止めや痰がからんでつらい咳、気管支の炎症などをしずめる効果があります。また、胃を丈夫にする、血をきれいにする、解毒などにも効果があるとされています。

### 苦み成分が食欲を増進

ふき特有の苦みは、ポリフェノールのクロロゲン酸によるもので、クロロゲン酸には食欲を増進させる働きや食中毒を予防する効果があります。

---

**食べ合わせワンポイント**

ふきやふきのとうは、ゆでてアク抜きをしますが、いちばんおいしい食べ方は、とれたてのものをそのままゆでたり、てんぷらにしたものです。健康にもよいので、ためしてください。

野菜類

# ふき

**+** トマト、白菜、だいこん、かぶ
食欲増進、胃腸の働きをよくする

**+** そば、レモン、みかん、ピーマン
血管柔軟効果、高血圧・動脈硬化予防

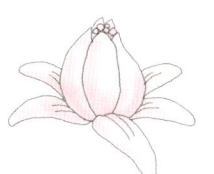

**+** にんじん、小松菜、ウナギ、かぼちゃ、エビ
視力の衰えを防ぐ、老化防止、体力増強

**+** ワカメ、セロリ、えのきだけ、こんにゃく、小柱
コレステロール低下、肥満防止、がん予防

## ふきの煮物

ふき　エビ

▶スタミナのつくエビのタウリンで弱った体力を回復

〈材　料〉2人分
ふき2本　大正エビ4本　さといも4個　だし汁1カップ
醤油・酒・みりん各大さじ1
〈作り方〉
①ふきは塩をまぶしてから、板ずりしてゆで、皮をむいて、4cm位の長さに切る。大正エビは皮をむき、背わたをとる。さといもは皮をむいてゆでる。
②鍋に①を入れ、調味料を加えて煮る。

## ふきのアチャラ

ふき　ワカメ

▶ワカメのフコイダンのがん予防効果をプラスして効力アップ

〈材　料〉2人分
ふき2本　生ワカメ15g　二杯酢大さじ2　とうがらし1/2本
〈作り方〉
①ふきは塩で板ずりしてゆで、3cm位の長さに切る。ワカメは一口大に、とうがらしは小口切りにする。
②①に二杯酢をかける。

## ふきのとうのかき揚げ

ふきのとう　小柱

▶低カロリーの小柱は優れたたんぱく源となり栄養価を補充

〈材　料〉2人分
ふきのとう6個　小柱100g　油適量　てんぷら粉1カップ
水1.1カップ
〈作り方〉
①ふきのとうは乱切りにする。
②てんぷら粉を水で溶き①と小柱をまぜ、170度の油で揚げる。

# ブロッコリー
## 発がん抑制が注目される高機能野菜

### 抵抗力を高める緑黄色野菜

ブロッコリーはキャベツと同じ仲間で、アブラナ科の緑黄色野菜です。ブロッコリーには、ビタミンCが野菜のなかでも豊富に含まれるほか、ベータカロテン、カルシウム、鉄なども多く含みます。

ビタミンCは、インフルエンザなどのウイルスに対する抵抗力を高め、細胞を結び付ける働きのあるコラーゲンの生成を活発にするので、肌荒れや紫外線によるシミ、ソバカスに効果があります。ビタミンEも含まれているのでビタミンCとともに紫外線から肌を守り、みずみずしさを保ちます。

### 発がんを抑制する多様な成分

活性酸素の発生を抑えるベータカロテンや、体内に入った発がん性物質の活性を抑制するイソチオシアネートなど、注目の含硫化合物も含まれるので、がんや生活習慣病、老化などの予防に効果を発揮します。ま

た強力な抗酸化力でがん予防効果のあるビタミンEのほか、ブロッコリーのスルフォラファンという成分が、活性酸素を解毒する物質を活性化させます。

胃潰瘍や胃炎、肝臓障害にも効果があるとされるビタミンU(別名キャベジン)のほか、糖代謝や脂質代謝を促進するクロムのほか、ミネラル類など多様な栄養素を含んでいるのも特徴です。

### α―リノレン酸がアレルギー症状に効果

コレステロールを除去する働きのある食物繊維が、動脈硬化を防ぎ、貧血予防にもぴったりです。鉄も含まれるので、α―リノレン酸も高率で含まれ、アレルギー症状を抑える効果が期待されています。生体バランスを調節してくれる優れた野菜なので、冬から春先の旬の時期に、つぼみの締まった緑の濃いものを選んで、食卓にとりいれましょう。

---

**食べ合わせワンポイント**

日本では必ず加熱して食べますが、ビタミンの宝庫なので、アメリカ人のように生で食べることをおすすめします。コクのあるドレッシングで食べれば、青臭さも気にならずおいしく食べられます。

# ブロッコリー

**＋** にんにく、たまねぎ、ピーマン、酢 　　血行促進、高血圧予防、動脈硬化予防、心筋梗塞予防

**＋** 赤ワイン、トマト、なす、にんじん、白菜 　　がん予防、老化防止

**＋** マグロ、イワシ、大豆、オリーブ油 　　ボケ防止、動脈硬化予防

**＋** ほうれん草、レバー、アサリ、ハマグリ、カリフラワー、イカ 　　貧血防止、冷え症防止、スタミナ強化

---

### スピードシチュー

ブロッコリー　赤ワイン

▶赤ワインのポリフェノールががん予防に相乗効果を発揮

〈材　料〉2人分
ブロッコリー150g　たまねぎ1/2個　牛肉（すきやき用）200g　赤ワイン1/2カップ　スープ150cc　塩・コショウ各少々　油大さじ1
〈作り方〉
①ブロッコリー、たまねぎは乱切りにする。
②鍋に油を熱し牛肉、ブロッコリー、たまねぎを炒め、スープ、赤ワインを加えて煮る。
③②が煮えたら調味料を加える。

---

### アメリカンサラダ

ブロッコリー　カリフラワー

▶カリフラワーの血行促進も手伝って貧血予防に効果大

〈材　料〉2人分
ブロッコリー・カリフラワー各100g　トマトケチャップ・マヨネーズ各大さじ1　芝エビ100g　塩少々
〈作り方〉
①ブロッコリー、カリフラワーは一口大に切る。芝エビは塩ゆでする。
②トマトケチャップとマヨネーズをまぜて①にかける。

---

### ブロッコリーの炒めもの

ブロッコリー　イカ

▶イカのタウリンがプラスされ強力なスタミナ源に早がわり

〈材　料〉2人分
ブロッコリー150g　イカ1杯　かき油大さじ1　塩少々
〈作り方〉
①ブロッコリーは小房に分け、イカは足と胴体を分け皮をはがしてきれいにする。
②フライパンで①をサッと炒め、調味料で味をととのえる。

# ほうれん草

## 高い造血作用のあるビタミン野菜

カロテンは100g中4200μgと、他の野菜と比べてもトップクラスです。

カロテンは体内でビタミンAに変わり、皮膚や粘膜を保護し、皮膚表面の細胞組織を丈夫にし、細菌やウイルスに対する免疫力を高める働きがあり、肌荒れや風邪の予防に大きな効果があります。また、クロロフィル（葉緑素）と協力して発がんを抑制し、コレステロールの排泄を促すことも明らかにされています。

**マクロファージを活性化してがん退治**

クロロフィルはまた、ニコチンやアルコールを中和したり解毒する作用があるので、喫煙家や愛飲家は積極的にとりいれるようにしましょう。

ほうれん草は、体内の異物を除去する免疫細胞のマクロファージを活性化させます。マクロファージにはがん細胞を見つけて攻撃し死滅させる働きがあります。

### 貧血予防効果抜群の緑黄色野菜

ほうれん草には鉄や葉酸など造血作用に必要な成分が豊富に含まれています。そのため貧血予防効果は、緑黄色野菜のなかでもトップクラスです。鉄は血液中の赤血球のヘモグロビンや筋肉中に含まれ、酸素の運搬に欠かせない成分で、鉄分不足は貧血の原因になります。

「造血ビタミン」と呼ばれる葉酸は、血液をつくる骨髄細胞を活性化させます。ミネラルのマンガンは、ほうれん草の根の赤い部分に含まれ、造血作用のある大切な成分です。これらの成分の相乗効果で貧血予防に威力を発揮するので、特に女性は意識的にとりたい緑黄色野菜です。

### 豊富なカロテンが肌荒れを予防

ほうれん草には、カロテンをはじめ、ビタミンB群、C、Eなどビタミン類が豊富に含まれています。特に

---

**食べ合わせワンポイント**

ほうれん草の一束を、同じ料理にに使おうとするのはナンセンスです。葉と茎とを分けて、葉はおひたしや汁物、炒めものに、茎は茎だけで汁物やきんぴらなどにするとよいでしょう。

野菜類

# ほうれん草

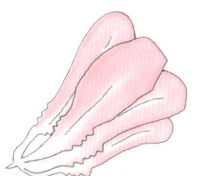

| 組み合わせ | 効果 |
|---|---|
| ＋ ピーマン、にんじん、プラム、トマト、卵 | 白内障予防、緑内障予防、視力低下予防、貧血予防 |
| ＋ なす、じゃがいも、ブロッコリー、ごま、豆腐 | がん予防、血行促進 |
| ＋ カキ、ハマグリ、ごま、レバー | 貧血予防、ボケ防止 |
| ＋ しいたけ、ワカメ、イワシ、サバ、オリーブ油 | コレステロール低下、高血圧予防、心臓病予防 |

## ほうれん草の炒めもの

ほうれん草 ＋ 豆腐

▶豆腐のダイズサポニンで栄養素の消化吸収を助ける

〈材料〉2人分
ほうれん草200g　豆腐1丁　中華スープの素少々　塩少々　油大さじ1
〈作り方〉
①ほうれん草はざく切りにする。
②フライパンに油を熱し、ほうれん草を炒め、くだいた豆腐を入れ、中華スープの素と塩で調味する。

## ほうれん草サラダ

ほうれん草 ＋ オリーブ油

▶がんの心配のないオリーブ油のオレイン酸で予防効果アップ

〈材料〉2人分
ほうれん草（葉のみ）200g　にんにく1かけ　ジャコ大さじ2　オリーブ油大さじ2
〈作り方〉
①ほうれん草は一口大に、にんにくは薄切りにする。
②にんにく、ジャコをオリーブ油で炒め、ほうれん草にかける。

## ほうれん草の卵とじ

ほうれん草 ＋ 卵

▶ほうれん草のビタミンCが卵の鉄の吸収を高め貧血予防

〈材料〉2人分
ほうれん草150g　卵2個　だし汁2カップ　塩・醤油・みりん各少々
〈作り方〉
①ほうれん草をだし汁で煮て、調味料で味をととのえ、溶き卵でとじる。

# みつば

## イライラをしずめて高血圧を予防する

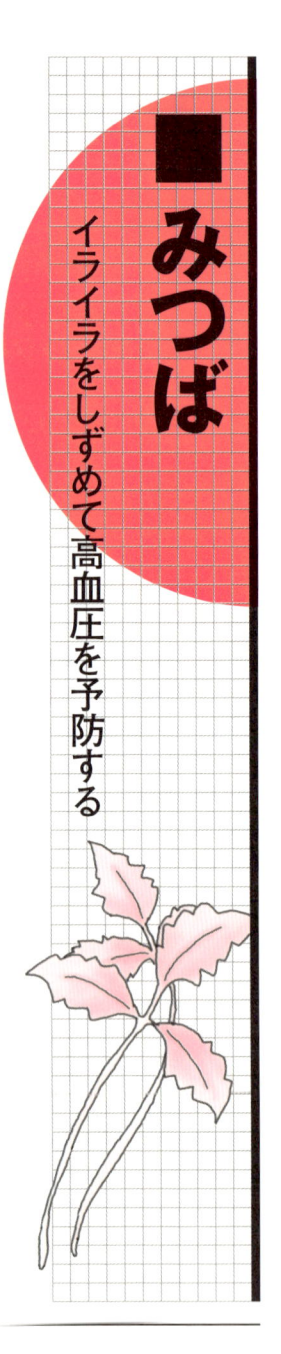

### みつばの葉に多い薬効成分

みつばは、数少ない日本原産の緑黄色野菜です。促成栽培された切りみつば、水栽培された糸みつば、根付きの根みつばの3種類があります。

緑の葉の部分が多いほど、栄養価が高くなっています。根みつばは切りみつばに比べ、ビタミンB、C、鉄が多く含まれるのが特徴です。これらの栄養素によって疲労回復、風邪やインフルエンザの予防、肌荒れなどに効果を発揮します。

### 豊富なカリウムが高血圧を予防

みつばには、カリウムやカルシウムといったミネラル類や、カロテンなども豊富です。どのみつばにも共通して多いカリウムは、体内のナトリウムを排出する働きがあり、高血圧の予防に効果があるほか、体内の水分調整をします。

カロテンをもっとも多く含むのが糸みつばで、100g中3200μgと野菜のなかでも多いほうです。カロテンは体内でビタミンAに変わり、細菌感染の抵抗力を高め、にきびや肌荒れを防ぎます。またカロテンの一部はベータカロテンとなり、抗酸化作用を発揮して、動脈硬化やがんなどの活性酸素が原因の病気を防ぎます。

### 特有の香り成分がイライラをしずめる

みつばには、ミツバエンなどの香り成分が含まれています。これらの香り成分は胃もたれを解消するとともに、消化を促して食欲を増進させ、イライラを解消するなどの働きがあります。

春先の旬のみつばは香りも高く、一層その効果が期待できるので、生のままサラダや薬味に加えるといいでしょう。

胃弱の人は、にんじんやキャベツ、りんごなどの野菜ジュースにミックスするのもおすすめです。

---

**食べ合わせワンポイント**　日本料理だけでなく、サラダや炒め物、グラタンなど洋食や中華料理にも、もっと登場させたい野菜です。香りや栄養を考えて、短時間で加熱をするようにしてください。

野菜類

# みつば

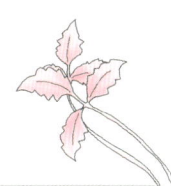

+ 白菜、やまいも、だいこん、かぶ　　胃腸の働きを強化

+ レタス、ねぎ、アサリ、しらす干し、ごま、キーウイフルーツ　　鎮静効果、美肌効果、ストレス解消、貧血予防

+ チンゲン菜、かぼちゃ、ほうれん草、にんじん　　肌荒れ予防、がん予防

+ ふき、トマト、にら、春菊、油揚げ　　血流のととのえ、高血圧・心臓病予防、集中力アップ

## みつばのごま和え

みつば　ごま

▶ごまのビタミンEが加わって肌もツヤツヤ若返り効果

〈材　料〉2人分
みつば200g　ごまペースト大さじ2　みりん・だし汁各大さじ1
〈作り方〉
①みつばはサッとゆでて3cm長さに切る。
②ごまペースト、みりん、だし汁を合わせて火にかけ、よくまぜる。
③①を②で和える。

## みつばの煮びたし

みつば　油揚げ

▶油揚げのカルシウムとの相乗効果で集中力がアップする

〈材　料〉2人分
みつば200g　油揚げ1枚　だし汁1カップ　みりん・醤油・塩各少々
〈作り方〉
①油揚げとみつばをだし汁で煮る。
②①を調味料で味をととのえる。

## みつばチャーハン

みつば　しらす干し

▶しらす干しのたんぱく質がみつばの鉄の吸収効率を高める

〈材　料〉2人分
みつば200g　しらす干し90g　ごはん茶碗2杯　油大さじ1
〈作り方〉
①フライパンに油を熱し、ごはんを炒め、しらす干しを加える。味付けはしらす干しの塩味で加減する。
②火を止めてから、一口大に切ったみつばを加える。

# みょうが

脳を覚醒させ痛みをやわらげる

## 香り成分が脳を覚醒させる

みょうがは、日本でしか食用にされない香味野菜です。古くからの伝統野菜で、夏物と秋物があります。花も根茎も食用にされますが、もっとも薬効が高い成分を含んでいるのが根茎です。特有の香りと辛み成分には優れた薬効があります。しゃきしゃきとした歯触りも手伝って、胃の働きを助けて食欲を増進させるので、夏バテ予防にぴったりの野菜です。

特有の香りのもととなっているのは、α—ピネンなどの精油成分です。これらの香り成分が大脳皮質を刺激するので、眠気覚ましや気分をすっきりさせたいときに食べると、効果があります。また、α—ピネンには、発汗や呼吸などの作用をととのえるほか、血液循環などを調整する生理異常を改善

## 高血圧を予防し生理異常を改善

栄養素では、カリウムがやや多く含まれています。カリウムは体内のナトリウムを排出する役割を果たすため、高血圧を予防するほか、心拍数の調整や水分の調整もします。またカリウムには、心臓発作を抑えたり、胃液の分泌を活発にして食欲不振を解消する、便秘からくる肌荒れを解消するといった働きもあります。

## 抗菌・消臭作用で口内炎や風邪を予防

みょうがには、昔から抗菌・消臭作用があるといわれています。口内炎や舌炎、扁桃腺炎などの症状や、風邪でノドが痛み声がないときの症状や、生理痛や生理不順の改善にも効果があるとされてきました。

粗く刻んで陰干ししたものを入浴剤として使うと、血行を促進して体を芯から温めるので、肩こりやリウマチ、神経痛などの疲れや痛みを和らげます。アクが強いので生食の際は、しばらく水にさらしておきましょう。

---

**食べ合わせワンポイント**

みょうがの香り成分α—ピネンは揮発性なので、生で味噌をつけて食べるなど、もっとも原始的な食べ方が、栄養的にも味覚的にも理想的です。

野菜類

# みょうが

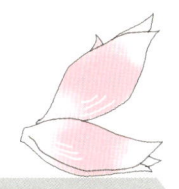

➕ やまいも、しそ、キャベツ、ねぎ　　食欲増進、がん予防

➕ ワカメ、サバ、イワシ、豆腐　　高血圧・心臓病予防

➕ ウナギ、カキ、にんにく、たまねぎ、味噌　　疲労回復、スタミナ増強

➕ きゅうり、セロリ、カキ、とうがん　　利尿作用、腎臓病予防

---

### みょうがのスープ

みょうが　カキ

▶カキの亜鉛にある強精強壮効果がプラスされスタミナ増強

〈材　料〉2人分
みょうが4個　カキ6個　スープ2カップ　塩・コショウ各少々
〈作り方〉
①みょうがは斜めに薄切り。カキは塩をふってサッと流水で洗う。
②鍋にスープを入れ煮立ったらカキを入れ、調味料を入れ、ひと煮立ちしたら火をとめて、みょうがを散らす。

---

### みょうがの味噌漬け

みょうが　味噌

▶みょうがのα-ピネンが味噌の酵素とともに体を活性化する

〈材　料〉2人分
みょうが8個　味噌50g　みりん大さじ1
〈作り方〉
①味噌とみりんをまぜ、みょうがを漬け込む。
②1日置くと食べられる。

---

### みょうがサラダ添え

みょうが　キャベツ

▶キャベツのイソチオシナーゼでがんの予防効果

〈材　料〉2人分
みょうが6個　キャベツ2枚　しそ2枚　タラ2切　フレンチドレッシング大さじ2
〈作り方〉
①みょうが、キャベツ、しそを千切りにする。
②①にフレンチドレッシングをかける。
③タラを焼いて、②を上からかける。

# もやし

## ビタミンCがたっぷりの美容効果

### ビタミンCが豊富な安心野菜

もやしは植物名ではなく、豆類などの種子を発芽させて「萌やした」ものを、一般的にそう呼んでいます。

もやしには、大豆や緑豆、アルファルファもやしなどがあります。きれいな水だけで栽培育成されるので、農薬の心配がありません。

どのもやしにも共通しているのは、豆の段階ではほとんど含まれていないビタミンCが含まれていることです。そのほか植物性たんぱく質、ビタミン$B_1$、$B_2$、カルシウム、鉄、食物繊維などを豊富に含む栄養価の高い野菜です。でんぷんの消化を助けるアミラーゼという消化酵素を含むのも特徴です。

### 肌荒れや風邪を予防し疲労を回復

豊富なビタミンCは、コラーゲンの生成にかかわり肌荒れを防ぎ、風邪の予防に効果があります。また、鉄の吸収を高めて、貧血予防の手助けをします。良質の植物性たんぱく質は、筋肉や臓器など体の主要な構成成分となり、また肝機能の改善にも役立ちます。

ビタミン$B_1$や$B_2$は、エネルギーの代謝を活発にし、脳や神経の働きを活性化したり、疲労回復に効果を発揮します。

大豆もやしには体内ではつくられない必須アミノ酸のトリプトファンやリジンなどが含まれています。トリプトファンは脳で神経伝達物質をつくり、リジンはホルモンを合成します。

### 便秘予防やダイエットに効果

消化酵素のアミラーゼや豊富な食物繊維が、胃腸の働きをととのえ、消化吸収力を高めます。食物繊維は腸内のビフィズス菌を増やすので、便秘の予防に役立ちます。ケツルアズキが原料のブラックマッペもやしは、もっともビタミンCが多く、しかも低カロリーなのでダイエット効果が期待できます。

---

**食べ合わせワンポイント**

加熱して食べるのはビタミンの損失が大きいので、生でたべることをおすすめします。もやし臭さが気になる人は、ごま油やオリーブ油を用いると、おいしく食べられます。

野菜類

# もやし

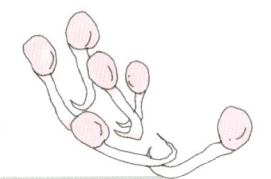

+ だいこん、やまいも、かぶ、白菜、鶏肉 → 胃腸の働きをととのえる

+ きくらげ、たまねぎ、ねぎ、セロリ、ごま油 → 高血圧・動脈硬化・心臓病予防

+ アサリ、シジミ、鶏肉、チコリ → 肝臓病予防、健脳効果

+ レバー、ほうれん草、きくらげ、しいたけ → がん予防、血行促進、貧血予防

## もやしレバー炒め

もやし／レバー

▶もやしと貧血予防効果の高いレバーとの相乗効果

〈材　料〉2人分
もやし250g　レバー200g　にんじん50g　油大さじ1　中華スープの素少々
〈作り方〉
①にんじんは3cmの千切りにする。
②フライパンに油を熱し、レバー、にんじんを炒め、もやしを炒めて中華スープの素で調理する。

## もやしサラダ

もやし／ごま油

▶もやしのビタミンCとごま油のビタミンEで若返りを促進する

〈材　料〉2人分
もやし250g　ピーマン2個　ごま油大さじ2　醤油大さじ1　いりごま大さじ1/2
〈作り方〉
①もやしは生のまま、ピーマンは輪切りに。
②調味料とごま油を合わせ、①にかける。

## もやしそば

もやし／鶏肉

▶鶏肉の不飽和脂肪酸でコレステロールの心配を解消

〈材　料〉2人分
もやし200g　鶏もも肉100g　ゆでそば2玉　めんつゆ2人分　ねぎ・しょうが各適量
〈作り方〉
①鶏もも肉は、ねぎ、しょうがを入れてゆでた後、薄切りにする。もやしはゆでる。
②そばを器に盛り、鶏肉、もやしをのせ、めんつゆをかける。

# モロヘイヤ
## 老化やがんを防ぐ健美野菜の女王

### イライラをしずめる豊富なカリウム

モロヘイヤは、エジプトやアラビア半島などで、5千年以上前から食されてきました。美容効果と栄養価の高さが女性に人気で、広く普及しています。

実際にビタミン類やカリウム、カルシウム、鉄などのミネラル類、食物繊維などを多量に含んだ「野菜の女王」として人気があります。

特にカルシウムは100g中260mgも含まれ、野菜のなかではパセリにつぐ多さです。ただし、一度に摂取できる分量を考えると、圧倒的にモロヘイヤに軍配が上がります。カルシウムは歯や骨のエナメル質に欠かせないミネラルで、不足すると骨粗鬆症を引き起こします。また神経の興奮をしずめ、イライラや神経過敏を抑え、ストレスの解消にも役立ちます。

### カロテンが老化や動脈硬化を予防

カロテンの含有量も100g中1万μgと、ほうれん草の2倍以上です。

カロテンは体内でビタミンAに変わり、皮膚や粘膜を丈夫にし、免疫細胞の働きを活性化する働きがあります。ビタミンAが不足すると、がんのリスクが高まります。夜盲症にも効果があります。

豊富なビタミンCは、若返りのビタミンEとの相乗作用で抗酸化作用を発揮し、コレステロールの悪玉化や過酸化脂質の増加を防ぐため、細胞の老化を抑え、動脈硬化や心筋梗塞、脳卒中、がんなどを強力に予防します。

### 粘り成分ムチンやマンナンが糖尿病を予防

モロヘイヤをきざんだときにでるネバネバは、ムチンやマンナンです。これらは、たんぱく質の消化吸収を助けてスタミナを増強し、血糖値の急な上昇を抑制するので、糖尿病に効果があります。シュウ酸が多いので、ゆで汁は捨てましょう。

---

**食べ合わせワンポイント**

ねばりの成分のムチンやマンナンは、酢を使うとねばりとともに栄養価が失せてしまいます。生で食べるときは、醤油や塩、コショウなどを上手に使うようにしましょう。

野菜類

# モロヘイヤ

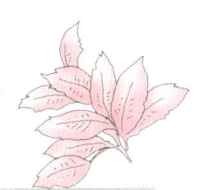

- ピーマン、きくらげ、チンゲン菜、しいたけ、納豆 → がん予防、血行促進
- じゃがいも、たまねぎ、ブロッコリー、白菜 → 高血圧予防、動脈硬化予防、心臓病予防
- アサリ、カキ、シジミ、卵、もやし、チコリ → 強肝作用、健脳効果
- バナナ、とうがん、きゅうり、セロリ → 利尿作用、高血圧予防

## モロヘイヤ納豆

モロヘイヤ　納豆

▶ナットウキナーゼと一緒になって動脈硬化を防ぎ血液サラサラ

〈材　料〉2人分
モロヘイヤ1束　納豆2パック　つけ汁　とうがらし1/2本
〈作り方〉
①モロヘイヤは一口大に切る。
②①と納豆をまぜ合わせ、つけ汁をかけ、種をとり除き小口切りにしたとうがらしをかける。

## モロヘイヤのオムレツ

モロヘイヤ　卵

▶野菜の女王にパーフェクトたんぱく食品の組み合わせで理想的

〈材　料〉2人分
モロヘイヤ1束　卵6個　バター大さじ2　塩・コショウ各少々
〈作り方〉
①モロヘイヤは一口大に。卵はほぐし、モロヘイヤを加え塩コショウする。
②フライパンにバターを熱し、オムレツを作る。

## モロヘイヤのスープ

モロヘイヤ　カキ

▶カキの亜鉛が加わってミネラルの貴重な補給源に

〈材　料〉2人分
モロヘイヤ1束　カキ6個　スープ2カップ　塩・コショウ各少々
〈作り方〉
①モロヘイヤは一口大に切り、カキは塩をまぶして流水で洗う。
②鍋にスープを熱し、カキを入れて調味料を加え、煮立ったら火を止めモロヘイヤを入れる。

# やまいも

## 疲労回復と体力増強のスタミナ野菜

### カタラーゼが活性酸素を解毒する

やまいもはイモ類のなかで唯一、生食できるため、とろろやサラダなどで栄養分を損なわずに摂取できるのが魅力です。古くから滋養強壮に効果があるとされ、「山ウナギ」とも呼ばれています。

特に、でんぷん分解酵素のアミラーゼと酸化還元酵素カタラーゼが豊富に含まれています。これらの成分は新陳代謝を促し、消化を助け、体力回復に効果があるので、胃腸の弱い人や疲労が蓄積したり、精力減退のときなどにもおすすめです。

カタラーゼは活性酸素を解毒するSOD（スーパー・オキシド・デスミターゼ）でもあり、がんや生活習慣病の予防にも有効です。

SODは若いときほど体内で活発につくられますが、年とともに減少しますので、積極的にとることが必要です。

### 抵抗力を強めスタミナを増強するムチン

やまいもをむいたときのぬるぬる成分は、ムチンと呼ばれる糖たんぱくです。ムチンは胃粘膜を強めて胃壁を保護し、胃潰瘍や胃炎の予防、改善に効果があります。

また、ウイルスへの抵抗力を強め、風邪などの感染症にかかりにくくします。やまいもは、たんぱく質の分解酵素を含んでいるため、たんぱく質をむだなく消化吸収し、スタミナ増強に効果を発揮します。

### 老化を防ぎホルモンのバランスをととのえる

やまいもにはゲオスゲニンという成分も含まれ、これはホルモンのもととなるDHEA（デヒドロエピアンドロステロン）として働きます。

そのほか、新陳代謝を促すコリン、コレステロールを除去して血液中の脂質の酸化を防ぐサポニンなどが含まれます。これらの成分の相乗作用で、胃腸の働きを高め、病気への抵抗力、回復力を強めてくれます。

---

**食べ合わせワンポイント**

やまいもは、カタラーゼなどの酵素を多く含むのですが、加熱したり酢を加えると酵素の働きが失われてしまいます。これは損な食べ方なので覚えておいてください。

野菜類

# やまいも

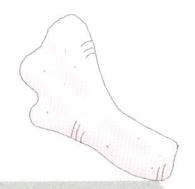

**＋** だいこん、かぶ、白菜、とうがらし　　胃腸の働きを強化、食欲増進

**＋** モロヘイヤ、オクラ、れんこん、ナメコ、ニシン　　コレステロール低下、スタミナ増強

**＋** 大豆、ざくろ、みょうが　　ホルモンバランスの調節、血行促進

**＋** キャベツ、じゃがいも、ブロッコリー、白菜、だいこん、のり　　がん予防、老化予防

---

### お好み焼き

やまいも　キャベツ

▶キャベツのビタミンUにあるがん予防効果をプラスする

〈材　料〉2人分
やまいも100g　キャベツ2枚　豚肉・芝エビ各100g　小麦粉100g　油少々　水適宜
〈作り方〉
①キャベツは一口大に切る。
②やまいもは皮をむいてすりおろし、小麦粉と水をまぜる。
③②に①と豚肉、芝エビを加えてまぜ、油をひいた鉄板にひろげて両面を焼く。

---

### やまいもの箸休め

やまいも　のり

▶のりのビタミンAやビタミンB群とともに風邪やがんを予防

〈材　料〉2人分
やまいも100g　焼のり10g
〈作り方〉
①やまいもは皮をむいて千切りにし、焼のりを、もみのりにしてかける。

---

### やまいもの煮物

やまいも　ニシン

▶ニシンの不飽和脂肪酸が細胞膜を強化し病気への抵抗力を高める

〈材　料〉2人分
やまいも200g　身欠きニシン100g　醤油大さじ2　砂糖・みりん各大さじ1　だし汁1カップ
〈作り方〉
①身欠きニシンはぬるま湯でもどし、3cm位の長さに切る。やまいもは皮をむいて、すりおろす。
②鍋にだし汁を入れ、ニシンを煮る。やわらかくなったら調味料を加える。
③②を器に盛り、やまいもをかける。

# らっきょう

## 硫化アリルが血栓を防ぎがんを予防

### 疲労回復に効果抜群の香り成分

漬け物にするのが一般的で、カレーなどの付け合わせに欠かせないらっきょう。原産は中国で、ニンニクなどと同じユリ科の植物です。最近人気のあるエシャロットは、らっきょうを軟白栽培したものです。

らっきょうの特有の香りのなかには、優れた薬効成分が含まれています。アルキルジスルフィドなどの硫化アリル類が香りの成分で、糖質を分解してエネルギーを生みだすビタミン$B_1$の働きを効果的に持続させるため、疲労回復や夏バテに有効です。ビタミン$B_1$は、脳の働きも活性化してくれます。また、乳酸などの疲労物質を分解し、筋肉疲労の回復に効果があります。

硫化アリルには強力な殺菌作用もあり、サルモネラ菌や病原性のカビなどに効果を発揮します。

### がんを予防し血液をサラサラにする

硫化アリルは代表的な発がん抑制物質として、その効果が知られています。がんを予防するために、日頃から数粒、常食したい食品にあげられます。硫化アリルにはまた、血栓の生成を防いで、血液をサラサラにする効果も知られています。血液中のコレステロールの増加を抑制する働きもあり、血行を促進するとともに、血液を浄化し、体を温め、循環器系の働きを調整する働きがあります。

### カリウムが手足のしびれを予防

比較的多く含まれるカリウムは、細胞内の物質交換や水分調節を活発にします。余分なナトリウムの排泄を促すため、血圧降下作用があり、高血圧の予防にも効果があります。

筋肉の円滑な収縮にも関係していて、カリウムが不足すると不整脈や手足のしびれなどが起きます。甘酢漬けのように、食酢と一緒に調理すると、血液のサラサラ効果が一層高まります。

---

**食べ合わせワンポイント**

らっきょうは、牛乳やチーズなどの乳製品などと食べ合わせると、せっかくのビタミン$B_1$吸収効果が薄れてしまいます。注意してください。

野菜類

# らっきょう

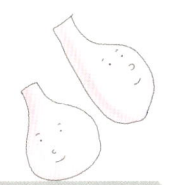

- たまねぎ、ねぎ、にんにく、みょうが、イワシ → 血行の促進、動脈硬化・心臓病予防、体力増強
- 白菜、かぶ、だいこん → 胃腸の働きを促進
- さつまいも、かぼちゃ、ごま、卵、芝エビ → 老化防止、疲労回復
- ワカメ、キャベツ、チンゲン菜、チコリ、じゃがいも → がん予防、血行促進

## イワシのらっきょうソース

らっきょう　イワシ

▶らっきょうの香り成分とイワシの良質たんぱくで体力をつける

〈材　料〉2人分
酢漬けらっきょう50g　甘酢50cc　イワシ2尾　とうがらし1本　塩少々
〈作り方〉
①イワシを塩焼きにする。
②らっきょうを薄切りにする。とうがらしは種を取り除いて、小口切りにする。
③①に②と甘酢を合わせたものをかける。

## らっきょうサラダ

らっきょう　チコリ

▶チコリのビタミンCがさらに血行を促進する

〈材　料〉2人分
らっきょう50g　チコリ4枚　ホタテ貝(さしみ用)6個　イタリアンドレッシング大さじ2
〈作り方〉
①らっきょうは薄切りにし、チコリは2cm位の長さに切る。ホタテ貝は薄切りにする。
②①にイタリアンドレッシングをかける。

## らっきょう炒め

らっきょう　芝エビ

▶芝エビのタウリンがプラスされスタミナ増強効果に貢献

〈材　料〉2人分
らっきょう50g　芝エビ150g　塩・コショウ・片栗粉各少々　油大さじ2
〈作り方〉
①らっきょうは薄切りにする。芝エビは塩、コショウして片栗粉をまぶす。
②フライパンに油を熱し、らっきょうを炒め、次に芝エビを炒めて、塩、コショウで味をととのえる。

# レタス

## 老化を予防し美肌をつくる

### 栄養バランスのとれた低カロリー野菜

生野菜サラダに欠かせないレタスは、地中海沿岸や西アジアが原産地とされ、サニーレタス、リーフレタスなどの仲間が店頭に並んでいます。

約95％が水分ですが、カロテンやビタミンC、Eといったビタミン類や、カリウムやカルシウム、鉄といったミネラル類のほか、食物繊維をバランスよく含む低カロリーの夏野菜です。

### ビタミンEが老化を防ぎ美肌効果

レタスには「若返りのビタミン」と呼ばれるビタミンEが比較的多く含まれます。ビタミンEには、強い抗酸化力があり、有害な活性酸素を除去してくれます。

活性酸素は、脂質を酸化して過酸化脂質に変化させます。過酸化脂質は腐った油のようなもので、これが内臓や血管などに付着して動脈硬化や血栓などの生活習慣病を引き起こし、老化やボケの原因になります。

ビタミンEは血行を改善し、紫外線による肌のシワやシミを防ぎ、また冷え性を緩和します。レタスからは、カロテンやビタミンCといった抗酸化ビタミンも同時に摂取できるので、さらに相乗作用で美肌効果がパワーアップします。これらの成分は、粘膜を丈夫にし、風邪やインフルエンザなどの感染症を防ぐ働きもあります。

### 不眠やイライラを解消する

造血作用のある鉄は、血液循環を促し、貧血予防に有効です。カリウムは、心拍のリズムを正常に保ち、水分調整をおこない、体内の余分な塩分を排泄するので血圧降下作用があり、高血圧症の予防に役立ちます。水分の排泄により、体を冷ます作用があり、体内の余分な熱を取り除いてくれます。古くから知られる安眠作用はラクッコピコリンという成分によるもので、不眠のほかイライラの解消にも役立ちます。

---

**食べ合わせワンポイント**

夜にレタスをサラダで食べると、体が冷えるので好ましくありません。特にお年寄りや子どもは避けるべきです。しかし、不眠症の人はスープなどにして食べれば、安眠が得られます。

野菜類

# レタス

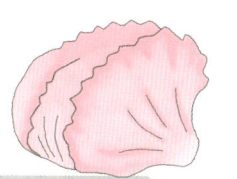

+ 牛乳、しそ、ごま、カキ　　不眠症予防、精神安定

+ サバ、イワシ、ハマグリ、イカ、れんこん　　コレステロール低下、高血圧・心臓病予防、貧血予防

+ きゅうり、あずき、とうがん、にがうり　　利尿作用、腎機能改善

+ 大豆、カシューナッツ、かぼちゃ、ごま、牛肉、米　　老化防止、健脳効果、精力増強

## レタスロール

レタス　牛肉

▶牛肉の亜鉛の吸収効率をアップし精力増強

〈材　料〉2人分
レタスの葉大4枚　牛ひき肉200g　たまねぎ1/4個　パン粉・牛乳各大さじ1　塩・コショウ各少々　スープ2カップ　油少々
〈作り方〉
①レタスの葉は塩ゆでにする。たまねぎをみじん切りにして炒め、牛ひき肉、パン粉、牛乳とまぜる。
②ひき肉をレタスの葉で包み、鍋にスープを入れて煮て、塩、コショウで調味する。

## レタスチャーハン

レタス　米

▶脳の老化予防とエネルギー補給に効果

〈材　料〉2人分
レタス2枚　卵3個　ごはん2杯　中華スープの素少々　油大さじ1
〈作り方〉
①レタスを一口大に切り、卵はほぐす。
②フライパンに油を熱し、サッと火を通したいり卵をつくり取りだす。ごはんを炒め、レタスを炒めていり卵を戻し、中華スープの素を加える。

## レタススープ

レタス　ハマグリ

▶ハマグリの鉄が貧血防止をバックアップ

〈材　料〉2人分
レタス2枚　ハマグリ8個　スープ2カップ　塩・コショウ各少々
〈作り方〉
①レタスは一口大に切る。ハマグリはサッと洗う。
②鍋にスープを熱し、レタス、ハマグリを加え、ハマグリの口が開いたら、塩、コショウで調味する。

# れんこん

## 胃腸の働きを高めて肝機能も強化する

### 豊富なでんぷんが脳の栄養となる

穴が空いていることから「見通しがよい」とされ、縁起もの野菜として祝席の料理に用いられてきました。ハスの地下茎が育ったもので、オクラなどと同じくスーッと糸を引くのも特徴です。

れんこんの主な成分は炭水化物のでんぷんで、そのほかにはビタミンCや食物繊維が豊富に含まれます。

炭水化物は、私たちの主要なエネルギー源となる栄養素です。体内で炭酸ガスと水に分解されますが、その過程でエネルギーを生成します。不足状態がつづくと、たんぱく質が代わりのエネルギーとなって分解されてしまい、基礎体力の低下につながります。その結果、疲労感が増したり、肝臓の解毒作用も低下し、脳の働きにも支障がでてしまいます。

感染症を予防し便秘を解消する豊富なビタミンCは、肌の新陳代謝を促し、血行をよくしてシミやソバカス、肌荒れを防ぐ効果があります。感染症への抵抗力を高めてくれる働きもあり、風邪やインフルエンザなどの予防にも役立ちます。

便秘の解消に役立つ、ペクチンやヘミセルロースなどの食物繊維も比較的多く含まれています。食物繊維は血液中のコレステロール値を下げ、腸内細菌の状態をととのえ、善玉菌を増やします。

### 胃腸のトラブルを解消する有効成分

皮や節に多く含まれるタンニンには、優れた消炎作用や、止血作用、収れん作用のあることが知られています。炎症を抑え、血管を収縮させることから、胃潰瘍や十二指腸潰瘍など、炎症や出血をともなう胃腸のトラブルを軽減します。

切ったときにでる透明な糸の成分は、ムチンです。胃の粘膜を増強して胃炎や胃潰瘍を防ぎ、消化不良の改善や疲労回復に効果があります。

---

**食べ合わせワンポイント**

れんこんを、必ず加熱して食べるというのは間違いです。だいこんやかぶ、やまいもなどのように、もっと生で食べることをおすすめします。ビタミンCも100gで1日の必要量の半分がとれます。

# れんこん

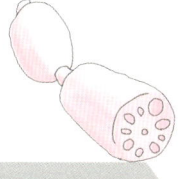

| + | 組み合わせ | 効果 |
|---|---|---|
| + | レバー、牛肉、豚肉、鶏肉、チーズ | 造血作用による貧血防止、肝機能の強化 |
| + | かぶ、だいこん、もやし、みつば | 胃腸の働きをよくする |
| + | チンゲン菜、モロヘイヤ、じゃがいも、りんご、にんじん | がん予防、肥満防止 |
| + | こんにゃく、セロリ、レタス、ピーマン | コレステロール低下、動脈硬化・心臓病予防 |

## れんこんの肉詰め

れんこん　鶏肉

▶鶏肉のメチオニンがプラスされ強肝効果を高める

〈材　料〉2人分
れんこん1/2節　鶏ひき肉150g　卵1個　片栗粉大さじ1　油少々
〈作り方〉
①れんこんは1cm位の厚さに切り、鶏ひき肉、卵、片栗粉をまぜたものを穴に詰める。
②①をフライパンに油を熱し弱火で両面焼く。

## れんこんの無国籍サラダ

れんこん　モロヘイヤ

▶モロヘイヤのビタミンA、Cががん予防効果に貢献

〈材　料〉2人分
れんこん1/2節　モロヘイヤ100g　さくらエビ・オリーブ油各大さじ2　ガーリックパウダー・塩各少々
〈作り方〉
①れんこんは薄切りにし、サッと熱湯にくぐらせる。モロヘイヤは一口大に切る。
②①とさくらエビを器に盛り、オリーブ油、塩、ガーリックパウダーをかける。

## れんこんジュース

れんこん　りんご

▶りんごのペクチンで食物繊維を増量し肥満防止と美肌効果

〈材　料〉2人分
れんこん1/2節　りんご1個　はちみつ大さじ2　水2カップ　氷少々
〈作り方〉
①れんこん、りんごは水を半量加えてミキサー（ジューサーではなく）にかける。
②①に残りの水、氷、はちみつを加える。

# アサリ

## 豊富なタウリンが高血圧を改善する

### タウリンが高血圧を改善し肝機能を高める

春の潮干狩りは、日本の各地で見られる季節の風物詩です。アサリには良質のたんぱく質や、ビタミンB₂、B₁₂、カルシウム、鉄などが含まれますが、薬効からみた特徴は、タウリンがたっぷり含まれていることです。

タウリンは、貝類やイカ、タコ、魚介類などに多く含まれる成分ですが、肉類にはあまり含まれていません。タウリンには多くの効能がありますが、血圧を下げる働きがその筆頭にあげられます。交感神経の働きを適度にしずめ、血圧の上昇を抑制します。コレステロールや中性脂肪の排泄を促進してくれますので、高血圧のほか、動脈硬化や血栓などの血管障害の予防や改善に有効です。

心臓の筋肉の働きを高め、心臓から送りだされる血液量を増やすので、うっ血性心不全の治療薬として用いられているほどです。気道の収縮を抑制する働きがあり、気管支ぜんそくにも効果があります。そのほか、肝機能の働きを高めて疲労回復にも役立ちます。

### 貧血を防ぐ鉄とビタミンB₁₂の相乗効果

血液中のヘモグロビンをつくる鉄も多く含まれるため、息切れ、めまいなどの貧血による症状を緩和します。体の発育を促し、味覚や嗅覚といった感覚器官を正常化する亜鉛も含まれています。

ビタミンB₁₂の含有量は貝類でもトップクラスで、悪性貧血を予防し、神経系を正常に機能させる働きがあります。鉄との相乗効果もあり、貧血気味の人は、日頃からすすんで摂取したい食品の一つです。

### コレステロールの増加を防ぐコハク酸

アサリ特有の旨味は、コレステロールの増加を抑制するコハク酸を多く含むためですが、甘味成分のグリコーゲンも栄養源として良質です。高血圧の改善を望む人は、食物繊維と摂取するとなお効果的です。

---

**食べ合わせワンポイント**

アサリにはビタミンB₁破壊酵素のアノイリナーゼが含まれていますが、生で食べることはまずないので、心配はいらないと思われます。アノイリナーゼは、ビタミンB₁を含む食品と食べ合わせると吸収を阻害するので気をつけてください。

# アサリ

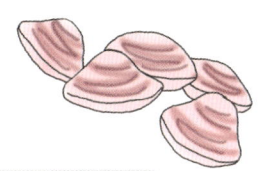

+ シジミ、ハマグリ、ほうれん草、レバー、白ワイン　　貧血防止、肝臓強化、食中毒予防

+ ごぼう、モロヘイヤ、ピーマン、トマト　　糖尿病予防、肥満防止

+ 昆布、しそ、牛乳、チンゲン菜　　イライラ防止、集中力強化

+ イカ、タコ、カキ、エビ、しらたき、白ワイン　　コレステロール低下、心臓病予防、スタミナ強化

## アサリのガーリック炒め

アサリ　にんにく

▶にんにくのスコルジンで疲労回復と強精・強壮をさらにアップ

〈材　料〉2人分
アサリ400g　にんにく1カケ　油大さじ2　塩・コショウ各少々
〈作り方〉
①アサリは砂だし(たいがいしてある)、にんにくはみじん切りにする。
②フライパンに油を熱し、にんにくを炒め、アサリを炒める。アサリが開いたら塩、コショウで調味する。

## アサリの味噌炒め

アサリ　しらたき

▶コハク酸としらたきのグルコマンナンが腸の掃除をしてくれる

〈材　料〉2人分
アサリむき身150g　チャイブ2本　味噌50g　砂糖・みりん各大さじ1　油大さじ1
〈作り方〉
①チャイブは1cm位の長さに切る。味噌と砂糖、みりんをまぜておく。
②フライパンに油を熱し、アサリを炒め、合わせた調味料をからめる。
③②を器に盛り、チャイブを散らす。

## アサリのワイン蒸し

アサリ　白ワイン

▶白ワインの殺菌効果が食中毒を予防してスタミナ効果

〈材　料〉2人分
アサリ200g　白ワイン1カップ　塩少々
〈作り方〉
①器にアサリを入れ、白ワインをふりかけ、熱した蒸し器に入れ、アサリが開いたら火を止める。

# アジ

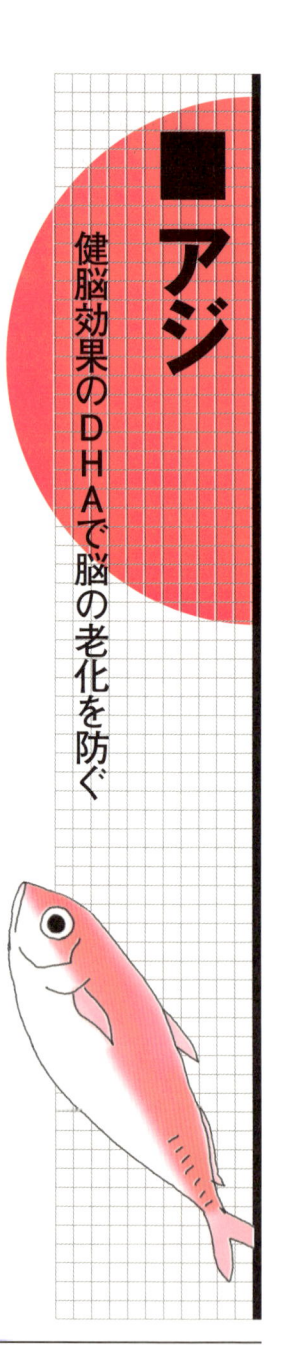

## 健脳効果のDHAで脳の老化を防ぐ

### 健康に欠かせない栄養素がたっぷり

アジといえば真アジのことですが、ムロアジやシマアジなどの種類があります。アジは、筋肉や血管をつくるたんぱく質やエネルギー源となる脂質のほか、骨や歯を丈夫にするカルシウム、成長に欠かせないビタミンB₂、カルシウムの吸収を高めるビタミンDを含んでいます。くせのないアジの旨味はアミノ酸をたっぷり含んでいるからで、夏場のものが最良です。

### DHAが脳を活性化してボケを防ぐ

アジなどの背中が青い青背魚の脂質には、DHA（ドコサヘキサエン酸）やIPA（イコサペンタエン酸の国際名でEPAとも呼ぶ）といった不飽和脂肪酸がたっぷり含まれています。アジにはDHAのほうがたくさん含まれ、脳機能や神経組織の情報伝達を活性化します。「青背魚を食べると頭が良くなる」というのは、もともとDHAが脳の神経細胞に含まれていて重要な働きをしているためです。また、DHAが脳の老化を予防するのもこのためです。このほか気管支の炎症を改善してぜんそくの発作を抑えたり、体質を改善してアトピー性皮膚炎にも効果があります。

IPAは血栓を溶かし、血管を拡張して血行をスムーズにします。そのため脳血管障害を予防したり、再発を防いでくれます。

### 動脈硬化を予防し肝臓を強化するタウリン

アミノ酸の一種であるタウリンも、魚のなかでは比較的多く、高血圧の改善や動脈硬化の予防のほか、肝機能の強化に有効です。

アジの脂質が酸化すると、じんま疹をおこしやすいので、アレルギー体質の人は特に注意してください。たたきなどで生食する際は、抗酸化作用のある、しょうが、にんにくなどと一緒に食べましょう。ムロアジからつくる「くさや」も栄養価の高い食品です。

---

**食べ合わせワンポイント**

アジの干物はおいしいのですが、もともと青背魚は酸化しやすいので、日光にさらすことで、より一層酸化が進むことになります。できるだけ新鮮なものを食べてください。

# アジ

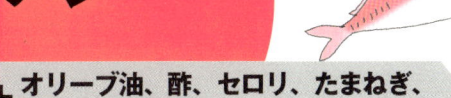

| 組み合わせ | 効果 |
|---|---|
| ➕ オリーブ油、酢、セロリ、たまねぎ、ピーマン | 高血圧予防、動脈硬化予防、心臓病予防 |
| ➕ イカ、タコ、アサリ、カキ | 精力増強、スタミナ強化 |
| ➕ れんこん、やまいも、もやし、みつば、しょうが、とうがらし | 胃腸の働きを高める、コレステロール除去 |
| ➕ 大豆、やまいも、アーモンド、ごま | 老化予防、健脳効果 |

魚介類

## アジの酢のもの

**アジ　酢**

▶酢の有機酸がアジの豊富なカルシウムの吸収を高める

〈材　料〉2人分
アジ1尾　きゅうり1/2本　とうがらし1/2本　二杯酢適量
〈作り方〉
①アジは三枚におろして皮をむき、そぎ切りにする。きゅうりは小口切りにして、とうがらしも種をはずして小口切りにする。
②①を合わせ、二杯酢をかける。

## アジのマリネ

**アジ　とうがらし**

▶カプサイシンが脂肪の代謝を活発にしダイエット効果

〈材　料〉2人分
小アジ6尾　にんじん30g　ピーマン1個　小麦粉・油・フレンチドレッシング各適量　塩少々
〈作り方〉
①小アジは塩をし、小麦粉をまぶして揚げる。
②にんじん、ピーマンは千切りにし、アジが浸るくらいのフレンチドレッシングと合わせて①を漬け込む。

## アジのたたき

**アジ　しょうが**

▶しょうがのジンゲロールがアジの血液サラサラ効果を促進

〈材　料〉2人分
アジ2尾　あさつき2本　しょうが少々
〈作り方〉
①アジは3枚におろして皮をはぎ、包丁で細かくたたく。あさつきは小口切りにする。
②①を器に盛り、あさつきを散らし、おろししょうがを添える。

# イカ

## 低カロリーで脳卒中や動脈硬化を予防する

### 高たんぱく低カロリーでタウリン効果がある

イカは、良質のたんぱく質を豊富に含む食品です。栄養価は高いのですが、脂質や糖質が少なく水分が多いので、カロリーを気にせずに摂取できるのも魅力です。イカの旨味は、数種類のアミノ酸によるものですが、その一つにタウリンがあげられます。タウリンには、前ページの「アジ」のところで述べたほかにも、いろいろな効用があります。

タウリンは、肝臓からの胆汁酸の分泌を促進します。胆汁酸はコレステロールを排泄してくれますので、動脈硬化や高脂血症、糖尿病をはじめとする生活習慣病の予防に効果を発揮します。肝臓や心臓などに働き、身体の活動機能を高めてくれるので、積極的に摂取し、毎日の健康維持に役立てましょう。

甲イカ、紋甲イカなどの種類がありますが、タウリンの含有量は、スルメイカやヤリイカがもっとも豊富です。

### 抗がん効果が期待されるイカ墨

イカ墨は、パスタソースやリゾットに利用されていますが、その薬効が最近注目されています。

イカ墨にはムコ多糖体やペプチド複合体が含まれています。これら防腐作用のある成分には、がんを抑制する働きがあることが、すでに動物実験では証明されています。

ビタミンEやナイアシンなど血行をよくし、コレステロールを低下させる成分も含まれ、漢方ではイカ墨の粉末を狭心症の治療薬として用いています。

### 眼精疲労や肌荒れにいいホタルイカ

ビタミンAやB群の豊富なホタルイカは、眼精疲労や肌荒れなどに効果的です。プリン体が多いため、食べ過ぎには注意しましょう。

イカにコレステロールが多いというのは、現在では否定されています。

---

**食べ合わせワンポイント**

イカに多量に含まれるタウリンは水溶性ですが、アルコールには不溶です。お酒を飲みながらイカを食べると、タウリンの吸収が落ちる可能性があります。

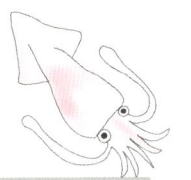

# イカ

| + | 鶏肉、レバー、シジミ、アサリ、米 | 強肝効果、糖尿病予防、健脳効果 |
| + | タコ、サバ、ワカメ、ねぎ、オリーブ油 | コレステロール低下、動脈硬化予防、心臓病予防 |
| + | カキ、ほうれん草、チンゲン菜、しそ | 貧血・更年期障害、婦人病予防 |
| + | ブロッコリー、昆布、トマト、モロヘイヤ、白菜 | がん予防、血行促進 |

## イカの炒めもの

イカ　白菜

▶白菜のイソチオシアートに生活習慣病やがん予防効果

〈材　料〉2人分
イカ1ぱい　白菜1枚　しいたけ2個　たまねぎ1/4個　絹さや6個　油大さじ1　塩・コショウ各少々
〈作り方〉
①イカは、わたと軟骨を除き皮をむいて両面に切り込みをいれ、一口大に切る。絹さやは、ゆでる。白菜、しいたけ、たまねぎは一口大に切る。
②油を熱し、しいたけ、白菜を炒めてから、残りの材料を炒め、塩、コショウで調理する。

## イカの中華風サラダ

イカ　オリーブ油

▶オリーブ油のオレイン酸で動脈硬化予防効果をアップ

〈材　料〉2人分
イカ1ぱい　きゅうり1/2本　醤油・豆板醤各大さじ1
〈作り方〉
①イカは、わたと軟骨をはずし、皮をむき一口大に。きゅうりは乱切りにする。
②調味料を合わせ、イカときゅうりにまぜる。

## イカめし

イカ　米

▶米のフェルラ酸がプラスして若返り効果の期待が増大

〈材　料〉2人分
イカ2はい　米1カップ　グリーンピース（缶）大さじ4　醤油・酒各少々
〈作り方〉
①イカは、わたと軟骨をはずしきれいにする。
②洗った米に調味料を加え、グリーンピースを加えてイカに詰め、蒸し器で40分間蒸し、切って食べる。

魚介類

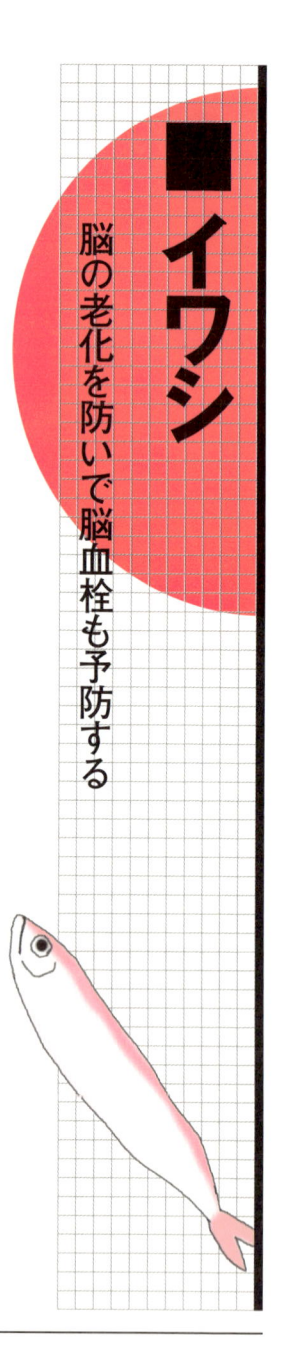

# イワシ
## 脳の老化を防いで脳血栓も予防する

### 血栓を溶かし血行をよくするIPA

「イワシ百匹、頭の薬」といわれる通り、脳細胞を活性化する働きをもつ栄養価の高い青背魚です。

真イワシは、身の約20％が血合い肉ですが、この血合い肉は良質の脂質に富み、しかもDHA（ドコサヘキサエン酸）やIPA（イコサペンタエン酸）、パルミチン酸、オレイン酸などが豊富です。

特にIPAの含有量は、魚介類のなかでもトップクラスです。IPAは血栓を溶かして血管を拡げ、血流をよくするので、脳血栓や脳梗塞を防ぎ、狭心症や心筋梗塞、高血圧の改善に効果的です。また、高脂血症やボケの予防や改善にも効果があります。

### DHAが脳や神経機能を活性化する

いっぽうのDHAは、血中の中性脂肪や悪玉コレステロールを減らして、善玉コレステロールを増加させます。また、神経組織の発育を促進し、情報伝達をスムーズにします。脳細胞は年とともに減少しますが、DHAは残った脳細胞を活性化するので、脳の機能回復や老化予防に効果があるとされています。

DHAやIPAにはがんを抑制する働きがあるほか、がん細胞の転移を防ぐという研究報告もあります。

### 核酸がDNAのエラーを修復する

イワシには骨や歯を丈夫にし、骨粗鬆症を防ぐカルシウム、そのカルシウムの吸収をぐんと高めるビタミンD、張りのある皮膚やつやのある髪などをつくるビタミン$B_2$も多く含みます。

また造血作用のある鉄、血行をよくするナイアシン、血圧を正常に保つタウリンなどもバランスよく含まれます。

イワシの核酸は、老化にともなって起きる遺伝子のエラーを修復してがんを防ぎ、心機能や肝機能の低下を改善する働きがあります。

---

**食べ合わせワンポイント**　イワシは脂肪が多い魚だからといって、ダイエットのために長時間煮て脂肪を取り除くなどは、ナンセンスです。必須不飽和脂肪酸は、体内ではつくられず、食べものからとらなければなりません。

# イワシ

- 昆布、大豆、ごま、牛乳 　　ボケ防止、集中力の強化
- こんにゃく、ひじき、ぜんまい、ねぎ、オリーブ油 　　脳血栓予防、動脈硬化予防、心筋梗塞予防
- きくらげ、しいたけ、にんじん、チンゲン菜、しょうが 　　がん予防、血行促進
- さつまいも、かぼちゃ、アーモンド、タラコ、牛乳 　　老化防止、スタミナ増強

## イワシのオイル漬け

イワシ　オリーブ油

▶イワシとオリーブ油のコレステロール除去効果で相乗効果

〈材　料〉2人分
小イワシ8尾　とうがらし1/2本　ローズマリー1枚　オリーブ油50cc　塩・コショウ各少々
〈作り方〉
①イワシは塩、コショウして蒸し器で10分間蒸す。
②オリーブ油に種を取り除いたとうがらし、ローズマリーを合わせ、①を漬け込む。

## つみれ汁

イワシ　しょうが

▶しょうがのジンゲロンとで血行を促進し心身の働きがアップ

〈材　料〉2人分
イワシ2尾　A（卵1/2個　片栗粉大さじ1　酒・しょうが汁各大さじ1/2）ごぼう・だいこん・にんじん各30g　だし汁2カップ　味噌大さじ2
〈作り方〉
①イワシを三枚におろしてたたき、Aと一緒にする。
②ごぼうはささがき、だいこんとにんじんはいちょう切りにして、だし汁で煮る。
③②に①でだんご状にしたイワシを入れ味噌で調味する。

## イワシのミルク煮

イワシ　牛乳

▶牛乳の乳糖がイワシのカルシウムの吸収を助ける

〈材　料〉2人分
イワシ2尾　牛乳・スープ各1カップ　塩・コショウ各少々
〈作り方〉
①イワシは頭と内蔵をはずしてサッと洗う。
②鍋にスープと①を入れて煮、牛乳を加えて煮、塩、コショウで調味する。

# ウナギ

## 脳と身体を活性化するスタミナ魚

### 疲労回復に威力を発揮するスタミナ食

ウナギは蒲焼きが一般的ですが、蒸して脂をのぞいた白焼きも好まれます。

ウナギには豊富なたんぱく質のほか、動物性のビタミンAであるレチノールが非常に多いほか、ビタミンB群、D、E、カルシウム、脂質、亜鉛などが含まれ、スタミナ食の代名詞といえるでしょう。

レチノールは皮膚や内臓、目の粘膜を強化し、免疫力を高めて風邪やインフルエンザ、感染症の予防などに効果を発揮します。また疲労を回復し、成長を促すビタミンB1やB2、老化を防ぐ若返りのビタミンEなどが、バランスよく含まれ効力を発揮します。

### 悪玉コレステロールを除去するオレイン酸

ウナギにはDHA（ドコサヘキサエン酸）やIPA（イコサペンタエン酸）などのほか、パルミチン酸やオレイン酸も豊富です。オレイン酸は酸化しにくい不飽和脂肪酸で、悪玉コレステロールを除去して動脈硬化などに効果があります。オレイン酸はオリーブ油に多く含まれ、日常的に摂取している南イタリアの人たちには心臓病による死亡率が低いことがよく知られています。

IPAは、血栓を溶かして血流を促すので、動脈硬化や心筋梗塞、脳血栓、高血圧の予防や改善に有効です。IPAよりも多く含まれているDHAには健脳効果があり、脳の神経機能を高めて、脳の老化を予防します。

### ヌメリ成分が胃腸の粘膜を守り消化を助ける

ウナギにはヌメリのある動物に含まれる、ムコ多糖類も含まれます。ムコ多糖類は、弱った胃腸の粘膜を保護し、胃もたれやむかつき、食欲不振の解消にも役立ちます。また、老化を予防するほか、強精・強壮効果や美肌効果もあるとされています。

**食べ合わせワンポイント**

胃腸の弱っている人には、胃もたれや下痢をしやすいので、あまりおすすめできません。さんしょうは胃を刺激しすぎますし……。どうしても食べたいというのであれば、やまいもや酢などを食べ合わせることです。

# ウナギ

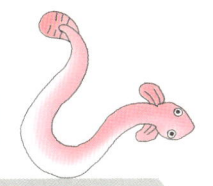

+ トマト、ピーマン、ブロッコリー、やまいも、しいたけ　　がん予防、血行促進

+ ねぎ、たまねぎ、みょうが、らっきょう　　血流サラサラ効果、動脈硬化予防、心筋梗塞予防

+ チンゲン菜、かぼちゃ、モロヘイヤ、カシューナッツ、タラコ、卵　　老化予防、スタミナ増強

+ アサリ、イカ、タコ、イワシ　　肝機能強化、体力向上

---

### ウナギのやまかけ

ウナギ　やまいも

▶やまいものムチンがウナギのたんぱく質の吸収を高める

〈材　料〉2人分
ウナギ(蒸して味付けされたもの)1尾　やまいも100g　醤油適量
〈作り方〉
①ウナギは一口大に切る。
②やまいもをすりおろし、①にかける。
③食べるときに、醤油をかける。

---

### ウナギ丼

ウナギ　卵

▶ウナギと卵のビタミンEが脳と体の若さの回復にプラス効果

〈材　料〉2人分
ウナギ(蒸したもの)1尾　卵2個　たまねぎ1/2個　だし汁1カップ　醤油・みりん各大さじ1
〈作り方〉
①薄切りにしたたまねぎを煮て、調味料で調味し、半分に切ったウナギを加え、溶き卵を全体にまわしかけて火を止める。
②①を、丼ごはんの上にのせる。

---

### クレオパトラサラダ

ウナギ　モロヘイヤ

▶モロヘイヤの食物繊維がウナギの栄養価を増強

〈材　料〉2人分
ウナギ1尾　モロヘイヤ50g　レタス3枚　フレンチドレッシング大さじ2
〈作り方〉
①ウナギは一口大に切る。モロヘイヤ、レタスも一口大に切る。
②冷やしたサラダボールに①を入れ、フレンチドレッシングをかけて冷蔵庫で冷やす。

# ■エビ

## 肥満や糖尿病に優れた効果

### 血糖を抑えて肥満を予防するベタイン

エビは、揚げ物に用いる車エビやブラックタイガーのほか、刺身にする伊勢エビや甘エビなど、種類が豊富です。どのエビも高たんぱくで、ビタミン$B_1$、$B_2$、Eやカルシウム、リンのほか、タウリンやナイアシンなどの薬効成分が含まれます。低カロリーなので、ダイエットに利用できます。

エビの甘味は、豊富に含まれるアミノ酸のグリシンやベタイン、アラニンによるものです。ベタインには、糖の吸収を阻む作用があり、血糖値の急上昇を抑えるので、肥満や糖尿病の予防に効果があります。また、消化器系の運動機能を高めます。

ナイアシンは、血行をよくして冷え症を改善するほか、二日酔にも効果があります。

### 血液中の中性脂肪を減らすタウリン

旨味のもととなるタウリンは、血液中の中性脂肪を減らし、コレステロール値を下げる働きがあります。心筋の収縮力を高めるため、心臓から送りだされる血液量を増やします。また、肝臓を強化するとともに、コレステロールが原因の胆石を予防します。

### 免疫力を高めるキチン質

エビの殻には、骨粗鬆症やイライラを予防するカルシウムが多量に含まれているほか、様々な有効成分が含まれます。

殻と身に含まれるカロテノイド系色素のアスタキサンチンは、発がん抑制の効果があるとされています。また、不溶性食物繊維のあるキチン質には、免疫力を高め、老化廃物を排泄する働きがあるほか、腸内の老化予防や自然治癒力の回復に役立つことが知られています。キチン質にはまた、アスタキサンチン同様、がんを予防する効果もあります。

頭部のみそや卵は美味のうえ、強精作用があります。

---

**食べ合わせワンポイント**

天井のエビの尾はほとんどの人が残しますが、免疫力を強化するなど、強力な薬効があります。特別な場以外では、堂々と食べましょう。

# エビ

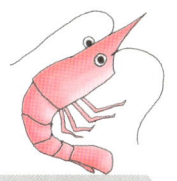

**＋ しいたけ、昆布、セロリ、ごぼう、絹さや** → コレステロール低下、動脈硬化・心臓病予防

**＋ イカ、タコ、カキ** → 強精・強壮効果

**＋ にら、にんにく、たまねぎ、ねぎ、じゃがいも、とうがらし** → がん予防

**＋ すいか、とうがん、きゅうり、うど** → 腎機能の強化

---

### エビバーグ

エビ ／ ねぎ

▶ ねぎの硫化アリルがエビのビタミンB₁の吸収を助ける

〈材　料〉2人分
芝エビ200g　ねぎ1/2本　卵1個　パン粉大さじ2　牛乳少々　油大さじ1
〈作り方〉
① 芝エビは荒みじん切りにし、ねぎはみじん切りにする。パン粉は牛乳でしめらせておく。
② エビ、ねぎ、パン粉、溶き卵を合わせ、ハンバーグ型に形づくる。
③ 油を熱して、②を両面焼く。

---

### エビの炒めもの

エビ ／ 絹さや

▶ 絹さやのカリウムが加わって塩分を排泄し高血圧予防

〈材　料〉2人分
大正エビ200g　絹さや10個　片栗粉・塩・コショウ各少々　油大さじ1
〈作り方〉
① 大正エビは殻をむき、背わたを取って一口大に切り、塩、コショウをし、片栗粉をまぶす。絹さやはすじを取り除いて塩ゆでする。
② 油を熱しエビを炒め、調味料を加えて絹さやを加える。

---

### エビのカクテルソース

エビ ／ とうがらし

▶ エビのアスタキサンチンと、とうがらしのカロテンでがん予防

〈材　料〉2人分
ブラックタイガーまたは大正エビ10尾　豆板醤・ケチャップ各大さじ1　塩少々
〈作り方〉
① エビは塩ゆでする。豆板醤とケチャップを合わせてカクテルソースを作る。

# ■カキ
## 肝機能を活発にするタウリンの宝庫

### グリコーゲンが弱った体力を増強

ヨーロッパで「海のミルク」と呼ばれるほど、カキには高い栄養価があります。日本では、縄文の昔から食とされていましたが、現在では養殖マガキが一般的です。

たんぱく質はやや少なめですが、人体ではつくれない9種の必須アミノ酸をバランスよく含んでいます。ほかに、ビタミン$B_2$や$B_{12}$、ビタミンEなどのビタミン類、カルシウム、亜鉛、鉄、銅などのミネラル類が豊富です。

一般に貝類には、多糖類のグリコーゲンが多く含まれますが、カキはその糖質の半分をグリコーゲンが占めています。グリコーゲンは肝臓や筋肉に蓄えられていますが、エネルギーが不足すると糖質に変わり、エネルギー源として消費されます。グリコーゲンには肝臓の機能を高め、消化吸収を促進する作用があるので、疲労回復や体力増強に効果的です。

### 生活習慣病を予防するタウリン

旨味成分でもある豊富なアミノ酸にはタウリンがたっぷり含まれ、胆汁酸を増やして生活習慣病の元凶となる血液中の中性脂肪や、悪玉コレステロールを減らし高血圧を予防する働きが知られています。

肝機能を高めるほか心臓疾患の予防にも役立ちます。

### 貧血改善の妙薬

豊富な亜鉛や鉄、銅や葉酸などが、貧血の予防と改善に役立ちます。特に「セックスミネラル」と呼ばれる亜鉛は、100g中13.2mgと多く、魚介類でトップクラスの含有量です。新しい細胞をつくり、ホルモンの生成と分泌を促します。不足すると、成長障害や肌荒れ、抜け毛、味覚異常を引き起こすほか、免疫力も低下します。また、鉄はビタミンCとともにコラーゲンをつくるのに役立ちます。

---

**食べ合わせワンポイント**　コレステロールが心配されたのは昔のことです。海でとれたてのカキを海水で洗って食べるのが、最高の味。いろいろ料理するより、新鮮なものを生で食べるのが、栄養的にも理想的な食べ方といえます。

# カキ

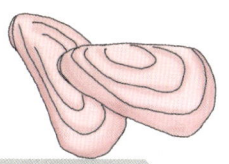

- アサリ、シジミ、牛肉、ホタテ貝、とうがらし → 強精・強壮効果
- 鶏肉、もやし、チコリ、納豆、酢 → 強肝効果、血行促進、体力増強
- トマト、昆布、チンゲン菜、にんじん、バター → 高血圧予防、動脈硬化予防、心臓病予防、風邪予防
- イカ、タコ、れんこん、昆布 → 肥満防止、高血圧予防

魚介類

## カキの中華スープ

カキ　とうがらし

▶とうがらしのカプサイシンが体を芯から温めてくれる

〈材　料〉2人分
カキ100g　豆板醤大さじ1/2　ねぎ（白い部分）5cm　スープ2カップ　塩・コショウ各大さじ2
〈作り方〉
①カキはサッと流水で洗う。ねぎは細かく切り、白髪ねぎを作る。
②鍋にスープを熱し、カキを入れて火を通し、豆板醤、塩、コショウで調味する。火を止めてから白髪ねぎを散らす。

## カキの酢のもの

カキ　酢

▶酢の有機酸が代謝を活発に体力増強をさらにアップ

〈材　料〉2人分
カキ100g　カリフラワー90g　二杯酢大さじ4　塩少々
〈作り方〉
①カキは流水でサッと洗い、ザルで水をきる。カリフラワーは一口大に切り、塩ゆでする。
②①に二杯酢をかける。

## カキのバター焼き

カキ　バター

▶バターがカキの脂肪酸吸収を高める手助けをする

〈材　料〉2人分
カキ200g　バター大さじ1　小麦粉・塩・白ワイン各少々　パセリ少々
〈作り方〉
①カキはサッと洗ってザルにあげ、水を切っておく。白ワイン、塩をふり、小麦粉をまぶす。
②フライパンにバターを熱し、カキの両面を焼く。パセリを飾りに添える。

# ■カツオ
## 脳を活性化して神経症状を改善

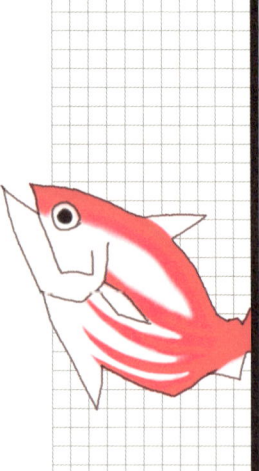

### たんぱく質とナイアシンが脳を活性

昔から鰹節やたたき、刺身でお馴染みです。

春にとれる本ガツオは本マグロにつぐ、たんぱく質の宝庫です。たんぱく質は筋肉や血管、臓器をつくります。またカツオの血合いには、ビタミンB₆やビタミンB₁₂、ナイアシンなどのビタミンB群のほか、ビタミンDやカリウムなどが豊富に含まれます。

特にナイアシンは、魚肉のなかでもトップクラスの多さです。ナイアシンはエネルギーとなる栄養分の代謝を高め、血液循環を促進し、脳神経の働きを活発にします。血行をよくするので、冷え症や腰痛の解消にも効果的です。性ホルモンの合成にも働くので、精力減退にも効果的です。不足すると、口内炎や食欲不振などになります。DHAやIPAも豊富です。

### 貧血やめまいなどの症状を改善

ビタミンB₁₂も、たっぷり含みます。ビタミンB₁₂は、レバー（肝臓）などには豊富ですが、植物中に含まれていません。葉酸とともに赤血球のヘモグロビンを増やし、神経細胞内の核酸などの合成や、修復をおこなう働きがあります。不足すると、立ちくらみ、めまいなどの貧血症状のほか、胃腸障害や神経症状がでて倦怠感やうつ、動悸などの症状もみられます。

### 骨を丈夫にし精神の安定を促す

ビタミンDには、がん細胞が成長する際に不可欠な新生血管ができるのを防ぐ働きがあることがわかってきました。ビタミンDはまた、カルシウムの吸収を効率よく高めで骨の生成を助け、骨粗鬆症や骨軟化症の予防や改善に役立ちます。不安感やイライラを解消したいときに、カルシウムの多い食品と一緒にとると、より効果的です。鮮度が落ちると中毒を起こしやすい魚なので、生食のときには、殺菌力の強いカラシやしょうが、にんにくなどの薬味を添えてください。

---

**食べ合わせワンポイント**

カツオは初夏のカツオだけがおいしいのではなく、秋の「もどりガツオ」も油がのっています。初夏のカツオよりも、こちらのほうを好む通人も多くいます。もどりガツオは夏の疲れを取り除いてくれる逸品です。

# カツオ

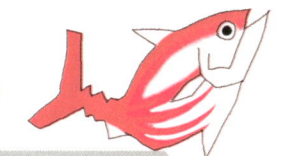

| + カキ、卵、シジミ、にんにく | 精力増強、老化防止 |
| + 鶏肉、ピーマン、アサリ、納豆、そば、植物油 | 肝機能強化、血行促進、血液サラサラ効果 |
| + マグロ、イワシ、ごま、味噌 | ボケ防止、記憶力向上 |
| + サケ、鶏肉、大豆、やまいも | 老化防止、精力増強 |

魚介類

---

### カツオの角煮

カツオ｜大豆

▶カツオの動物性たんぱくと大豆の植物性たんぱくで完璧

〈材　料〉2人分
カツオ100g　大豆1/2カップ　だし汁1カップ　醤油大さじ1　みりん大さじ1/2　砂糖大さじ1　塩少々
〈作り方〉
①大豆は一晩水につけたものを火にかけ、やわらかくなるまで煮る。カツオは1cm角に切り大豆に加え、みりん、砂糖を加え、残りの調味料を加える。

---

### カツオステーキ

カツオ｜オリーブ油

▶オリーブ油がカツオの酸化を防いで効能を生かしきる

〈材　料〉2人分
さしみ用カツオ1節　オリーブ油少々　ローズマリー少々　塩・コショウ各少々
〈作り方〉
①さしみ用カツオに塩、コショウをして、ローズマリーを加えたオリーブ油で両面を焼く。
②①を1cm厚さに切る。

---

### カツオそば

カツオ｜そば

▶そばのルチンが血管をしなやかにして血液サラサラ効果を強化

〈材　料〉2人分
カツオ200g　そば2人分　めんつゆ2人分　ねぎ8cm　しそ2枚　しょうが少々
〈作り方〉
①カツオは5mm厚さに切る。ねぎは小口切り、しそは千切りにし、しょうがはおろす。
②そばはゆで、サッと洗って水気を切る。そばを器に盛り、カツオ、ねぎ、しそ、しょうがをのせ、食べる時にめんつゆをかける。

# カニ

## 体の細胞を活性化するミネラルの宝庫

### ミネラルが豊富な肉身

ズワイガニ、タラバガニ、ケガニと種類の豊富なカニですが、栄養価はほとんど変わりません。高たんぱくで低脂肪なのが特徴です。

カニはミネラルの亜鉛や銅、カルシウムをたっぷり含みます。亜鉛は新しい細胞や組織、ホルモンをつくるのに必要で、傷の治癒を早めます。不足すると、髪が抜けやすくなったりします。

銅は体内の鉄をヘモグロビンに転換するのに必要なほか、カルシウムとともに骨を丈夫にする働きがあるので、骨粗鬆症などの予防に役立ちます。カルシウムは、イライラやストレスを緩和するのにも有効です。カルシウム源として食べるのであれば、殻ごと食べられるサワガニはぴったりです。

### 動脈硬化を防ぐタウリンが豊富

カニには、コレステロールを下げ、動脈硬化を防ぐタウリンも多く含まれます。タウリンはイカやエビなどにも豊富に含まれるアミノ酸の一種で、グルタミン酸やグリシンなどとともに、カニ独特の旨味を引きだしています。

みそや卵には、細胞を活性化させて老化を防ぐ核酸が豊富です。核酸は細胞の新生を促す成分で、老化の予防やがん予防にも効果があります。若々しさを保つためには欠かせない成分なので、食物から積極的にとるようにしましょう。

### キチン質が免疫力を高めてがんを予防

カニの殻に含まれているキチン質が、がん予防で注目を集めています。キチン質は体のガードマンであるマクロファージやNK（ナチュラルキラー）細胞を活性化して、免疫機能を高めます。特に、前がん細胞の増殖を抑制する成分として、抗がん剤の分野でも期待されているほどです。

---

**食べ合わせワンポイント**

カニにはタウリンはじめ、ビタミンB1、B2など水溶性のビタミンが多く含まれています。ゆで汁はスープや料理に使うようにしたいものです。

# カニ

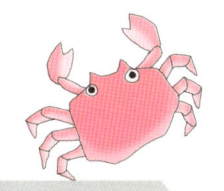

| + 鶏肉、ゆば、ごま、カツオ | 強肝効果、健脳効果 |
| + イカ、タコ、カキ、シジミ | 強壮・強精効果 |
| + イワシ、サバ、しいたけ、ワカメ、おから | コレステロール低下、動脈硬化・高血圧・心臓病予防 |
| + アロエ、かぶ、キャベツ、白菜、チコリ | がん予防、血液浄化作用 |

## カニ鍋

**カニ　白菜**

▶白菜のイソチオシアートが、がん予防効果を高める

〈材　料〉2人分
カニ足4本　白菜2枚　えのきだけ150g　しらたき1玉
だし汁3カップ　塩・みりん・醤油各適量
〈作り方〉
①カニ足は10cm位に切る。白菜は一口大に切る。えのきだけは硬い部分を除く。しらたきも一口大に切る。
②鍋にだし汁を入れ、白菜、しらたき、カニ足、えのきだけの順に入れて調味料で調味する。

## カニサラダ

**カニ　チコリ**

▶カニのアスタキサンチンのがん予防効果をチコリが高める

〈材　料〉2人分
カニ（缶）100g　チコリ4枚　カッテージチーズ大さじ1
イタリアンドレッシング大さじ2
〈作り方〉
①チコリは一口大に切る。
②①を冷やした器に盛り、カニ、カッテージチーズをのせ、イタリアンドレッシングをかける。

## カニ炒め

**カニ　おから**

▶カニの油をたくさん吸うおからが淡泊な味を補い高栄養価に

〈材　料〉2人分
カニ（缶）100g　おから150g　にんじん20g　グリンピース（缶）大さじ1　油大さじ1　醤油・塩各適量
〈作り方〉
①短冊に切ったにんじんを油で炒める。
②①におからを加えて炒め、調味料で好みの味に調味し、グリンピースを加えて火を止める。

# ■サケ
## 免疫力を高め脳を活性化する

### がんを予防するアスタキサンチン

一般的なシロザケのほか、ベニザケ、ギンザケ、キングサーモンなどが知られています。身が赤いので赤身魚と間違えられやすいのですが、白身魚に似た特性をもっています。サケが赤いのは、アスタキサンチンというカロテノイドのためです。トマトのリコピンと同じように、活性酸素に対する抗酸化作用があり、がんを抑制することがわかっています。

### IPAとDHAが豊富で血流を促進

脂質がやや多めですが、DHA（ドコサヘキサエン酸）やIPA（イコサペンタエン酸）をたっぷりに含んでいます。

DHAには、気管支の炎症を抑える働きがあり、ぜんそくの改善に効果があります。脳細胞は加齢とともに減少しますがDHAには残った脳細胞を活発にする働きがあり、ボケ防止に効果的です。IPAには、血小板が固まるのを防いだり血栓を溶かす働きがあります。また、血管を拡張して血行をよくします。IPAには炎症をしずめる働きがあるので、お年寄りに多い慢性関節リウマチの改善にも役立ちます。また、IPAもDHAも血液中の悪玉コレステロールを減らし、善玉コレステロールを増やす働きをします。そのため、動脈硬化や心筋梗塞、高血圧の予防に役立ちます。

### 豊富なビタミンB群が神経系に効く

サケにはビタミン$B_1$、$B_2$、$B_{12}$といったB群とビタミンDが多いのも特徴です。ビタミン$B_1$は、脳に必要な糖質をエネルギーに変えますので、不足するとイライラしたり、怒りっぽくなります。ビタミン$B_2$は過酸化脂肪の生成を抑えて、動脈硬化や血管の老化を防ぎます。ビタミン$B_6$は神経伝達物質の合成に重要な役割をはたし、ボケの防止に役立ちます。ビタミン$B_{12}$が不足すると、手足がしびれるなどの神経症状がでます。

---

**食べ合わせワンポイント**　多くの人が皮を捨てていますが、皮にはコラーゲンやビタミン$B_2$が豊富なので捨てないでください。焦げ目をつけると、香ばしくておいしいものです。アメリカでは、スモークサーモンの皮を焼いて巻いた、おすしが人気です。

# サケ

魚介類

+ みつば、たまねぎ、ブロッコリー、にら　　血流を促進して血栓・心臓病予防

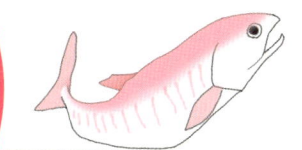

+ キャベツ、白菜、しいたけ、じゃがいも、米　　がん予防、美肌効果、肥満防止

+ レバー、ほうれん草、カキ、チンゲン菜　　貧血予防、冷え予防

+ だいこん、みつば、りんご、もやし　　胃腸の働きを高め体力増強

## サケの鍋物

サケ　白菜

▶ 白菜のがん予防効果も手伝って大きな効力を発揮

〈材料〉2人分
サケ2切　白菜2枚　ほうれん草1/4束　しらたき1玉
だし汁3カップ　醤油大さじ2　みりん大さじ1　塩少々
〈作り方〉
①サケは一口大に切る。白菜、ほうれん草、しらたきを3cm位の長さに切る。
②鍋にだし汁を入れ、①を入れて調味する。

## サケ茶漬け

サケ　米

▶ サケの栄養価に良質の糖質とたんぱく質を含むお米がプラス

〈材料〉2人分
サケ2切　ごはん2杯　だし汁2カップ弱　めんつゆ少々
みつば・いりごま・わさび各少々
〈作り方〉
①サケは焼いて身をほぐす。大きめの器にごはんを入れ、サケをのせ、みつば、いりごまとわさびをのせて、だし汁をかける。
②①にサケの塩かげんにより醤油をかける。

## サケのポテトサラダ

サケ　じゃがいも

▶ じゃがいもの皮のクロロゲン酸ががんの予防に効果アップ

〈材料〉2人分
サケ2切　じゃがいも2個　きゅうり1本　マヨネーズ大さじ2　塩少々
〈作り方〉
①サケは焼いて身をほぐす。じゃがいもは皮ごとゆでて、皮をむきマッシュする。きゅうりは塩をして、板ずりし小口切りにして、塩もみする。
②①にマヨネーズを加える。

# サバ

## DHAやIPAが脳を活性化し老化を防ぐ

### 消化吸収に優れた栄養魚

サバは、活動のエネルギー源になる脂質に富み、サケと同じようにビタミンB1、B2、B6、ナイアシンなどのビタミンB群がたっぷり含まれるほか、ビタミンDなどを含んでいます。昔から、消化と吸収のいい栄養魚として親しまれてきました。病気で体力が衰えた人や疲れやすい人、神経が衰弱して動悸がしたり、物忘れがひどいなどの症状を改善します。

### のった脂に薬効成分がたっぷり

サバの脂質には、多価不飽和脂肪酸のIPAとDHAが豊富に含まれています。多価脂肪酸は体内で合成されないので、必須脂肪酸などとも呼ばれます。魚などから十分にとる必要があります。

DHAは、血液中の悪玉コレステロールを減らして善玉コレステロールを増やします。DHAは脳細胞に含まれ重要な働きをする成分なので、脳細胞を活性化し、脳神経機能を高める働きがあります。IPAと同じように血栓や梗塞、高脂血症などの予防や改善などにも有効です。IPAは、血液中の血小板が固まるのを防ぐほか、血栓を溶かしたり、血管を拡張する働きがあります。また、血液中の中性脂肪やコレステロール値が高くなるのを防ぎ、血流をスムーズにさせるので、動脈硬化や梗塞、脳卒中、高血圧といった生活習慣病を予防します。

### 豊富なタウリンが高血圧や肝機能を改善

サバに豊富なタウリンやナイアシンは、コレステロール値を低下させる働きがあります。タウリンは高血圧の改善に効果があり、脳卒中を防ぎ、心臓から送りだされる血液の量を増やすなど心臓の機能維持にも効果的です。ナイアシンは血行をよくし、冷え症を改善します。ただし、「サバの生き腐れ」といわれるほど、サバは細菌による腐敗が起きやすいのが難点です。

**食べ合わせワンポイント**　サバは不飽和脂肪酸が多く酸化しやすいので、ビタミンCの多い緑黄色野菜や酢のもので、酸化防止を。

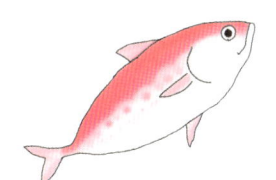

# サバ

| + | 芽キャベツ、ケール、ブロッコリー | ストレス解消、美肌効果、血行促進 |
| + | ゆば、高野豆腐、やまいも、小豆、しょうが、味噌 | 肥満防止、コレステロール除去、健脳効果、殺菌作用 |
| + | なす、ブルーベリー、いちご | 眼精疲労防止、美白効果 |
| + | マーガリン、ピーナッツ、すじこ オリーブ油、ピーマン | 老化防止、がん予防 血行促進 |

---

### サバの酢のもの

サバ ／ しょうが

▶サバの不飽和脂肪酸の酸化をしょうがのショーガオールが防ぐ

〈材　料〉2人分
さば（さしみ用）2切　二杯酢大さじ4　しょうが1カケ
〈作り方〉
①さばは、5mm幅位に切る。
②酢大さじ4に塩少々を加えて、二杯酢を用意する。
③しょうがは薄切りにする。
④①と③を器に入れ、②を用意する。
⑤④を合わせ、冷やす。

---

### サバの味噌チャーハン

サバ ／ 味噌

▶サバのDHAの吸収を味噌のサポニンが高める

〈材　料〉2人分
さば2切　ごはん2 1/2杯　ねぎ10cm　みそ適量　油大さじ2　塩、こしょう各少々
〈作り方〉
①さばは直火で焼き、身をほぐす。
②ねぎは、小口切りにする。
③味噌は少し水で、ゆるめておく。
④フライパンに油を熱し、ねぎを炒め、次はごはんを炒め、さばを加え、塩・こしょうで味付けする。

---

### サバのラビゴットソース

サバ ／ ピーマン

▶サバの不飽和脂肪酸の酸化をピーマンのカロテンが防ぐ

〈材　料〉2人分
さば2切　ピーマン1個　トマト1/2個　玉ねぎ1/4個　フレンチドレッシング大さじ2　油大さじ1
〈作り方〉
①フライパンに油を熱し、サバを裏表焼く。
②ピーマンとトマトは種を取り除き、玉ねぎとともに1cm角に切る。
③②をフレンチドレッシングと合わせる。
④①に③をかけて食べます。

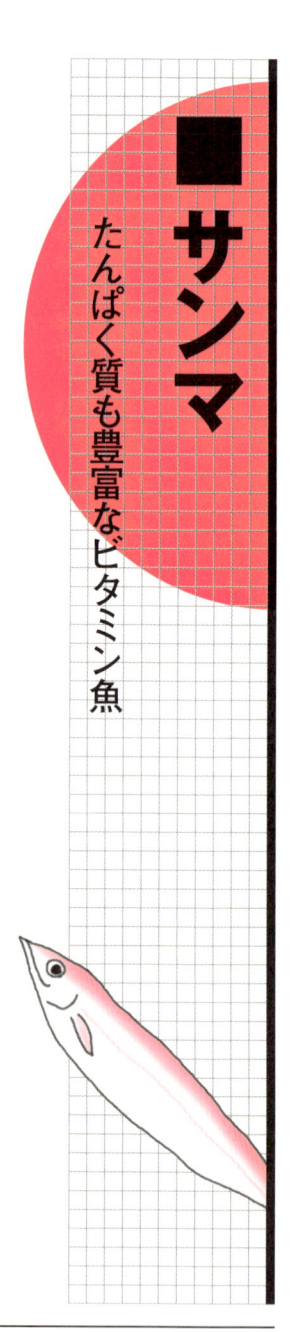

# ■サンマ
## たんぱく質も豊富なビタミン魚

### 良質のたんぱく質を含む栄養魚

「サンマがでると、あんまが引っ込む」といわれるほど、サンマは滋養強壮に優れた魚として昔から親しまれてきました。

サンマは牛肉に劣らないほどの良質のたんぱく質や、脂質、ビタミンなどをふんだんに含んだ秋の食材です。また、胃腸の働きを活発にして疲労を回復し、体を元気にしてくれる栄養魚です。

たんぱく質は体の筋肉や臓器などをつくるほか、生体機能を調整するペプチドホルモンや神経伝達物質などにもなります。不足すると体力やスタミナがなくなり、疲れやすくなります。

### がんを予防するビタミンが豊富

サンマにはビタミンB群、D、Eのほか、血行をよくして冷え症を改善するナイアシンも含まれます。ビタミンDは、カルシウムの吸収率を強力にバックアップします。また最近の研究では、がん細胞の養栄補給路である新生血管ができるのを防ぐため、抗がん作用があることもわかってきました。

ビタミンEは、強力な抗がん成分であるほか、心疾患や脳硬塞の予防に役立ちます。また、肩こりやしもやけ、冷え症などの緩和にも効果があります。ホルモンの生成にかかわっているので、更年期障害にも効果があります。

### 生活習慣病を予防するDHAとIPA

サンマの脂質には、サバなどの青背魚の大衆魚に多いDHA（ドコサヘキサエン酸）とIPA（イコサペンタエン酸）が豊富に含まれています。

DHAは、脳を活性化してボケ防止に有効です。IPAは血栓を溶解させ、血行をよくする働きがあります。また悪玉コレステロールを減らし、逆に善玉コレステロールを増やします。

---

**食べ合わせワンポイント**

腹わたを食べる人が少なくなったことをは残念です。腹わたはレチノール（ビタミンA）の宝庫なので、ゴミとして捨てるのはやめてください。しその葉などで巻いて油で揚げると食べやすくなります。

# サンマ

| 組み合わせ | 効果 |
|---|---|
| ➕ みょうが、しょうが、らっきょう、わさび | 発汗作用、冷え症の改善 |
| ➕ さつまいも、落花生、アーモンド、カシューナッツ、ごま | 老化予防、健脳効果 |
| ➕ モロヘイヤ、たまねぎ、みつば、チンゲン菜、セロリ、米 | 血栓予防、美肌効果 |
| ➕ 白菜、だいこん、やまいも、カツオ | 胃腸の働きを強化 |

---

### サンマのカシューナッツ

サンマ　カシューナッツ

▶健脳効果の宝庫であるカシューナッツで効果倍増

〈材　料〉2人分
サンマ2尾　カシューナッツ6個　にんにく1カケ　甘酢大さじ2　塩少々

〈作り方〉
①サンマは塩をして、直火で焼く。
②カシューナッツ、にんにくをみじん切りにして、甘酢と合わせる。
③①に②をかける。

---

### サンマのセロリ焼き

サンマ　セロリ

▶セロリの香り成分が食欲を増進させサンマの薬効を高める

〈材　料〉2人分
サンマ2尾　セロリ1本　油少々　塩少々

〈作り方〉
①サンマは腹わたを食べない場合は、お腹を開いて取りだし、きれいに洗う。セロリは葉も一緒に乱切りにする。
②フライパンに油を熱し、①を一緒に入れ、サンマは両面を焼く（セロリも食べられる）。

---

### サンマごはん

サンマ　米

▶サンマのお米のフェルラ酸が美肌効果をさらにアップする

〈材　料〉2人分
サンマ2尾　ごはん3杯分　みつば4本　塩少々

〈作り方〉
①サンマは腹わたをそのままで塩焼きにする。みつばは一口大に切る。
②ごはんを蒸し器に入れ、サンマをのせて10分間蒸し、火を止める寸前にみつばをのせる。

# シジミ
## 肝臓の機能を高め貧血を改善

### 疲労回復の特効薬

シジミは肝臓病や貧血によいとされ、その薬効は昔から知られてきました。ウナギと同じように「土用のシジミ」は、夏バテの疲れやだるさをとりさってくれる特効薬として親しまれています。

シジミは良質のたんぱく質のほか、ビタミンB群や葉酸、カルシウムや鉄を豊富に含む食品で、ほぼ同じ成分を含むアサリよりも栄養価が高く、薬効に優れています。

### 肝機能を高める豊富な有効成分

シジミが肝臓にいいのは、ミネラルとビタミン類が豊富で、アミノ酸のメチオニンやシスチン、システイン、タウリンなどの成分が肝臓の働きを助けるからです。また、肝臓の働きを高めるグリコーゲンやビタミンB₂、B₁₂なども含まれているため、これらの相乗作用で肝機能を強化します。

シジミ汁が二日酔いの特効薬といわれるのも、これらの成分によって肝臓の解毒作用が促進され、アルコールの分解がスムーズにおこなわれるからです。必須アミノ酸のメチオニンは不足すると尿のでが悪くなり、むくみがあらわれます。シジミから、黄疸の予防に効果のあるオクタデセン酸という成分が、見つかったとの報告もあるようです。

### 貧血を改善する

シジミには葉酸も含まれています。葉酸はビタミンB₁₂とともに赤血球の生成を助けるので悪性貧血を予防する働きがあります。B₁₂は動物性食品にしか含まれないビタミンで、神経系を正常に働かせる効果もあります。鉄は、各器官に酸素を運ぶのが仕事です。不足すると、息切れ、めまいなどの貧血症状を起こします。妊婦や授乳婦などは、積極的に葉酸や鉄をとる必要があります。

---

**食べ合わせワンポイント**

シジミに多く含まれるビタミンB₂、B₁₂は水溶性なので、砂をはかせるために長時間水につけておくのは好ましくありません。汁物にした場合は、汁もきれいに飲むことが大切です。

魚介類

# シジミ

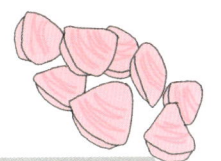

**+** カキ、アサリ、鶏肉、レバー、トマト → 肝機能改善・強化、貧血予防

**+** セロリ、たまねぎ、リーキ、こんにゃく、みょうが → 高血圧・動脈硬化予防、疲労回復

**+** タコ、イカ、カキ、エビ、焼酎 → 強精・強壮効果、血行促進

**+** カキ、ホタテ貝、牛肉、ごま → 抜け毛・白髪予防、味覚喪失予防

---

### シジミの焼酎蒸し

シジミ　焼酎

▶焼酎のコレステロール除去効果をシジミにプラスして血行促進

〈材　料〉2人分
シジミ200g　にんにく1カケ　塩・コショウ各少々　焼酎大さじ2
〈作り方〉
①にんにくはみじん切りにする。
②熱い蒸し器に、容器に入れたシジミを入れ、塩、コショウ、にんにく、焼酎をかけて、10分間蒸す。

---

### シジミリゾット

シジミ　リーキ

▶リーキの硫化アリルがシジミのビタミン$B_1$の吸収力を高める

〈材　料〉2人分
シジミ150g　ごはん2杯　リーキ10cm　スープ2カップ　塩・コショウ各少々
〈作り方〉
①鍋にスープを熱し、洗ってねばり気を取り除いたごはんを入れる。
②①に小口切りにしたリーキと砂をとり除いたシジミを入れ、調味料で味を整える。

---

### シジミのトマトスープ

シジミ　トマト

▶トマトのビタミンCがシジミの鉄の吸収を効率アップ

〈材　料〉2人分
シジミ150g　にんにく1カケ　スープ200cc　トマトケチャップ大さじ2　塩・コショウ各少々
〈作り方〉
①鍋にスープを熱し、みじん切りにしたにんにくと、砂を除いたシジミを入れる。
②①にトマトケチャップと塩、コショウで味を整える。

# タイ

## 高たんぱく低脂肪で肝機能を強化

### イノシン酸が老化を予防する

タイは、高たんぱくでありながら、低脂肪の白身魚の代表格です。脂質が少なく栄養価の高いたんぱく質を含むため消化吸収がよく、乳幼児からお年寄りまで食べるのに適しています。そのほか、胃弱や体力が落ちている人にも最適です。

また脂質が少ない分、酸化しにくく鮮度も落ちにくくなっています。そのうえ、鮮度が落ちても分解しにくいイノシン酸という旨味成分を含んでいるので、味も落ちにくいのが特徴です。「腐ってもタイ」といわれるのは、このためです。イノシン酸は細胞の再生を助けるので、老化予防に有効です。

### ビタミンとミネラルが疲労を回復

タイには、ビタミンB群やミネラルが各種含まれます。ビタミン$B_1$は糖質をエネルギーに変え、体力増強と疲労回復に効果があります。頭部や目玉にはビタミン$B_2$が多く、皮膚や毛髪の健康状態を保ってくれます。ナイアシンは、胃腸の働きを高めたり血行をよくする働きがあり、冷え症の人に効果があるほか、口内炎にも効果的です。

カリウムは、心拍数をととのえ、ナトリウムとともに細胞の浸透圧を維持するほか、塩分による血圧の上昇を抑える働きがあります。カルシウムの吸収をよくするマグネシウムや、造血に働く鉄の吸収を助ける銅も含まれます。また、強精・強壮に働く亜鉛のほか、ゲルマニウムやセレニウムには発がん物質の活性を抑制する働きがあります。

### タウリンが肝機能を高める

白身魚に多いタウリンも、タイには豊富です。タウリンには心臓の筋肉の働きを高めて、送りだされる血液量を増やしたり、血栓のできるのを防いでくれます。また、視力の回復、肝機能を高める効果があります。

---

**食べ合わせワンポイント**

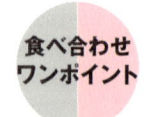

日本風の蒸したり、焼いたりするばかりでなく、もっとグラタンやイタリアン風にして食べると、若い人にも人気がでるはずです。加熱せずに生で食べるのが、もっとも消化のよい方法です。

# タイ

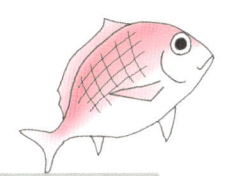

- **イカ、タコ、アサリ、カツオ、鶏肉** → 強壮・強精効果、強肝効果
- **やまいも、みつば、だいこん、香菜、れんこん、米** → 胃腸を丈夫にする、美肌効果、疲労回復、スタミナ強化
- **ごぼう、オクラ、昆布、酢** → コレステロール低下、高血圧予防
- **ねぎ、れんこん、しょうが、にんにく** → 貧血予防、冷え症改善

---

### タイの詰め焼き

**タイ　鶏肉**

▶タイと鶏肉のたんぱく質が肝機能の強化を促進する

〈材　料〉2人分
タイ2尾　鶏ひき肉150g　ねぎ10cm　塩・コショウ各少々　サラダ油少々

〈作り方〉
①タイはうろこを取り、お腹を開いてきれいに洗う。
②鶏ひき肉に、みじん切りのねぎを加え、塩、コショウを加えて練る。
③①に②を詰め、200度のオーブンで40分焼く。

---

### タイ飯

**タイ　米**

▶この食べ合わせは徳川家康のスタミナ食で長寿食

〈材　料〉2人分
タイ1尾　米2カップ　だし汁2カップ強　うす口醤油・酒・塩各適量

〈作り方〉
①タイはうろこを取り、腹わたを除き、きれいに洗う。米は洗って水気を切り30分おく。
②米に分量のだし汁を加え、調味料を加え、タイをのせて炊く。

---

### タイの中華風サラダ

**タイ　香菜**

▶タイと香菜の食べ合わせは伝統的な東南アジアの代表食

〈材　料〉2人分
タイ2尾　香菜50g　ピーナツ10粒　ピーナツオイル大さじ2　塩・コショウ各少々

〈作り方〉
①タイはうろこを取り、そぎ切りにする。香菜は一口大に切り、ピーナツはみじん切りにする。
②①を合わせて盛りつけ、ピーナツオイルと塩、コショウをかける。

# タコ

## 血圧を下げ肝臓を強化するタウリンの宝庫

### 高たんぱく低カロリーでヘルシー

タコの主成分はたんぱく質ですが、独特の筋肉組織をもち、低カロリーです。消化吸収に時間がかかるのはその筋肉組織のために、ダイエット中の人にもおすすめできます。タコの旨味はベタインによるもので、シコシコした特有の歯ごたえとともに独特の味わいをもたらしています。ベタインは糖の吸収をさまたげ、血中のコレステロール値を低下させるので、糖尿病や動脈硬化を予防します。

### タウリンが高血圧を予防し肝機能を強化

タコはイカ同様、タウリンをたっぷり含みます。タウリンは魚介類に多い成分で、ベタインと同じようにコレステロール値を下げる働きがあります。肝臓からコレステロールを排出する働きのある胆汁分泌され、コレステロールを排出するためです。高血圧や脳卒中などの血管障害を防ぐほか、肝機能を高めて解毒作用を強化してくれます。コレステロールが原因となる胆石症にも効果があります。また気管支ぜんそく、視力低下、神経系の改善、疲労回復にも有効です。

### 血行を促進するナイアシンとビタミンE

タコにはビタミン$B_2$やナイアシン、ビタミンE、亜鉛、カリウムなども含まれます。ビタミン$B_2$は、粘膜や皮膚のトラブルに有効です。口内炎や口角炎、肌荒れなどの症状を改善します。ナイアシンは、糖質や脂質、たんぱく質の代謝に関係して血行をよくするので、食欲減退、冷え症、頭痛に効果があります。

ビタミンEは、強力な抗酸化作用によって細胞を活性酸素から守るので、がんや生活習慣病の予防に役立ちます。また血行をよくするので、血行障害からくる肩こりや頭痛、冷え症の改善に効果があります。血液の循環をよくする亜鉛も含まれているので、血行障害にはぴったりの食品といえるでしょう。

---

**食べ合わせワンポイント**

消化に時間がかかるので、お年寄りや子ども、胃腸の弱い人は、夕食に食べないほうがよいでしょう。また、昼食などで食べても、食べすぎないことです。

# タコ

+ シジミ、イカ、カキ、カツオ、卵 — 精力増進、健脳効果

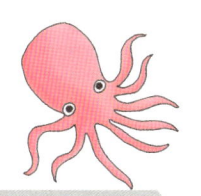

+ アロエ、ハマグリ、シジミ、鶏肉、酢 — 肝機能を高める、痔の改善、血行促進

+ レバー、にら、ほうれん草、ごま — 貧血予防、老化予防

+ しいたけ、モロヘイヤ、じゃがいも、ブロッコリー、だいこん — がん予防、美肌効果、胃腸の強化

## タコの煮物

タコ　だいこん

▶だいこんの酵素がタコの消化と栄養価の吸収を助ける

〈材　料〉2人分
タコ150g　だいこん150g　だし汁100cc　醤油・酒・みりん各大さじ1
〈作り方〉
①ゆでたタコはイボの硬い部分を除き一口大に切り、だいこんも同じ大きさに切る。
②鍋にだし汁を入れ、だいこんを入れ、タコを入れて10分位煮てから、調味料を入れる。

## タコの酢のもの

タコ　酢

▶酢はタコの肉を時間とともにやわらかくして消化吸収を助ける

〈材　料〉2人分
タコ150g　たまねぎ1/4個　甘酢大さじ2
〈作り方〉
①タコは薄くそぎ切りにし、たまねぎは薄切りにする。
②①を甘酢に2、3日漬け込む。

## タコのてんぷら

タコ　卵

▶卵がタコのアミノ酸不足を補ってくれる

〈材　料〉2人分
タコ150g　てんぷら粉1カップ　水適量　油適量
〈作り方〉
①タコは一口大に切る。てんぷら粉に水を入れて衣を作る。
②油を熱し、タコに衣ををつけて160度位で揚げる。

# タラ

## 高血圧や動脈硬化を予防するヘルシー魚

### 脂質が少ない低カロリー魚

タラの主成分はたんぱく質ですが、魚のなかではやや少なめです。脂肪も少なく、そのうえ低エネルギー（カロリー）です。肥満や糖尿病などをかかえ、カロリーを制限中の人に最適な魚です。

マダラ、スケトウダラ、マコイなどの種類がありますが、ふつうはマダラのことをタラといいます。

ビタミン類では、レチノール、ビタミンB群、ビタミンD、Eを含みます。レチノールは動物性のビタミンAで植物性のカロテンと同じ働きをもち、口やノドの粘膜を丈夫にして風邪や感染症にかかりにくくしてくれます。また、肌がかさかさになるのを防いでくれる美容効果もあります。ビタミンB群も、健康な髪を維持するのに欠かせないビタミンです。

ビタミンDは、がんが増殖するときに必要な新生血管の生成を防ぎ、がんを縮小させる働きがあります。

また体内でカルシウムやリンの吸収を助け、骨や歯を丈夫にして、骨粗鬆症の予防に役立ちます。ビタミンEは、細胞を活性酸素から守るため、動脈硬化や脳硬塞を予防したり、がんの予防にも役立ちます。

### タウリンが高血圧や動脈硬化を改善

白身の魚介類に多いアミノ酸のタウリンも含まれます。タウリンはコレステロールの低下を促し、肝機能を強化する働きがあります。タウリンには血圧の上昇を抑える働きもあり、塩分のとりすぎからくる高血圧はもとより、動脈硬化や脳卒中などの予防にも役立ちます。

ほかに、肝機能を改善するグルタチオン、味覚障害を予防し精力を増強する亜鉛などが含まれます。

タラコは、スケトウダラの卵巣の塩漬けです。ビタミン類が多く、特にレチノールやビタミンEが豊富に含まれています。

---

**食べ合わせワンポイント**

タラはアミノ酸のメチオニン、プロリン、セリンが少ないので、これらの多いプロセスチーズとの食べ合わせをおすすめします。

# タラ

魚介類

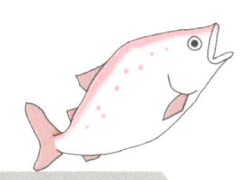

- **カキ、シジミ、イカ、タコ、ゆば** — 疲労回復、スタミナ増強
- **しらたき、とうがん、たけのこ** — 肥満防止、血行促進
- **ウナギ、カキ、にんじん** — 美肌効果、がん予防
- **カキ、タイラ貝、レバー、牛肉、さといも、しそ** — 強精・強壮効果

---

## タラとさといもの煮物

タラ｜さといも

▶さといものガラクタンがタラのたんぱく質の吸収を高める

〈材　料〉2人分
干しダラ2本　さといも6個　だし汁1カップ　醤油・みりん・酒各大さじ1
〈作り方〉
①タラはぬるま湯でもどし、サッとゆでたあと一口大に切る。さといもは皮をむき、サッとゆでる（白くする必要はない）。
②鍋にだし汁を入れタラをやわらかくなるまで煮て、さといもを入れ調味料を入れて、さといもがやわらかくなるまで煮る。

---

## タラの鍋物

タラ｜ゆば

▶タラとゆばのコンビで完璧な高たんぱく質食

〈材　料〉2人分
タラ2切　ゆば(乾)10g　ほんれん草6枝　白菜2枚
ねぎ1/2本　だし汁2カップ　醤油・みりん各少々
〈作り方〉
①タラ、ほんれん草、白菜、ねぎは一口大に切る。
②鍋にだし汁、白菜、ねぎを入れ、タラをいれて煮立ったらゆばを入れ調味料を入れる。

---

## タラのしそ焼

タラ｜しそ

▶しそのアスタキサンチンがタラのもつ効能をアップする

〈材　料〉2人分
タラ2切　しそ4枚　バター大さじ1
〈作り方〉
①しそは細切りにする。
②フライパンにバターを温め、タラ、しそを入れ両面を中火で焼く。

# ニシン

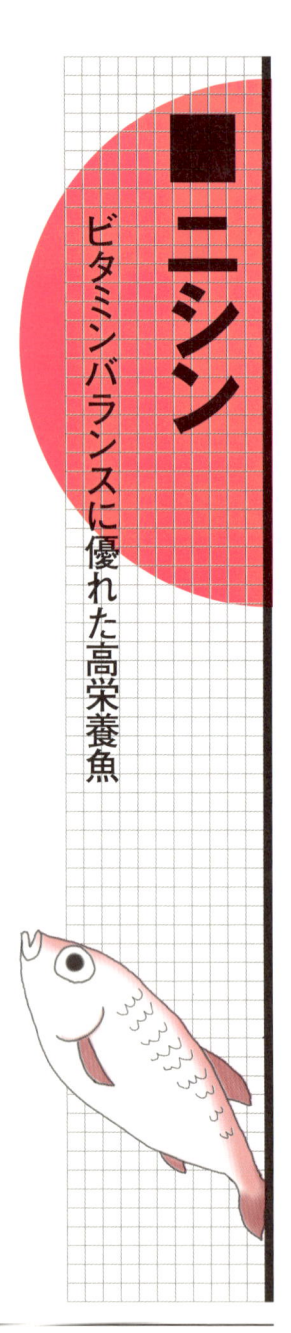

## ビタミンバランスに優れた高栄養魚

### ビタミン類が豊富な栄養魚

ヨーロッパでは「ニシンのたくさんとれる町では医者が少ない」と、いわれています。主成分はたんぱく質ですが、脂質が100g中約15gと多いのも特徴です。ビタミン類も豊富で、レチノールやナイアシン、ビタミンB12、ビタミンD、ミネラルの亜鉛なども含まれています。

動物性食品に含まれ、そのままビタミンAとして働くレチノールは、目の角膜、胃腸、肺、気管支などをおおう粘膜を強化し健康に保ちます。風邪やインフルエンザなどの感染症にかかりやすい、肌がかさつくなどの症状に効果的です。ビタミンB12は葉酸と協力して赤血球をつくり、悪性貧血を予防する働きがあります。また、イライラをしずめ、集中力を高めてくれる働きもあります。

ビタミンDは、がん細胞の増殖を抑えて縮小させる

ほか、骨を丈夫にするので骨粗鬆症の予防に有効です。

### DHAやIPAがたっぷりの身欠きニシン

身欠きニシンは、ニシンを2枚におろして乾燥させたものです。身欠きニシンには、DHA（ドコサヘキサエン酸）やIPA（イコサペンタエン酸）などの不飽和脂肪酸が豊富に含まれます。DHAとIPAは、血行を高め、血栓ができるのを防いでくれます。また、血液中の中性脂肪を低下させ、善玉コレステロールを増やす働きがあり、動脈硬化や梗塞、脳卒中といった生活習慣病を予防します。DHAはまた、脳を活性化させボケ予防や記憶力向上に効果があります。

### つわり症状を軽減する亜鉛

ファーストフードを多食する若い人に不足しがちな亜鉛は、味覚障害の予防や、妊娠中のつわり症状の改善にも有効です。卵巣のカズノコはコレステロールが多いので、コレステロール値の高い人は控えめに。

---

**食べ合わせワンポイント**

身欠きニシンは酸化しているので、アジの干物やするめなどと食べ合わせないほうがよいでしょう。アジの干物やするめも酸化しているので、より強力な酸化物となってしまうからです。酸化を防ぐ、緑黄色野菜と食べるようにしてください。

# ニシン

- **アカガイ、オクラ、れんこん、ごぼう、だいこん、にんじん** → 高血圧予防、動脈硬化予防、心臓病予防、がん予防

- **イワシ、マグロ、大豆、ごま** → ボケ予防、記憶力を高める

- **えのきだけ、しいたけ、セロリ、こんにゃく、さんしょ** → コレステロール低下、血行促進

- **ほうれん草、にんじん、ピーマン、卵** → ストレス予防、健脳効果

魚介類

---

### ニシンのさんしょ煮

ニシン　さんしょ

▶さんしょのサンショオールがニシンの酸化を防ぐ

〈材　料〉2人分
身欠ニシン2尾　さんしょ大さじ1　醤油・みりん・酒各大さじ1　だし汁1カップ
〈作り方〉
①ニシンはぬるま湯でもどし、一口大に切る。
②ニシンをサッとゆでてアクを抜いてから、だし汁にさんしょを入れて煮る。
③②がやわらかくなったら、調味料を加え5〜6分煮て火を止める。

---

### ニシンとだいこんの煮物

ニシン　だいこん

▶ニシンの酸化をだいこんのビタミンCが防ぎ薬効を生かす

〈材　料〉2人分
やわらかめの身欠ニシン2尾　だいこん100g　だし汁1カップ　醤油・酒・みりん各大さじ1
〈作り方〉
①身欠ニシンはぬるま湯でもどす。だいこんは2cm厚さのくし形に切る。
②鍋にだし汁を入れ、①をやわらかくなるまで煮て、調味料で調味する。

---

### ニシンのにんじんおろし

ニシン　にんじん

▶にんじんのカロテンが栄養魚ニシンの酸化を防止する

〈材　料〉2人分
ニシン2尾　セロリ1本　にんじん50g　みりん・醤油各大さじ1
〈作り方〉
①おろし金でにんじんをおろし、セロリは葉のところまでおろす。
②ニシンは、みりんと醤油を合わせたものに15分つけた後で焼き、にんじんとセロリのおろしをつけて食べる。

# ハマグリ

## 豊富な鉄とカルシウムで骨粗鬆症を予防

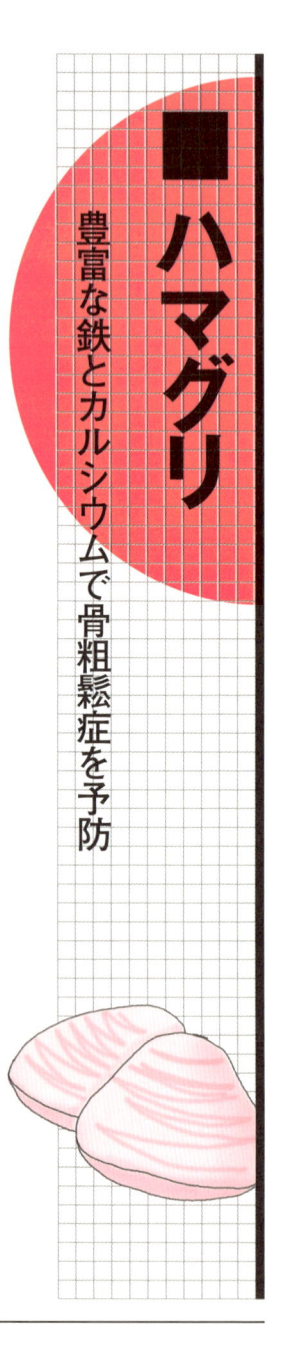

### 骨粗鬆症を予防するカルシウムが豊富

ハマグリの主成分は、体の血管や筋肉、臓器などをつくるたんぱく質です。このたんぱく質のグリシンやアラニン、グルタミン酸などの成分が、独特の旨味を引きだしています。そのほかにも、カルシウムやマグネシウム、リン、亜鉛、鉄などのミネラル類がたっぷりと含まれています。

カルシウムは、丈夫な骨や歯をつくり、中高年に多い腰痛を防ぐ意味でも大切です。たんぱく質の代謝やホルモンの分泌、血液の凝固、神経や筋肉の収縮の調節などにも関与しています。

カルシウムは日本人に不足がちな栄養素で、不足すると、骨粗鬆症の原因となるほか、イライラしやすくなります。

### ヘム鉄が貧血や冷え症を予防

魚介類や動物の肉類に含まれる鉄はヘム鉄と呼ばれ、植物性の非ヘム鉄よりも吸収率のよいのが特徴です。鉄は赤血球のヘモグロビンに含まれ、全身に酸素を運び、また筋肉中のミオグロビンは、酸素を筋肉にとりこんでエネルギーをつくります。

鉄が不足すると、貧血や冷え症、思考力の低下などの悪影響があらわれます。妊婦や授乳婦、痔の人などは積極的に摂取する必要があります。

### 肌荒れや味覚障害を防ぐ亜鉛

亜鉛は、細胞の再生や増殖にかかわって、発育の促進や傷の回復を促すほか、ビタミンCとともにコラーゲンをつくる働きのあるミネラルです。また「セックスミネラル」と呼ばれるように強精・強壮効果も発揮します。

亜鉛が不足すると、発育不全や肌荒れ、抜け毛、味覚障害などをまねくほか、免疫機能が低下して環境汚染やウイルスへの耐性も弱まります。

---

**食べ合わせワンポイント**　鉄が多いので、ゆで卵などと食べ合わせるとよくありません。ゆで卵に含まれる硫黄が鉄と結びついて、「硫黄鉄」となり、鉄分の吸収をさまたげるからです。

134

# ハマグリ

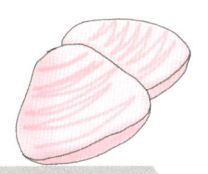

| + ほんれん草、にら、とうもろこし、牛肉、昆布、ココア | 貧血予防、美肌効果 |
| --- | --- |
| + セロリ、しいたけ、オクラ、サバ | コレステロール低下、高血圧・動脈硬化・心臓病予防 |
| + ワカメ、こんにゃく、イカ、タコ、焼酎 | 肥満防止、血行促進 |
| + 豚肉、カキ、ウナギ、レバー | 疲労回復、スタミナ増強 |

## ハマグリのにらスープ

ハマグリ　にら

▶ニラのビタミンCがハマグリの鉄の吸収向上に役立つ

〈材　料〉2人分
ハマグリ6個　にら1/2束　中華スープの素少々　水2カップ
〈作り方〉
①にらはざく切りに。ハマグリはサッと洗う。
②鍋に水を入れ、中華スープの素を入れて煮立ったらハマグリを入れ、口が開いたら、にらを入れて、ひと煮立ちしたら火を止める。

## ハマグリの焼酎蒸し

ハマグリ　焼酎

▶焼酎が血行をよくしてハマグリの栄養成分の吸収を助ける

〈材　料〉2人分
ハマグリ10個　焼酎少々
〈作り方〉
①ハマグリはサッと洗って器に入れ、焼酎をかける。
②蒸し器を温めてハマグリを蒸し、ハマグリの口が開いたら火を止める。

## ハマグリのコーンスープ

ハマグリ　とうもろこし

▶とうもろこしのナイアシンで美肌効果をさらにアップ

〈材　料〉2人分
ハマグリ10個　スイートコーン(クリーム状)1カップ　スープ1カップ　塩・コショウ各少々
〈作り方〉
①ハマグリはサッと洗っておく。
②鍋にスープ、スイートコーンを入れて煮立て、ハマグリを入れ、塩、コショウを加え、ハマグリの口が開いたら火を止める。

# ■ヒラメ・カレイ

## 縁側のコラーゲンが美肌をつくる

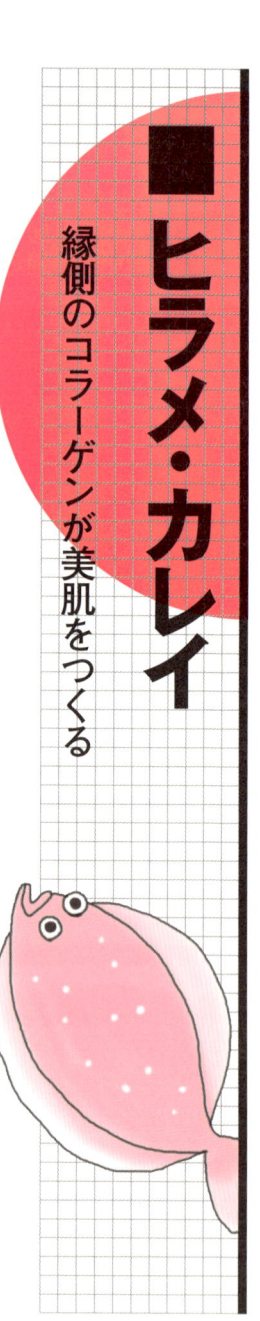

高たんぱく低カロリーでダイエットにむく

昔から「左ヒラメ、右カレイ」というように、ヒラメかカレイかは目のついている側で区別できます。ヒラメもカレイも高たんぱくで、しかも低脂肪です。主成分のたんぱく質のほか、ビタミンB₁やB₂、D、マグネシウムなどが含まれています。消化がいいので、胃弱の人には最適です。また、糖尿病やダイエットでカロリー制限をしている人に、おすすめできます。

### 表側の黒い皮にビタミンB群が豊富

ビタミンB₁やビタミンB₂は、表側の黒い皮により多く、白い皮に比べて25倍から30倍も含まれています。ビタミンB₁は、イライラやストレスをやわらげます。ビタミンB₂は動脈硬化の原因となる過酸化脂質の生成を抑えて、がんや老化を防ぎます。黒い皮は残さず、積極的に食べましょう。

また、血圧やコレステロール値を下げて心臓や肝臓の機能を強化するタウリンも、たっぷり含まれます。骨や歯を丈夫にするビタミンDのほか、抜け毛や前立腺肥大の予防に効果のある亜鉛、狭心症や心筋梗塞を防ぐマグネシウム、過酸化脂質を分解して動脈硬化やがんを防ぎ、老化を予防するセレンなども含まれています。なお、真子（卵巣）にはレチノールが豊富で、皮膚や粘膜を健康にし、視力を正常に保つのに効果的です。

### 美肌をつくるコラーゲンが豊富な縁側

お寿司のネタとして、あるいはツマミとして人気のあるのが縁側です。縁側と呼ばれるひれの部分には、コラーゲンが豊富に含まれています。コラーゲンは皮膚や臓器などの細胞と細胞を結びつける大切な成分で、体や脳が正常に機能するためにも欠かせないもので、そのほか肌に潤いを与えて張りのあるみずみずしさを保つ美肌効果に優れています。

---

**食べ合わせワンポイント**

ヒラメは、ビタミンB₁やB₂などの水溶性のビタミンが多いため、薄づくりなどの生で食べたほうが、ずっと栄養価が高くなります。

# ヒラメ・カレイ

| + タコ、牛すじ肉、フカヒレ、カツ、アサツキ、だいこん | 美肌効果、老化防止、疲労回復 |
| --- | --- |
| + 白菜、アロエ、キャベツ、タイ | 胃腸の働きを丈夫にする |
| + イワシ、サバ、イカ、しいたけ、きくらげ | コレステロール低下、動脈硬化・心臓病予防 |
| + ごぼう、やまいも、タコ、シジミ | 糖尿病予防 |

## ヒラメの薄造り

ヒラメ　アサツキ

▶アサツキの硫化アリルがヒラメのビタミン$B_1$の吸収を高める

〈材料〉2人分
ヒラメ(刺身用)100g　アサツキ2本　だいこん・にんじん各50g　二杯酢大さじ2
〈作り方〉
①ヒラメは一口大に薄くそぎ切り、アサツキはみじん切りにする。
②だいこん、にんじんはもみじおろしにし、二杯酢と合わせ、つけて食べる。

## カレイのおろし煮

カレイ　だいこん

▶だいこんのジアスターゼがカレイの栄養素を効率よく吸収

〈材料〉2人分
カレイ2切　だいこんおろし2カップ　だし汁1カップ　醤油大さじ2　みりん・酒各大さじ1
〈作り方〉
①鍋にだし汁と調味料を入れ、煮立ったらカレイを入れる。
②①に、だいこんおろしを加える。

## ヒラメのスープ

ヒラメ　きくらげ

▶ヒラメの栄養成分の吸収をきくらげの鉄とカルシウムが助ける

〈材料〉2人分
ヒラメ100g　きくらげ5g　スープ2カップ　中華スープの素大さじ1
〈作り方〉
①ヒラメは、一口大のそぎ切りにする。きくらげはもどして、石突きを取り除き、一口大に切る。
②鍋にスープを熱し、きくらげを加え、ヒラメを加えて調味する。

# ホタテ貝

## 味覚異常や子どもの発育不全を予防する

### タウリンが高血圧や動脈硬化を改善

ホタテ貝（帆立貝）は、実際に殻を帆のように立てて海上を進むことがあるそうです。

そのホタテ貝の主成分はたんぱく質ですが、ほかにビタミン$B_2$、鉄や亜鉛などが豊富です。豊富なタウリンは魚介類に多く含まれる成分で、アミノ酸の一種です。血圧やコレステロールの低下、心臓の機能強化など身体各部の機能を高めます。

また、交感神経の働きを抑制して血圧の上昇を防ぐことから、高血圧や動脈硬化、脳卒中などの予防に役立ちます。

### ビタミン$B_2$が口内炎や肌荒れを防ぐ

ビタミン$B_2$は、日本人に不足がちな栄養素の一つです。細胞の再生や成長促進、エネルギーの代謝、有害物質の分解、過酸化脂質の生成防止などにかかわるビタミンです。不足すると、口内炎や肌荒れ、老人性白内障などを起こしやすくなります。

### 肌荒れや抜け毛を予防する亜鉛

亜鉛は新しい細胞の増殖にかかわっています。子どもの発育の促進、傷の修復をすみやかにするほか、味覚を正常に保つのにも欠かせないミネラルです。

極端な菜食主義にこだわると亜鉛が不足して、発育不全や肌荒れ、抜け毛などをまねきます。またウイルスへの耐性も弱まるため、感染症にかかりやすくなります。

ミネラルの鉄も多く含まれるので、貧血の予防と改善に効果があります。また、ビタミンEと同じような働きをして、抗酸化作用で老化やがん、動脈硬化を防ぐセレンも含まれます。

ホタテ貝の旨味は、脳を活性化するグルタミン酸やイノシン酸などによるもので、干した貝柱のほうが栄養価も優れています。

---

**食べ合わせワンポイント**

干しホタテ貝は、水からじっくりと煮だして、旨味をだすようにしてください。いきなり熱湯にいれると、旨味が閉じ込められてしまいます。

魚介類

# ホタテ貝

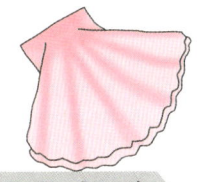

+ **カツオ、イカ、タコ、ヒラメ、カレイ、ホタテ貝** … コレステロール低下、動脈硬化予防

+ **さつまいも、ごま、大豆、かぼちゃ** … 老化防止、健脳効果

+ **ブルーベリー、ブドウ、ビーツ、なす** … 目の疲れ、視力の衰えを防ぐ

+ **マッシュルーム、こんにゃく、にんじん、ブロッコリー、クレソン** … がん予防、動脈硬化予防

## ホタテ貝のサラダ

ホタテ貝　クレソン

▶オリーブ油でホタテ貝のビタミンB$_2$の吸収を高める

〈材　料〉2人分
ホタテ貝6個　クレソン2束　オリーブ油大さじ3　酢大さじ1　にんにく1カケ　塩少々
〈作り方〉
①ホタテ貝は横に半分に切る。クレソンは一口大に切る。
②にんにくは薄切りにして、オリーブ油に加え、酢と塩を合わせる。
③①に②をかける。

## ホタテ貝炒め

ホタテ貝　ブロッコリー

▶ホタテ貝の鉄の吸収効率を高めるブロッコリーのビタミンC

〈材　料〉2人分
ホタテ貝6個　ブロッコリー150g　油少々　塩・コショウ各少々
〈作り方〉
①ホタテ貝は横に2つ切りにする。ブロッコリーは一口大に切り、サッと塩ゆでする。
②油を熱し、ブロッコリーを炒め、ホタテ貝を加えて調味料で味を整える。

## ホタテ貝スープ

ホタテ貝　しいたけ

▶ホタテ貝としいたけの旨味成分の薬効をたっぷりとる

〈材　料〉2人分
ホタテ貝6個　干ししいたけ2個　絹さや4個　中華スープの素少々　塩・コショウ各少々　スープ2カップ
〈作り方〉
①鍋にスープを熱し、3〜4等分にしたホタテ貝を加えて煮て、もどした干ししいたけを加え、塩ゆでした絹さやを加える。
②①に中華スープの素と調味料を加えて味を整える。

# マグロ

## 老化を予防し健脳効果のあるスーパー魚

### 体をつくるたんぱく質の宝庫

マグロには、キハダ、メバチ、ビンナガなどの種類がありますが、通常私たちがマグロと呼んでいるものはクロマグロです。

マグロの栄養価は、マグロの種類や体の部位によって異なりますが、共通して良質なたんぱく質やビタミン$B_6$、D、E、鉄や亜鉛が豊富に含まれています。赤身に多い良質のたんぱく質は、筋肉や臓器、血管などをつくります。また、ホルモンや酵素などの生理機能を調整する働きがあります。不足すると、脳の活動が低下したりするので注意が必要です。

### IPAとDHAの含有量はトップクラス

まぐろのトロの部分には、不飽和脂肪酸のDHA（ドコサヘキサエン酸）やIPA（イコサペンタエン酸）、ビタミンD、Eがたっぷり含まれています。DHAとIPAは、血行をスムーズにし、血栓ができるのを防ぐほか、血液中の中性脂肪を減らします。善玉コレステロールを増やす働きもあるため、動脈硬化や脳卒中といった生活習慣病を予防します。がん細胞の転移を抑制する働きのあることも注目の的です。

DHAは、脳の機能を高めます。脳や神経の発育と活性化に重要な働きがあります。子どもの脳の発達を高めるほか、記憶力や学習能力の向上やボケの予防に欠かせません。

### 豊富な生活習慣病予防成分

DHAは目玉の周辺にも多いのですが、赤身や血合いの部分には鉄やヒスチジン、セレン、タウリンが多く含まれています。タウリンは高血圧、心臓病、肝臓病などの予防にも効果があります。また、抗酸化作用で、がん細胞の増殖を抑制するセレンも含まれています。活性酸素を除去するビタミンEも豊富なので、相乗作用で強力な抗がん効果を発揮します。

---

**食べ合わせワンポイント**

ビタミンEやタウリンが多く含まれている血合い肉は、生臭みが強いとして敬遠されますが、しょうが、ねぎ、にんにく、香味野菜と組み合わせれば、おいしく食べられます。

# マグロ

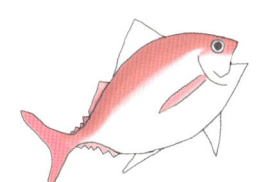

| + 落花生、大豆、かぼちゃ、ごま、バター | 老化防止、健脳効果 |
| + ワカメ、しいたけ、セロリ、ごぼう | 脳卒中予防、高血圧予防、動脈硬化予防、心臓病予防 |
| + かぶ、白菜、やまいも、モロヘイヤ、やまいも | 胃腸の働きをよくする、体力増強、強精効果 |
| + ごま、イワシ、やまいも、大豆 | 健脳効果、婦人病予防 |

魚介類

---

### マグロのやまかけ

マグロ　やまいも

▶ マグロにやまいものホルモンのもとをつくる成分がプラス

〈材　料〉2人分
マグロ150g　やまいも100g　かいわれ1パック
〈作り方〉
①マグロは一口大のぶつ切りにする。やまいもをおろし、かいわれは食べやすい大きさに切る。
②マグロにやまいもをかけ、かいわれをのせる。

---

### マグロのカルパッチョ

マグロ　オリーブ油

▶ オリーブ油のオレイン酸がマグロのDHE・IPAの酸化を防ぐ

〈材　料〉2人分
マグロ200g　オリーブ油大さじ2　にんにく1カケ　たまねぎ1/4個　香菜2枝　塩・コショウ各少々
〈作り方〉
①マグロはそぎ切りにする。たまねぎは薄切りにし、香菜は一口大に切る。にんにくはみじん切りにする。
②全材料を合わせて15分間冷やす。

---

### マグロのステーキ

マグロ　バター

▶ バターのビタミンA、Dがマグロの脂質の酸化を防いでくれる

〈材　料〉2人分
マグロ2切　バター大さじ1　塩・コショウ各少々
〈作り方〉
①マグロに塩、コショウをする。
②フライパンにバターを温め、サッとマグロの両面を焼く（バターが焦げやすいので注意）。

# 昆布

## 甲状腺障害を改善するヨウ素の宝庫

### 豊富なヨウ素が子どもの発育を促進する

昆布は、カロテンやビタミン$B_1$、$B_2$、ミネラルのカリウム、カルシウム、鉄、食物繊維のほかヨウ素(ヨード)を豊富に含むことから、「海の野菜」とも呼ばれています。

昆布は海藻類からしか摂取できないヨウ素がもっとも多く、貴重な供給源となっています。ヨウ素は甲状腺ホルモンの生成や分泌を促進する働きがあり、新陳代謝を活発にして心臓や血管の活動を高めます。すると、低血圧や発育不全を起こします。皮膚や爪、髪を健康的に保つ働きもあり、美容効果の面からも不足がちにならないようにしてください。

### ぬるぬる成分が高脂血症を予防する

昆布のぬるぬる成分は、水溶性食物繊維のアルギン酸です。アルギン酸はカリウムとの共同作用で血液中のナトリウムを追いだす働きをします。そのため、高血圧の予防には大変に効果があります。また糖分の吸収をさまたげたり、血液中のコレステロールを低下させる働きがあり、高脂血症や動脈硬化にも効果的です。

水溶性の食物繊維は腸内で水分を吸収してゼリー状になり、これが便をやわらかくして便秘の解消に役立つほか、老廃物などを吸着して排泄してくれます。

### 多彩な緑黄色野菜効果

昆布は海の野菜と呼ばれるように、カロテンを大変豊富に含んでいます。カロテンは皮膚やノド、鼻の粘膜を保護するので、ウイルスなどの感染症に効果があります。カリウムも豊富で、高血圧を予防します。鉄は貧血を予防し、カルシウムは歯や骨を丈夫にするほか、イライラを解消してくれます。

昆布の表面の白い粉は、旨味成分のマンニットですので、洗い流さないでください。

---

**食べ合わせワンポイント**　昆布は消化が悪いので適当に調理するのではなく、消化をよくする大豆や豆腐、高野豆腐などと食べ合わせることが大切です。

# 昆布

| + しめじ、オクラ、れんこん、イワシ、イカ | コレステロール低下、動脈硬化・心臓病予防 |
|---|---|
| + 白菜、キャベツ、なす、しそ、高野豆腐、ゆば | がん予防、血行促進、健脳効果 |
| + マッシュルーム、おかひじき、きゅうり、カキ | 肥満・糖尿病予防、むくみをとる |
| + かぼちゃ、にんじん、納豆、エビ、いんげん | 美肌効果、老化防止、貧血予防 |

**海草類**

## 昆布の煮物

昆布　高野豆腐

▶昆布と高野豆腐のグルタミン酸が健脳効果をアップ

〈材　料〉2人分
昆布(乾)30g　高野豆腐80g　鶏肉100g　だし汁1カップ
醤油・みりん・酒各大さじ1
〈作り方〉
①昆布、高野豆腐はぬるま湯でもどす。
②鶏肉は一口大に切る。
③鍋にだし汁を入れ昆布、鶏肉、高野豆腐を入れ、調味料で調味する。

## 昆布のスープ

昆布　ゆば

▶昆布の食物繊維とゆばのサポニンで血行促進

〈材　料〉2人分
昆布のつくだ煮20g　ゆば10g　だし汁2カップ
〈作り方〉
①ゆばを水につけてもどし一口大に切る。
②鍋にだし汁を温め、①と昆布のつくだ煮を加える。

## 昆布の煮物

昆布　いんげん

▶いんげんのビタミンCと昆布の鉄で貧血予防に効力発揮

〈材　料〉2人分
昆布(乾)30g　いんげん100g　だし汁1カップ　醤油・酒・みりん各少々
〈作り方〉
①昆布は水でもどす。いんげんは筋をとり、ゆでて4.5cm位に切る。
②鍋にだし汁を入れて昆布を煮、調味料で調味し、いんげんを加えてサッと火を通す。

# のり

## ビタミンとミネラルが豊富な海の大豆

### 大豆を上回るのりのたんぱく質

のりの主成分は良質なたんぱく質で、筋肉や臓器をつくり、生命維持に必要な酵素やホルモンなどもつくります。のりのたんぱく質の質と量は、大豆を上回ります。また、ほかの海藻類と同じように、ミネラル類やビタミン類、食物繊維が豊富に凝縮されています。特にカロテンが100g中43000μgと多く、体内でビタミンAに変わったカロテンは、皮膚や口、ノド、胃腸などをおおう粘膜を保護する働きがあります。不足すると、風邪やインフルエンザなどの感染症にかかりやすくなり、肌がかさかさになります。

カロテンはまた、活性酸素から体を守り、発がんを予防します。これは、活性酸素による細胞膜の変質を、ビタミンAが防ぐためと考えられています。

**イライラをしずめるカルシウムとマグネシウム**

のりのカルシウムとマグネシウムは、骨や歯を丈夫にするだけでなく、イライラや怒りっぽいといった神経の興奮をしずめ、精神を安定させます。カルシウムが不足すると、腰痛や肩こり、骨粗鬆症の原因になります。

### 貧血に有効なビタミンと鉄

のりに多いビタミン$B_{12}$は、葉酸とともに、赤血球をつくるために働くほか、神経を正常に働かせる作用があります。ビタミン$B_{12}$が不足すると、悪性貧血になる場合があります。また、ミネラルの鉄は全身に酸素を運ぶ役割をになっています。このため鉄が不足すると、貧血や冷え症、思考力の低下や発育不全などの悪影響がでてきます。

あおのりは、血圧の降下作用やニコチンの浄化作用、肺粘膜の保護や再生に効果があるとされ、肺がん予防に有効です。また、クロロフィル（葉緑素）も含まれ、口臭予防や血行促進の働きもあります。

---

**食べ合わせワンポイント**

お中元、お歳暮にもっとも使われる食品です。たくさんいただいたときには、そのままにしておかないで、まとめて佃煮にするとよいでしょう。はちみつを使い、しいたけや木の実をいれるとおいしくなります。

# のり

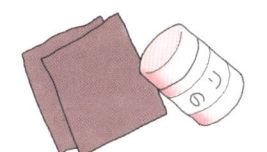

- **もやし、ぜんまい、ごぼう、えのきだけ** → 便秘の予防と改善
- **レバー、カキ、ほうれん草、レタス、チーズ、松の実** → 貧血予防、体力増強
- **セロリ、だいこん、たけのこ、たまねぎ、パン** → コレステロール低下、高血圧予防
- **キャベツ、白菜、にんじん、じゃがいも** → がん予防、動脈硬化予防、高血圧予防、心筋梗塞の予防

海草類

---

## のりとチーズのてんぷら

のり／チーズ

▶チーズのコレステロールをのりが取り除くので安心

〈材　料〉2人分
のり1枚　スライスチーズ6枚　てんぷら粉1/2カップ　水・油各適量
〈作り方〉
①のりは1/4に切り、スライスチーズを一緒に巻く。
②油を熱し、てんぷらの衣を用意して①を揚げる。

---

## のりサンド

のり／パン

▶パンの塩分や脂肪をのりの食物繊維が解決してくれる

〈材　料〉2人分
刻みのり5g　食パン（サンドイッチ用）8枚　マヨネーズ大さじ1　ハム2枚　卵2個　レタス4枚
〈作り方〉
①ゆで卵を作り、薄切りにする。
②パンにマヨネーズをぬり、のり、ハム、卵、レタスをはさみ、耳を切り落とす。

---

## のりの佃煮

のり／松の実

▶松の実のリノール酸とともに細胞膜を丈夫にする

〈材　料〉2人分
のり4枚　松の実大さじ1　醤油・みりん各大さじ1　だし汁1/2カップ
〈作り方〉
①鍋にだし汁を入れ、のりをちぎって入れ、松の実を入れて煮る。
②①に調味料を入れて調味する。

# ひじき

## 骨粗鬆症を防ぐ大切なカルシウム源

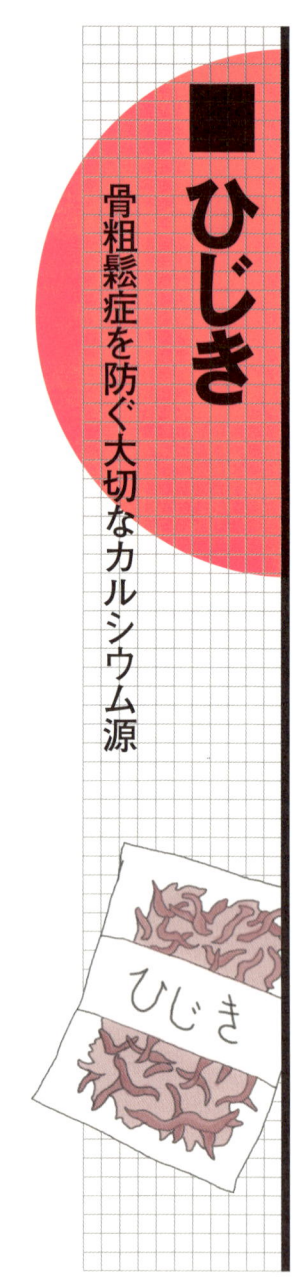

### カルシウムとマグネシウムの理想バランス

ひじきは、カルシウムと鉄をたっぷり含んでいます。

その含有量は、海藻のなかでもナンバーワンです。

ひじきにはカルシウムが、昆布の2倍、のりの10倍、牛乳の約14倍も含まれています。カルシウムとマグネシウムとの比率が、2対1から3対1ほどのときがもっとも効率的に体内で働くのですが、ひじきはカルシウムが1400mgでマグネシウムが620mgなので、理想的なバランスになっています。

カルシウムは骨や歯の成長、維持に重要なミネラルです。高血圧や動脈硬化を防ぐ働きや、イライラや不眠を解消する働きもあります。

### 豊富な鉄が貧血を防ぐ

造血作用のある鉄も豊富です。ほうれん草の約15倍も含まれているので貧血や肩こり、冷え症などに効果があります。鉄が不足すると、疲労倦怠の状態になり、思考力の低下や発育不全などの悪影響がでます。貧血気味の人や、胃潰瘍、痔などの出血性の病気がある人も、鉄の欠乏に注意してください。

### アルギン酸が便秘や大腸がんを予防

食物繊維も豊富です。水溶性食物繊維のアルギン酸は、血液の凝固を阻止し、血中コレステロールを軽減し新陳代謝を活発にする働きがあり、動脈硬化の予防や血圧降下に効果的です。

また、便通を促すとともに、老廃物を体外に排出してくれます。ヨウ素やマンガンも含まれ、甲状腺ホルモンの分泌を促したり、疲労を回復させたりします。

そのほかに、亜鉛も含みます。亜鉛は味覚や臭覚の異常や肌荒れを防ぎ粘膜を正常に保ちます。

また、糖質のマンニトールには利尿作用があり、むくみなどに効果的です。ただし、体を冷やす作用があるので注意してください。

---

**食べ合わせワンポイント**

ひじきの煮物に、きのこいりの味噌汁といった食べ合わせをよく見かけますが、これはどちらも消化がよくないので、小さい子どもやお年寄りには、おすすめできません。

# ひじき

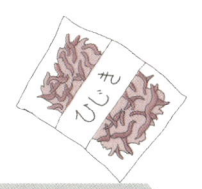

- ごぼう、なす、にんじん、納豆、豆腐 　　がん予防、血圧降下作用
- こんにゃく、れんこん、オクラ、サンマ 　　コレステロール低下、高血圧・心臓病予防
- しめじ、えのきだけ、ワカメ、ハマグリ 　　肥満防止、便秘予防
- カキ、ほんれん草、大豆、ごま、落花生、さくらエビ 　　貧血の予防と改善、老化防止、骨粗鬆症予防、精神安定

海草類

## ひじきの煮物

ひじき　落花生

▶落花生がエネルギーを生みだす助けをする

〈材　料〉2人分
ひじき(乾)20g　落花生(皮なし)大さじ2　だし汁少々　醤油・みりん各大さじ1
〈作り方〉
①ひじきはぬるま湯でもどし、一口大に切る。
②鍋にだし汁を入れ、ひじき、落花生を煮る。ひじきがやわらかくなったら調味料で調味する。

## ひじきのてんぷら

ひじき　さくらエビ

▶ひじきとさくらエビのカルシウムが相乗して不足の解消

〈材　料〉2人分
ひじき(乾)20g　さくらエビ30g　てんぷら粉・水各1カップ　油適量
〈作り方〉
①ひじきはぬるま湯でもどし、一口大に。
②てんぷらの衣を用意し、ひじき、さくらエビを170度位の油で揚げる。

## ひじき豆腐サラダ

ひじき　豆腐

▶豆腐のサポニンがひじきの栄養成分の吸収を高める

〈材　料〉2人分
ひじき(乾)30g　豆腐1丁　ポン酢大さじ1　ごま油大さじ1
〈作り方〉
①ひじきはぬるま湯でもどし、一口大に切り、ゆでる。
②豆腐は3cm位の角切りにする。
③器に豆腐を盛り、ひじきをのせ、ごま油とポン酢で食べる。

# ワカメ

## 抵抗力をつける豊富なビタミンとミネラル

### たっぷりの食物繊維が高血圧を予防

ワカメには、ベータカロテン、ビタミンB₁、B₂、ナイアシン、ビタミンCなど、野菜に匹敵する成分が豊富に含まれています。また、ぬるぬるとしたヌメリ成分の水溶性食物繊維のアルギン酸やフコイダンなどのほか、カルシウムやマグネシウム、ヨウ素も含まれています。

ワカメを味噌汁などにして長い間煮ていると、溶けてドロドロになります。これはアルギン酸やフコイダンが溶けだしたためです。水溶性食物繊維のアルギン酸は、ナトリウムと結合して体外に排泄させる働きがあるので、塩分のとりすぎが原因の高血圧を予防します。また、コレステロール値や血糖値を下げるので、肥満や糖尿病や動脈硬化の予防と改善にも効果があります。アルギン酸には、免疫力を高めて、がんの発生を抑制する働きもあります。

### ピロリ菌を撃退するフコイダン

アルギン酸と同じ水溶性食物のフコイダンは、血液が凝固するのを防いで、血をサラサラにしてくれます。血栓を予防するので、心筋梗塞や脳梗塞にも役立ちます。フコイダンにはまた、胃がんや胃潰瘍に関係しているといわれるヘクトベクターピロリ菌が胃壁に住みつくのを防ぐ働きもあります。

### 体に抵抗力をつけるヨウ素

ヨウ素は、新陳代謝を促して細胞を活発化させる働きがあり、体の抵抗力を養います。また、甲状腺ホルモンの合成にかかわるので、ヨウ素不足による甲状腺の障害を改善します。

活性酸素の害を防ぐベータカロテンも豊富です。ベータカロテンは、必要な分だけビタミンAに変わり、そのビタミンAは張りのある肌などをつくります。歯や骨を丈夫にするカルシウムなども含まれています。

---

**食べ合わせワンポイント**

生ワカメの栄養素の多くは水溶性なので、もどすために長時間漬けておくのはよくありません。サッと水で塩を洗い落とし、サッとお湯をかければすぐにもどります。

# ワカメ

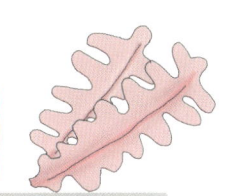

| 組み合わせ | 効果 |
|---|---|
| ＋ 納豆、えのきだけ、ヨーグルト、チーズ、パパイヤ | 美肌効果、整腸作用 |
| ＋ ごぼう、赤ワイン、キーウィフルーツ、柿 | がん予防、美肌効果、老化防止 |
| ＋ さつまいも、れんこん、アジ、エビ、マグロ | コレステロール低下、高血圧・動脈硬化・心臓病予防、スタミナ強化 |
| ＋ きゅうり、とうがん、酢、グレープフルーツ | 肥満防止、頭の疲労回復、腎臓病の働き強化 |

海草類

## ワカメの酢のもの

ワカメ ／ パパイヤ

▶ パパイヤの生きた酵素の働きで体の活性化をパワーアップ

〈材 料〉2人分
生ワカメ30g　パパイヤ1/2個　すし酢大さじ2
〈作り方〉
① パパイヤは種と皮をとり除き、薄切りにする。
② 生ワカメは塩分をおとし、一口大に切る。
③ ①と②を合わせ、すし酢をかける。

## ワカメのスープ

ワカメ ／ とうがん

▶ とうがんの利尿作用で腎臓の働きを強力にアップ

〈材 料〉2人分
生ワカメ30g　とうがん30g　生しいたけ2個　水2カップ　中華スープの素少々
〈作り方〉
① 生ワカメは塩を洗い落とし、一口大に切る。とうがんはスプーンで丸く、くり抜く。生しいたけは千切りにする。
② 鍋に水と①を入れて煮、中華スープの素で味を付ける。

## ワカメとマグロのサラダ

ワカメ ／ マグロ

▶ ワカメと吸収のよい生のマグロで優れたアミノ酸効果

〈材 料〉2人分
生ワカメ30g　マグロ（赤身）100g　オリーブ油大さじ2　醤油大さじ1
〈作り方〉
① 生ワカメは一口大に切る。マグロは、薄くそぎ切りにする。
② ①に醤油とオリーブ油をかける。

# えのきだけ
## 冷え症を改善し疲労を回復させる

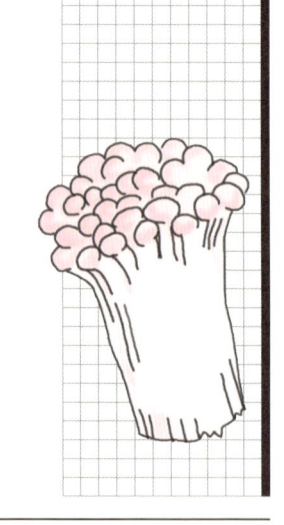

### ナイアシンが冷え症を改善する

えのきだけにはビタミン$B_1$、$B_2$、ナイアシンが豊富に含まれています。「疲労回復ビタミン」としてエネルギー代謝に欠かせないビタミン$B_1$は、生しいたけよりも多く含まれています。ビタミン$B_1$は脚気の予防、糖質の代謝をよくして脳を活性化します。

ビタミン$B_2$は「発育のビタミン」とも呼ばれ、米ぬかから発見されました。ビタミン$B_2$は熱に強い特徴があります。細胞の再生やエネルギー代謝に関係し、「腐った油」ともいわれて体に様々な害をおよぼす、過酸化脂質ができるのを防ぎます。

ナイアシンは、血行をよくしてくれるため、冷え性などを改善してくれます。また、二日酔の原因となるアトアルデヒドを分解して解毒する働きがあります。

### 高脂血症や肥満を予防する食物繊維

えのきだけに豊富な食物繊維は、エネルギーとしてはほとんど吸収されない成分です。食物繊維にはコレステロールや腸内の有害物質を吸着して、排出する作用があり、肥満や高脂血症、糖尿病などの生活習慣病予防に効果があります。また、腸内のビフィズス菌や乳酸菌にとって、食物繊維は栄養源になります。食物繊維を栄養源として増殖した善玉菌は、発がん物質を抑制したり、ビタミンB群の合成を促します。

### 旨味成分も疲労回復に役立つ

えのきだけのエキスにはがん予防効果があるほか、強心作用やコレステロール値を低下させる成分も含まれています。

えのきだけの旨味は、アミノ酸のアスパラギン酸、グルタミン酸、アルギニン、アラニン、ヒステジン、グアニル酸などで、スープや鍋物の味を引き立てます。アスパラギン酸は、疲労の回復にも大きな効果を発揮します。

---

**食べ合わせワンポイント**

えのきだけは細かく切る必要もなく、どんな料理に使っても味を邪魔することのないきのこです。がん予防やコレステロール低下など、優れた効能をもつきのこですので、もっもっと料理に使わない手はありません。

# えのきだけ

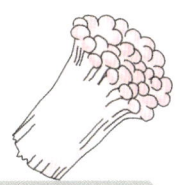

| + | 組み合わせ | 効果 |
|---|---|---|
| ＋ | きゅうり、とうがん、こんにゃく、アサリ | 肥満防止、コレステロール低下 |
| ＋ | アスパラガス、にんじん、ぶどう、しいたけ、えのきだけ、味噌 | がん予防、視力向上 |
| ＋ | しらたき（こんにゃく）、ごぼう、オクラ、イワシ、タコ | コレステロール低下、高血圧予防、動脈硬化予防 |
| ＋ | トマト、はちみつ、ウナギ、ごま、豚肉 | 美肌効果、健脳効果、疲労回復 |

## えのきだけ餃子

えのきだけ　豚肉

▶豚肉のビタミン$B_1$が加わって疲労回復にダブル効果

〈材　料〉2人分
えのきだけ1束　豚肉100g　餃子の皮1袋　にら30g
ごま油・醤油・水各少量　油少々
〈作り方〉
①にら、えのきだけはみじん切りにする。
②ボールに豚肉と①を入れ、調味料を加え、餃子の皮で包む。
③②をフライパンで焼き上げる。焼きめがついたら水を少量入れ、フタをして水気がなくなったら出来上がり。

## えのきだけのバター炒め

えのきだけ　バター

▶バターのビタミンA、Dが加わって粘膜の強化をはかる

〈材　料〉2人分
えのきだけ2束　バター10g　塩・コショウ各少々
〈作り方〉
①えのきだけの根元を切り落とし、バターで炒めて塩、コショウで味をととのえる。

## えのきだけの味噌汁

えのきだけ　味噌

▶味噌の抗酸化作用をプラスしてがんを予防する

〈材　料〉2人分
えのきだけ1束　豆腐1/4丁　味噌30g　だし汁150cc
〈作り方〉
①えのきだけは根元を切り落とし、半分に切る。豆腐は1cm角位に切る。
②だし汁を熱し①を入れ煮立ったら味噌を入れる。

# しいたけ

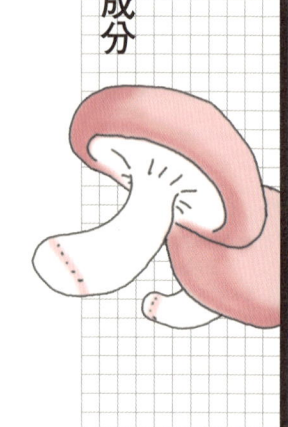

## 脳の老化とがんを予防する豊富な機能性成分

### がん予防に効果の有効成分

しいたけなどのきのこ類に含まれる食物繊維は、β—グルカンと呼ばれる強い抗がん作用があります。β—グルカンは、体に備わっているマクロファージやNK（ナチュラルキラー）細胞などの免疫機能を活性化させます。その結果、がん細胞を退治したり、がん細胞の増殖を抑えたりします。β—グルカンは、アガリクスなどにも多く含まれています。

サルノコシカケ科やシメジ科などのきのこに含まれるβ—Dグルカンやβ—I・3グルカンには、強力な抗腫瘍活性があることも覚えておいてください。

### グルタミン酸が脳の老化を予防する

しいたけの旨味成分であるグルタミン酸は、脳の栄養素として欠かせない成分で、脳の老化予防にも効果があります。また、しいたけには脳の老化を予防する核酸分解酵素が含まれているほか、神経伝達物質の合成に重要な働きをして、ボケの防止に効果のあるビタミンB6なども含まれます。

### ビタミンDに変わるエルゴステリンが豊富

しいたけは、エルゴステリンを豊富に含んでいるのも特徴です。エルゴステリンは、日光や紫外線にあたると体内でビタミンDに変化します。ビタミンDは、カルシウムの吸収率をアップし、丈夫な歯や骨をつくるので、子どもの骨の発達や骨粗鬆症の予防と改善に欠かせません。また、がんが増殖する際に必要な新生血管の生成を阻害し、がんを縮小させます。

過剰なコレステロールを体外に排泄するエリタデニンやフィトステロールも含まれ、そのほか食物繊維も豊富で、動脈硬化や高脂血症、便秘などの予防に効果的です。

また、ウイルス感染に対する生体防衛因子のインターフェロン誘起物質も含まれています。

---

**食べ合わせワンポイント**

昔のように、自然の日光にあてて乾燥をしたものは見当たらない昨今です。こうしたしいたけは、期待のビタミンDが含まれていないので、干しいたけも生しいたけも食べる前に、30分位日光にあてるようにしましょう。

# しいたけ

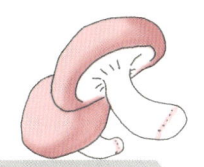

- ごぼう、ブロッコリー、にんじん、アスパラガス、のり、エビ　　抗がん作用、美肌効果
- 昆布、ほうれん草、イワシ、ごま、うど　　骨粗鬆症予防、血行促進、神経痛・リウマチに効果的
- ごま、かぼちゃ、くるみ、マヨネーズ　　老化防止、ボケ防止
- セロリ、イカ、タコ、サバ　　高血圧予防、動脈硬化予防、心臓病予防

## しいたけとうどのきんぴら

しいたけ　うど

▶しいたけとうどの栄養成分で神経痛やリウマチの予防効果

〈材　料〉2人分
しいたけ4個　うど1本　とうがらし1/2本　油大さじ1　醤油・塩各少々

〈作り方〉
① しいたけは水でもどし、うどは酢水にさらして4～5cm長さの千切りにする。とうがらしは種をとり小口切りに。
② フライパンに油を熱し、とうがらしを入れ、しいたけを炒め、うどを炒めて調味料で調味する。

## しいたけのふりかけ

しいたけ　のり

▶のりのカロテンとともにがん予防とウイルス撃退に効果

〈材　料〉2人分
しいたけ(干したもの)4個　のり1枚　いりごま大さじ1　ジャコ大さじ1　塩少々

〈作り方〉
① しいたけは直火で焼く。のりを、もみほぐす。
② ①に、ごまとジャコ、塩を加え、すり鉢でする。

## しいたけのエビ詰め

しいたけ　エビ

▶しいたけのビタミンDとエビのアスタキサンチンでがん予防

〈材　料〉2人分
芝エビ100g　しいたけ4個　たまねぎ1/8個　パン粉・牛乳各大さじ1　塩・コショウ各少々

〈作り方〉
① しいたけは、軸を取り粉をふる。たまねぎは、みじん切りにする。
② エビはすり鉢ですりつぶし、たまねぎ、パン粉、牛乳、調味料を加える。
③ ②をしいたけにのせ、オーブンで約10分焼く。

きのこ類

# しめじ

## シミやソバカスを防ぎダイエット効果

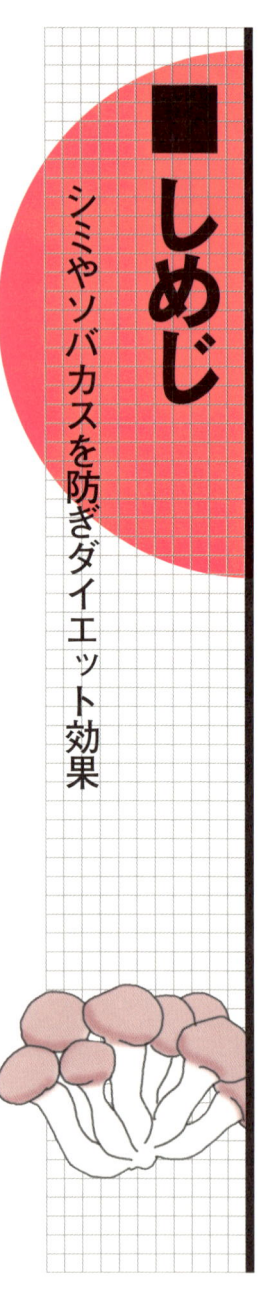

### 免疫システムを強化するレクチン

しめじには、レクチンが含まれています。レクチンには細胞を活性化する働きがあり、細胞にとりついた細菌の増殖を抑えます。また、免疫ブロブリンなどの生成にもかかわり、免疫システムを活性化して病気にかかりにくくしてくれます。がん細胞の増殖を抑えるという研究報告もあります。

レクチンには、摂食抑制作用があるのも見逃せません。食べすぎにストップをかけてくれるので、ダイエットや糖尿病でカロリー制限をしている人には、おすすめです。

### エルゴステリンが骨粗鬆症を予防

しめじの主成分は炭水化物ですが、ビタミンB₂やエルゴステリン、カリウムや食物繊維などを含みます。

エルゴステリンはビタミンDに変わり、小腸でのカルシウムの吸収を強力にバックアップする働きをもっています。丈夫な歯をつくり、骨の強化に欠かせません。子どもの骨の発達や、骨粗鬆症の予防と改善に役立ちます。

ビタミンB₂は、細胞の再生や成長の促進、有害物質である過酸化脂質の生成を抑えるビタミンで、不足すると、口内炎や目の充血を起こしやすくなります。また過酸化脂質が体内に増えると、動脈硬化やがんを誘発する原因にもなります。

### メラニン色素を防ぐ美白効果

食物繊維は、腸内の余分なコレステロールを排出する作用があるので、動脈硬化、高脂血症、便秘などの予防に効果的です。

しめじは、皮膚にシミやソバカスができるのを防いでくれるチロシナーゼ阻害物質も含んでいます。メラニン色素の生成をさまたげてくれるので、美肌や美白に効果があります。

---

**食べ合わせワンポイント**

しめじは、ビタミンB₂、ナイアシン、エルゴステリンなどビタミンB群が多いので、美肌効果が期待できます。鍋物や汁物にしたときは、汁もしっかり飲むとよいでしょう。和えものなどでは通常は一度下煮をします。

# しめじ

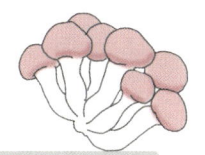

| + たまねぎ、しょうが、ごぼう、大豆 | コレステロール低下、血圧低下 |
| + ごま、キャベツ、豚肉、鶏肉、かぼちゃ、くるみ | 老化防止、スタミナ増強 |
| + アスパラガス、かぶ、ブロッコリー、グリンピース、酒、酢 | 抗がん作用、免疫力増強、疲労回復 |
| + 牛乳、松の実、ホタテ貝、モロヘイヤ | 骨粗鬆症予防 |

## きのこ類

### しめじの酒蒸し

しめじ　酒

▶お酒がしめじのビタミンB群の吸収を高める

〈材　料〉2人分
しめじ150g　酒大さじ2　塩・コショウ各少々
〈作り方〉
①しめじは根の部分を取り除いてサッと洗う。
②①を器に入れ、酒、塩、コショウをして火にかける。蒸気があがって5分ほどで出来上がり。

### しめじのけんちん汁

しめじ　鶏肉

▶しめじのビタミンB群が鶏肉のたんぱく質の代謝を高める

〈材　料〉2人分
しめじ80g　こんにゃく1/3枚　鶏肉100g　にんじん30g
豆腐1/3丁　だし汁2カップ　醤油・みりん各大さじ1
〈作り方〉
①全材料を一口大の乱切りにする。
②鍋にだし汁を入れ、調味料以外の全材料を入れて煮る。材料が煮えたら調味料を入れる。

### しめじの酢のもの

しめじ　酢

▶しめじの食物繊維の働きを酢が効率よく活性化する

〈材　料〉2人分
しめじ150g　ワカメ30g　すし酢大さじ2　とうがらし1/2本
〈作り方〉
①とうがらしは種を取り除いて小口切りにし、しめじは根を取り除いて一口大に。
②ワカメを一口大に切る。
③①と②を合わせて、とうがらし、すし酢を加える。

# マッシュルーム

## 肥満を防ぎ歯や骨を丈夫にする

マッシュルームには、ホワイトとクリーム、ブラウンの三種類がありますが、店頭で見かけるのはホワイトとブラウンです。マッシュルームはたんぱく質のほか、ビタミン$B_2$やナイアシンが他のきのこより多く、ビタミンDや食物繊維などを豊富に含むのが特徴です。

ナイアシンは、血行をよくして冷え症を改善するほか、脳の神経系を活性化し、性ホルモンを合成します。また血液中のコレステロール値を下げます。

ビタミン$B_2$には、脂質が酸化されてできる過酸化脂質の生成を抑えます。マッシュルームの食物繊維にもコレステロールを排出する働きがあるので、これらの相乗効果で脂肪太りを防ぎ、動脈硬化や血管の老化を予防します。

マッシュルームには腸内の異常発酵を抑える成分を含まれているので、口臭や体臭ばかりでなく、排泄物

### 脂肪太りを防ぐビタミン$B_2$

の消臭にも効果があります。

### エルゴステリンが歯や骨を丈夫にする

ミネラル類では、カリウムが多く含まれます。カリウムは、ナトリウムとともに、細胞内外の物質交換や水分調節をおこないます。心拍数の調整、血圧上昇の抑制、筋肉の収縮の円滑化にも関与します。不足すると、高血圧、不整脈、手足のしびれなどをまねきます。

また、しいたけと同じく、日光や紫外線にあたると体内でビタミンDにかわる、エルゴステリンも含んでいます。ビタミンDは、小腸でのカルシウムの吸収率の向上を助けます。丈夫な歯や骨をつくり、発育に欠かせないビタミンです。子どもの骨の発育や、骨粗鬆症の予防と改善に効果があります。

ビタミンDには、がん細胞が増殖するときに必要な新生血管ができるのを抑える働きもあります。

---

**食べ合わせワンポイント**

見かけによらず94％もの水分が含まれているので、お料理のときに水分の多さに戸惑うのではないでしょうか。炒めものなどにすると、水っぽくなってしまったりと。

# マッシュルーム

➕ **しいたけ、こんにゃく、昆布、トマト** 　がん予防、血行促進

➕ **ハマグリ、カキ、アサリ、にんじん、ほうれん草** 　美肌効果、糖尿病予防、貧血予防

➕ **とうがん、きゅうり、こんにゃく、イカ、スパゲティ** 　肥満防止、利尿効果

➕ **ワカメ、サケ、レタス、カキ、牛肉** 　コレステロール低下、高血圧・動脈硬化・心臓病予防、スタミナ増強

## 牛肉マッシュルームソース

マッシュルーム　牛肉

▶マッシュルームのビタミン$B_2$が牛肉のたんぱく質の吸収を高める

〈材　料〉2人分
マッシュルーム10個　牛肉200g　油大さじ2　塩・コショウ各少々
〈作り方〉
①牛肉に塩、コショウをする。マッシュルームを薄切りにする。
②牛肉を両面油で焼く。マッシュルームを油で炒め、塩、コショウし、牛肉にかける。

## マッシュルームソース

マッシュルーム　スパゲティ

▶食物繊維がスパゲティの吸収を防ぎダイエット効果が

〈材　料〉2人分
スパゲティ160g　マッシュルーム20個　オリーブ油大さじ2　塩・コショウ各少々
〈作り方〉
①スパゲティを指定の時間ゆでて、オリーブ油でからめ塩、コショウする。マッシュルームを薄切りにし、オリーブ油で炒め、塩、コショウで調味する。
②お皿にスパゲティを盛り、マッシュルームをのせる。

## マッシュルームのワイン蒸し

マッシュルーム　アサリ

▶アサリの鉄はコショウによって吸収率が高まる

〈材　料〉2人分
マッシュルーム100g　アサリ（殻付き）200g　白ワイン・塩・コショウ各少々
〈作り方〉
①お皿にアサリとマッシュルームを入れ、ワインをかけ塩、コショウをして蒸す。
②アサリの殻が開いたら出来上がり。

きのこ類

# ■牛肉

## 活力を養い貧血や疲労回復に効果大

### 豊富なリジンが病気の回復力を高める

牛肉は良質のたんぱく質と脂質に恵まれるほか、ナイアシン、鉄や亜鉛、リンなどのミネラルも豊富です。

たんぱく質は、約20種類のアミノ酸が集まってつくられていますが、そのうちどれだけのアミノ酸が含まれているかによって性質が異なってきます。人の体に近いアミノ酸の構成をもったたんぱく質ほど、吸収率や利用効率が高くなっています。牛肉はもっとも人体に近く、それだけ栄養価も高いことになります。

また、必須アミノ酸のリジンを豊富に含んでいるので、病気の回復力があり、子どもの発育を促進する働きがあります。リジンは穀類などには微量しか含まれず、年とともに不足がちになる成分です。リジンが不足すると、疲れやすくなったり、集中力がなくなったりします。また、血液中にコレステロールが増えたりします。

### 鉄欠乏性貧血に有効な動物性のヘム鉄

牛肉や魚などに含まれる鉄は、ヘム鉄です。ヘム鉄は、植物性の非ヘム鉄に比べて5、6倍も吸収率が高くなっています。鉄欠乏性貧血の人や疲労倦怠気味の人には、大きな効果が期待できます。

亜鉛は、子どもなどで不足すると成長が遅れます。また「セックスミネラル」と呼ばれるように強精・強壮効果があります。

### 豊富なナイアシンが冷え症に効果大

牛肉は、部位により栄養価がかなり異なります。ヒレやもも肉は低脂肪で高たんぱくです。また、ヒレはロースに比べて鉄が豊富です。バラ肉やロースは脂肪が多いので、生活習慣病に注意が必要です。

ナイアシンは、血行をよくして冷え症を改善するほか、脳神経の働きを活発にして頭痛などにも効果があります。

---

**食べ合わせワンポイント**

牛肉は生に近いほうが消化吸収がよいので、ステーキや焼肉で焼きすぎるともったいないことになります。焼きすぎは、発がん物質のベンツピレンやトリプP-1、P-2も生じることになります。

# 牛肉

**＋** にんにく、トマト、にら、カキ、シジミ、こんにゃく　　疲労回復、体力増強、コレステロール除去

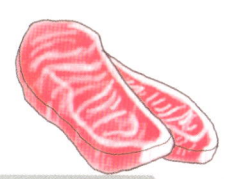

**＋** とうがん、ふき、みつば、白菜　　胃腸を丈夫にする

**＋** きゅうり、とうがん、セロリ、チコリ　　利尿作用、腎臓病改善

**＋** きくらげ、しめじ、牛乳、チーズ　　美肌効果、整腸効果、にきびや吹きでもの予防

---

## 牛肉とこんにゃくの煮物

牛肉｜こんにゃく

▶牛肉のコレステロールをこんにゃくのマンナンが取り除く

〈材　料〉2人分
牛肉100g　こんにゃく1/2枚　だし汁1カップ　醤油・酒・みりん各大さじ1
〈作り方〉
①こんにゃくは手でちぎり、サッとゆでる。
②鍋にだし汁を入れこんにゃくを入れ、調味料を入れて少し煮てから牛肉を加え、ひと煮立ちしてからアクをすくい火を止める。

---

## 牛肉冷製

牛肉｜セロリ

▶加熱して強化されたセロリの食物繊維がコレステロールに効果

〈材　料〉2人分
牛肉200g　セロリ1本すべて　キャベツ2枚　塩少々　水適量
〈作り方〉
①セロリは茎の部分は筋をとらずに斜め薄切り、葉は一口大に切る。キャベツも一口大に切る。
②鍋に湯を熱し全材料をゆでて、好みのソースで食べる。

---

## 牛肉のカバブ

牛肉｜トマト

▶トマトを加熱することでリコピンのがん予防効果が増す

〈材　料〉2人分
牛肉(ステーキ用、または串焼用)200g　プチトマト8個　塩・コショウ・オリーブ油各少々
〈作り方〉
①牛肉は一口大に切り、塩、コショウをし、オリーブ油をぬる。
②①とプチトマトを交互に串に刺し、直火で焼く。

肉・卵・乳類

# 鶏肉

## 肝疾患を予防する病後の滋養食

### 鶏肉の脂質は不飽和脂肪酸を含む

鶏肉の主成分は、たんぱく質と脂質です。動物性のビタミンAであるレチノールやビタミンB群のナイアシンも比較的多く、カリウムや亜鉛も含まれています。

鶏肉は肉の繊維が細くてやわらかく、その分たんぱく質の消化吸収率が高くなります。病人や老人、胃腸の弱い人には即効性のある滋養食としておすすめで、疲労倦怠感の解消、病後の体力の回復、低下した気力の回復などにも効果的です。

### メチオニンが肝脂肪を予防する

鶏肉には、必須アミノ酸のメチオニンが豊富です。メチオニンは肝機能を強化して、肝臓に脂肪がたまって起きる脂肪肝などを予防します。また鶏肉の脂質には、牛肉や豚肉と異なりオレイン酸やリノール酸がたくさん含まれています。オレイン酸やリノール酸は、コレステロールを減らす働きがあるので、脂質の心配はあまりありません。

ささ身の部分は肉類でもトップの高たんぱく質で、しかも低カロリーなので、ダイエット食として、あるいは肥満予防にはうってつけです。

### レチノールやコラーゲンで美容効果

体内でビタミンAの働きをするレチノールが多いのも鶏肉の特徴です。レチノールは、皮膚や粘膜を保護して、肌荒れや肌が乾燥してカサカサになるのを防いでくれます。そのうえ手羽先には、コラーゲンをたっぷりと含んでいます。コラーゲンは皮膚や髪、爪の材料になり、肌に弾力をもたせてくれます。レチノールとコラーゲンの相乗効果で、鶏肉は美容効果も発揮してくれます。

カリウムは、高血圧を防ぎます。亜鉛は不足すると皮膚や粘膜にダメージをあたえ、肌がかさついたり、味覚や嗅覚に異常をきたします。

---

**食べ合わせワンポイント**

鶏肉は、皮つきだと100キロカロリーほどカロリーが高くなるので、皮を捨ててしまう人が多いようです。コラーゲンも多いので、ゆでて溶けでた脂肪を捨てたり、ワカメやきゅうりと酢のものにすれば、皮つきでも低カロリーになります。

# 鶏肉

+ チコリ、もやし、だいこん、かぶ　　　胃腸を丈夫にする、肥満防止

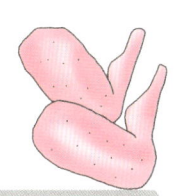

+ レバー、チンゲン菜、ほうれん草、昆布、ワサビ　　　貧血予防、がん予防、食欲増進

+ シジミ、アサリ、ゆば、かつおぶし、ローズマリー　　　肝機能強化、健脳効果

+ 牛すね肉、ヒラメ縁側、カレイ縁側、えのきだけ　　　美肌効果、心筋梗塞予防

---

## 鶏肉の香味焼き

鶏肉　ローズマリー

▶ ローズマリーの成分が記憶力を高めて健脳効果がさらにアップ

〈材　料〉2人分
鶏もも肉2個　ローズマリー2枝　油大さじ1　塩・コショウ各少々
〈作り方〉
①鶏もも肉に塩、コショウをして15分おく。
②フライパンに油を入れローズマリーを入れ熱し、①を両面中火でフタをして焼く。

---

## 鶏ささみのワサビ焼き

鶏ささみ　ワサビ

▶ ワサビのシニグリンに食欲増進と殺菌作用

〈材　料〉2人分
ささみ4本　ワサビ大さじ1　塩少々
〈作り方〉
①ささみに塩をふり両面サッとあぶって、ワサビを塗り、再び両面あぶる。
②一口大に切りわける。

---

## 水餃子

鶏肉　えのきだけ

▶ えのきだけのビタミン$B_2$効果と相乗して美肌効果

〈材　料〉2人分
鶏ひき肉200g　えのきだけ1束　薄口醤油少々　水1/2カップ　餃子皮（大判）1袋
〈作り方〉
①えのきだけは1cm位の長さに切り、全材料を合わせ、よく練る。
②餃子の皮で①を包み、鍋に湯を熱し餃子をゆでる。餃子が浮き上がってきたら出来上がり。だいこんおろしをたっぷりまぶして食べるとおいしい。

# 豚肉

## 体や脳を活性させるエネルギー源

### 活力源のビタミン$B_1$は牛肉を上回る

豚肉のたんぱく質はアミノ酸バランスに優れ、脂質にはリノール酸が多く、鶏肉に似ています。また、レチノールやビタミン$B_1$、$B_2$、$B_6$、ナイアシン、ビタミンE、葉酸、カリウム、亜鉛なども豊富です。

特にビタミン$B_1$は、部位によって差があるものの、牛肉や鶏肉の5〜10倍ほど多量に含まれています。食品のなかでもトップクラスです。

ビタミン$B_1$は、糖質をエネルギーに変えるビタミンで、白米を主食にする日本人には欠かせません。また、ビタミン$B_1$は「疲労回復ビタミン」とも呼ばれ、エネルギー代謝の副産物で疲れの原因となる乳酸が、体にたまるのを防いでくれます。また脳や中枢神経の働きと深くかかわっています。

ビタミン$B_1$が不足すると、体力や気力が低下して慢性的な疲労感や情緒不安定をまねくほか、手足にしびれが生じ、最悪の場合は脚気になります。

### がんや老化予防に効果を発揮

ヒレ肉や肩肉など、部位によってビタミンやミネラルを含む量に違いがあります。ヒレ肉はビタミン$B_1$が、バラ肉の約2倍も含まれています。もも肉は脂肪が少なく、ナイアシンを含んでいます。バラ肉はもも肉の10倍もの脂肪があり、ロースもそれにつぎます。もちろん、良質のたんぱく源ですが、肥満の人やコレステロール値の高い人は注意してください。豚足にはコラーゲンなどが豊富で、美肌効果が期待できます。

発育を促す、いわれるビタミン$B_2$や、血行をよくするナイアシン、「若返りのビタミン」であるビタミンEなどを豊富に含んでいます。ビタミンEは、脂肪が酸化されて有害物質の過酸化脂肪になり、動脈硬化やがんの原因になるのを防ぎます。

### ビタミンやミネラルが豊富

**食べ合わせワンポイント**

中高年になったら、肉の部分はもちろん、コラーゲンの多い豚足をおすすめします。豚足をゲテモノ料理と決めつけてかかり敬遠するのは、あまりにももったいない話です。

# 豚肉

+ にんにく、たまねぎ、ねぎ、にら → 疲労回復、体力増強、心筋梗塞予防

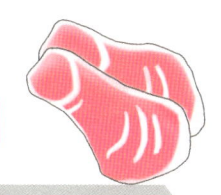

+ こんにゃく、しめじ、ワカメ、おかひじき、ごま、酢 → コレステロール低下、高血圧・動脈硬化予防、血行促進

+ かぼちゃ、さつまいも、落花生 → 老化予防、健脳効果

+ 鶏手羽先、鶏皮、牛すじ肉 → 美肌効果、老化予防

---

## 水餃子

**豚肉 | にんにく**

▶にんにくのアリシンが豚肉のビタミン$B_1$の吸収を高める

〈材　料〉2人分
豚ひき肉200g　にんにく1カケ　白菜1葉　餃子の皮2人分　水1/2カップ　ごま油・醤油各少々
〈作り方〉
①にんにくは、みじん切りにする。白菜も荒みじん切る。
②ボールに全材料を合わせ、よく練り、餃子の皮で包む。
③②を熱湯で浮き上がってくるまでゆでる。だいこんおろしで食べてもおいしい。

---

## 豚肉の冷しゃぶ

**豚肉 | 酢**

▶酢の有機酸が加わって血液をサラサラに保つ

〈材　料〉2人分
豚肉200g　塩・コショウ・片栗粉各少々
〈作り方〉
①豚肉は塩、コショウ、片栗粉をまぶし、熱湯で2～3分ゆでて冷やす。
②①をおろしポン酢などで食べると美味。

---

## 豚肉の黒ごま焼き

**豚肉 | ごま**

▶ごまの不飽和脂肪酸が豚肉のコレステロールを取り除く

〈材　料〉2人分
豚肉200g　みりん・醤油各大さじ1　黒ごま大さじ1　油大さじ1
〈作り方〉
①豚肉をみりん醤油につけ込む。
②①に黒ごまをまぶし、熱した油で両面中火でよく焼く。

肉・卵・乳類

# レバー

## 貧血を改善し美容効果にも期待

### レチノールが豊富で高い栄養価

牛や豚、鶏などのレバー（肝臓）には、消化のよい良質の動物性たんぱく質をはじめ、レチノールやビタミンB群、ビタミンC、D、葉酸、亜鉛、鉄などが非常に豊富に含まれています。レチノールは動物性のビタミンAで、その薬効は同じです。レバーにはレチノールが多く、たったの一切れで、1日のビタミンAの必要量を満たしてしまうほどです。ビタミンAは皮膚や目、ノドの粘膜を保護し、活性酸素によってダメージを受けた細胞膜を回復するなどの働きがあります。

また、風邪やインフルエンザなどの感染症に対する抵抗力をつけ、気管支炎や鼻炎などの症状を改善します。眼精疲労やドライアイなどの目の病気にも効果があります。そのほか肌や髪のかさつきを防ぐので、美肌、美容にも効果的です。

ただし、食べすぎには注意してください。レチノールが豊富なので、ビタミンAの過剰症になるおそれがあるからです。

### 豊富な葉酸や鉄が貧血を改善

レバーには、ミネラルの鉄が豊富です。肉に含まれる量よりもずっと多く、しかも動物性のヘム鉄のため、吸収率が格段に高くなっています。その鉄も、牛や鶏のレバーよりも豚のレバーのほうが多く含まれます。造血に必要なビタミン$B_{12}$や葉酸も非常にたくさん含まれているので、貧血の人はもとより、妊娠中の女性も積極的に食べてもらいたい食品です。

ビタミンB群は、総合的な働きをして髪につやをあたえ、抜け毛を防ぎます。レチノールの効果もあって美容に役立ちます。ビタミンDは、カルシウムの吸収を助けて、歯や骨を丈夫にします。亜鉛は「セックスミネラル」とも呼ばれ、精力を増強します。

---

**食べ合わせワンポイント** 貧血予防の鉄分補給にはてっとり早いのですが、ほうれん草なども加えて、上手にとりましょう。

# レバー

**＋ オリーブ油、バター、マヨネーズ** → がん予防、健脳効果、老化防止

**＋ くるみ、アボカド、ピーナツ、鶏肉、アーモンド** → 健脳効果、血行促進、疲労回復、強肝効果

**＋ ウナギ、いわし、豚肉、牛肉、にんにく** → 精力増強、ボケ防止

**＋ いちご、キーウィフルーツ、レモン、ピーマン、芽キャベツ** → 美肌効果、疲労回復、ストレス解消

---

## レバーの地中海サラダ

**レバー　芽キャベツ**

▶ レバーのビタミンB群と芽キャベツのビタミンCでストレス解消

〈材　料〉2人分　レバー150g　芽キャベツ6個　なす1個　レモン1/2個　イタリアンドレッシング大さじ1　牛乳1/2カップ　塩、コショウ各少々
〈作り方〉
① レバーは牛乳に浸して軽く手でしぼり、血抜きをし、これを熱湯でゆでる。芽キャベツは塩ゆでする。
② なすは皮ごと乱切りにし、軽く塩もみする。
③ ①②を器に盛りつけ、イタリアンドレッシングをかけ、塩、こしょうで味をととのえる。

## レバーのにんにく炒め

**レバー　にんにく**

▶ レバーのビタミン$B_1$がにんにくのアリシンで吸収が高まる

〈材　料〉2人分
レバー200g　にんにく6カケ　黒酢大さじ1　めんつゆ大さじ1　牛乳1/2カップ　塩、こしょう、サラダ油適宜
〈作り方〉
① レバーは牛乳につけて臭味を取り除き、一口大に切って、塩、こしょうをする。にんにくは厚めに切る。
② フライパンに油を温め、にんにくををサッと炒める。
③ ①に一口大に切ったレバーを加え、レバーの色が全体的に白く変わるまで炒める。

## レバーと鶏肉の煮物

**レバー　鶏肉**

▶ レバーと鶏肉のメチオニンで強肝作用がさらにアップ

〈材　料〉2人分
レバー150g　鶏肉100g　れんこん500g　さといも70g　生しいたけ2個　だし汁1カップ　めんつゆ適量
〈作り方〉
① レバーは30分ほど水につけた後、軽くもみほぐし、一口大に切る。さといもは皮をむき、一口大に切る。れんこん、生しいたけも、一口大に切る。
② 鍋にだし汁を加え煮立てて、生しいたけ、れんこんを加えて、ひと煮立ちさせ、さといもを加え、調味する。

肉・卵・乳類

# 鶏卵

## 肝臓の機能を強化するパーフェクト食品

### アミノ酸スコア100の理想的たんぱく源

体内ではつくられず、食品からとらなければならない重要な9種類のアミノ酸を、必須アミノ酸と呼んでいます。鶏卵のたんぱく質は、この9種類の必須アミノ酸をすべて含んでいます。鶏卵は、たんぱく質の栄養価をあらわすアミノ酸スコアが満点の100です。

鶏卵のほかにアミノ酸スコアが100なのは、アジ、イワシ、サケ、牛肉、豚肉、牛乳などです。

必須アミノ酸のなかでもメチオニンが多いのも、鶏卵の大きな特徴です。メチオニンは肝機能を強化し、脂肪肝などを予防する必須アミノ酸で、鶏卵はその優れた供給源です。肝機能障害の改善に役立つほか、冷え症や虚弱体質の改善、病後の体力回復などに効果的です。また脂肪やたんぱく質のエネルギー代謝を助けるビタミン$B_2$が、肉類の3倍も含まれているため、脂肪の蓄積を防いでくれるのも特徴です。

### ビタミンやミネラルも豊富

鶏卵は、ビタミン類やミネラル類も豊富で、完全食品ともいわれています。ビタミン類では、髪の健康を保つレチノールや歯や骨を丈夫にするビタミン$D$、骨粗鬆症の予防に効果のあるビタミン$K$、ミネラル類では貧血を予防する鉄やカルシウム、細胞の生成にかかわるリンを多く含んでいます。

### 卵黄には、健脳、老化予防に有効なレシチンが豊富

卵黄には、レシチンがたっぷり含まれています。レシチンには油を水分に溶かす乳化作用があります。この働きによってコレステロールを減らし、動脈硬化を予防します。卵黄はコレステロールが多いのですが、レシチンがその心配を軽減してくれます。レシチンはまた、血栓を溶かして脳梗塞や心筋梗塞を予防したり、神経物質のアセチルコリンの合成にかかわり、ボケやアルツハイマー病の予防にも役立ちます。

---

**食べ合わせワンポイント**

卵はパーフェクトたんぱく食品ですが、インスタント食品（インスタントコーヒー、ラーメンなど）と食べ合わせると、インスタント食品の多くに含まれるフィチン酸により、亜鉛の吸収が、さまたげられるおそれがあります。

# 鶏卵

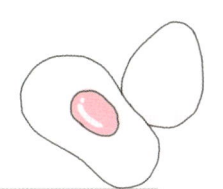

| + 小松菜、にんじん、ピーマン、チンゲン菜、スパイス | 目のかすみ改善、視力の衰え防止、生活習慣病予防 |
| --- | --- |
| + クルミ、ごま、イワシ、マグロ、もずく | ボケ防止、記憶力向上、コレステロール低下 |
| + シジミ、レバー、ゆば、カキ、味噌 | 肝臓病予防、強精・強壮、血行促進 |
| + 牛肉、カキ、タラ、カツオ | 体力増強、スタミナ強化 |

## 卵カレー

鶏卵　スパイス

▶数多くのスパイスが血行をよくして生活習慣病を防ぐ

〈材　料〉2人分
鶏卵（ゆでたもの）4個　カレールー2人分　にんじん30g　ピーマン2個　じゃがいも1個　たまねぎ1/2個　油大さじ1　スープ2カップ
〈作り方〉
①にんじん、ピーマン、じゃがいも、たまねぎは小さめの乱切りにする。
②①を鍋で炒め、スープを加えて煮、やわらかくなったら、卵とルーを加え10分位煮る。

## 卵雑炊

鶏卵　もずく

▶もずくのフコイダンが卵のコレステロールを取り除く

〈材　料〉2人分
鶏卵4個　もずく20g　ごはん2杯　だし汁2カップ　塩少々　みつば2本
〈作り方〉
①ごはんはよく洗う。もずくも洗って塩分を取り去り2cm位に切る。
②鍋に①とだし汁を加えて煮、塩を加え、卵を溶き入れ、みつばを散らして火を止める。

## 卵の味噌漬け

鶏卵　味噌

▶味噌が血行をよくして卵のレシチンの働きを高める

〈材　料〉2人分
鶏卵4個　味噌適量
〈作り方〉
①卵を卵黄と白身とに分ける。
②味噌床に卵黄型にくぼみを作り、卵黄を流し込み、フタをして一週間置く（夏は冷蔵庫に）。箸休めやお酒の肴に美味。

肉・卵・乳類

# ■牛乳
## 豊富なカゼインが大切な生理活性を高める

### 生理活性をもつカゼインの多い良質たんぱく源

牛乳の「アミノ酸スコア」は、100の満点です。アミノ酸スコアは9種類の必須アミノ酸のバランスを示したもので、100に近いほど良質のたんぱく質といえます。

牛乳の良質のたんぱく質の約80％を占めているのが、カゼインです。カゼインは体内で分解されて、重要な生理活性をもつ多種類のペプチドをつくり、これらのペプチドはカルシウムの吸収を助けたり、免疫機能を強化したり、十二指腸などの働きを活発にします。

牛乳にはコップ1杯で1日の必要量の3分の1を満たすほどのカルシウムが含まれていますから、その点からも豊富なカゼインは大きな効果を発揮します。カルシウムは白米を主食とする日本人が常に不足しているミネラルで、骨粗鬆症を予防するほか、精神状態を安定させる働きがあります。

### ビタミンバランスで美容効果

牛乳にはビタミン類がバランスよく含まれています。皮膚のかさつきをふせぐ動物性のビタミンAであるレチノール、脂肪をエネルギーに変えて脂肪太りを防ぐビタミン$B_2$、皮膚炎や口内炎を予防するビタミン$B_6$、悪性貧血を防ぐビタミン$B_{12}$などです。このほかにもビタミンDやEも含まれています。

### 乳糖不耐症はラクターゼが原因

牛乳には、特に乳児に欠かせない乳類は鉄の吸収を高めるためたくさん含まれています。特に牛乳の乳糖は鉄の吸収を高めるため、貧血に効果があるとされています。栄養価の大変に優れた牛乳ですが、飲むとお腹がごろごろするなど体に合わない、乳糖不耐症の人も少なくないはずです。これは乳糖を分解するラクターゼという酵素が日本人には少ないからで、他の栄養素の吸収にも影響がでるので、加工乳などの利用も考えてください。

---

**食べ合わせワンポイント**　牛乳はカゼインや乳糖が含まれているため、大変吸収のよい状態になっています。ここにさらに消化吸収のよいはちみつを加えると、脂肪と糖質のとりすぎになり、肥満が心配な人には好ましくありません。

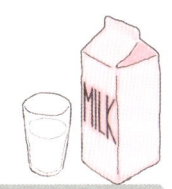

# 牛乳

- **ゆば、にら、あさつき、小松菜、ごま** 　集中力をつける、イライラ防止、骨粗鬆症防止
- **カキ、イカ、タコ、たまねぎ** 　高血圧予防
- **ごま、イワシ、マグロ、大豆、カニ** 　ボケ防止、記憶力向上、血行促進
- **やまいも、カキ、牛肉、卵** 　虚弱体質改善、体力向上

---

### ミルクセーキ
（牛乳 ＋ 卵）

▶パーフェクト食品同士の組み合わせで栄養価が絶大

〈材　料〉2人分
牛乳150cc　卵1個　はちみつ大さじ1　氷適量
〈作り方〉
①牛乳と卵、はちみつをミキサーにかける。
②①に氷を加える。好みでミントなどを添えると来客用にも。

---

### クリームコロッケ
（牛乳 ＋ カニ）

▶牛乳の成分にカニの亜鉛が加わり血行をよくする

〈材　料〉2人分
牛乳・スープ各1カップ　カニ80g　小麦粉40g　たまねぎ1/4個　油適量　塩・コショウ・小麦粉・パン粉・卵各適量
〈作り方〉
①たまねぎは、みじんにして油でアメ色に炒める。小麦粉を加えて炒め、牛乳を少しずつ加えてホワイトソースを作る。トロリとしてきたら火を止め、あら熱をとり冷蔵庫で冷やす。
②①にほぐしたカニを加え、米たわら型にし、小麦粉、卵、パン粉の順につけて油で揚げる。

---

### 牛乳とあさつきのスープ
（牛乳 ＋ あさつき）

▶あさつきのマグネシウムが牛乳のカルシウムの吸収をアップ

〈材　料〉2人分
牛乳・スープ各1カップ　あさつき2本　塩・コショウ各少々　生クリーム1/2カップ
〈作り方〉
①牛乳、あさつきをミキサーにかける。
②①にスープを加えて温め、調味料で味付けし、生クリームを加える。

肉・卵・乳類

## ■チーズ

### 肝機能を強化するメチオニンの供給源

**栄養価が凝縮された健康食**

チーズは牛乳などを乳酸菌と酵素で発酵し、熟成した食品です。発酵・熟成のみをおこなったナチュラルチーズと、これを加熱・調味したプロセスチーズに大別されます。

ヨーグルトと同じように原料や種類で栄養価は多少異なりますが、たんぱく質や脂質、レチノール、ビタミン$B_2$、カルシウムなどが豊富な優れた食品です。

牛乳を原料としたプロセスチーズでは発酵、熟成の過程をへることによって、たんぱく質や脂質、レチノールが牛乳の約7倍、カルシウムも約6倍増えています。しかも乳酸菌や酵素の働きで、たんぱく質や脂質が、ヨーグルトと同じように消化吸収されやすい状態に変わっています。

**メチオニンが肝機能障害を改善**

豊富なたんぱく質は、筋肉や血液をつくり、血管や臓器を丈夫にしてくれます。必須アミノ酸のメチオニンが豊富なので、肝脂肪を予防したり肝機能障害の改善にも効果があります。メチオニンにはアレルギー症状を緩和する働きもあります。

レチノール（ビタミンA）は、皮膚や口、ノドの粘膜を保護し、感染症の抵抗力をつけるとともに、肌荒れや髪のぱさつきの改善などに効果があります。不足がちなカルシウムは、骨粗鬆症などの骨の病気のほか、イライラをしずめ、高血圧などの予防と改善に役立ちます。

**ナチュラルチーズが善玉菌を増やす**

加熱加工をしていないナチュラルチーズは、酵素や乳酸菌を生きたまま体内にとりいれられます。ヨーグルトなどと同様に、腸内のビフィズス菌などの善玉菌を増やし、免疫機能を活性化したり、がんを予防してくれます。

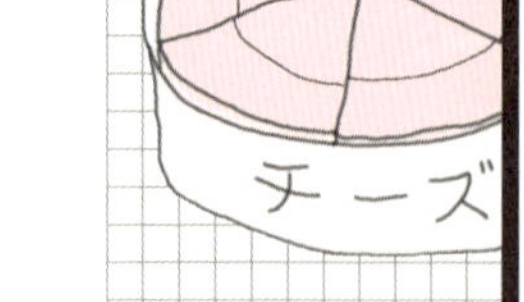


**食べ合わせワンポイント**

グラタンなどでは、チーズをトッピングにしてオーブンで焦げ目をつけますが、発がん物質のトリプP-1やP-2、ベンツピレンができるので、自宅で食べるときには、わざわざ焦がすことはありません。

# チーズ

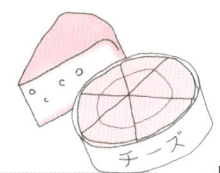

| + | 小松菜、昆布、牛乳、小魚、油 | 骨粗鬆症予防、イライラ防止、集中力をつける、コレステロール除去 |
| --- | --- | --- |
| + | セロリ、えのきだけ、おかひじき、もやし、トマト | 便秘解消、肥満防止、がん予防 |
| + | レバー、ごま、大豆、マグロ血合い肉 | 貧血の予防と改善 |
| + | ほうれん草、レモン、ビール酵母、米、ワカメ | 美肌効果、老化防止 |

## チーズ揚げ

チーズ　油

▶チーズのコレステロールを植物油が取り除く

〈材　料〉2人分
エメンタールチーズ（溶けるチーズ）6枚　餃子の皮（大）6枚　揚げ油適量　レモン適量
〈作り方〉
①エメンタールチーズを餃子の皮で包んで中火で揚げる。きつね色になったら出来上がり。
②①にレモン汁をかける。

## チーズごはん

チーズ　米

▶お米のアミノ酸やフェルラ酸がプラスしてチーズの効果増大

〈材　料〉2人分
チーズ60g　しその葉6枚　ジャコ30g　ごはん2杯　すし酢大さじ2
〈作り方〉
①チーズは5mm角、1.5cm位の長さに切る。しその葉は千切りにする。
②ボールに全材料を合わせ、すし酢を加えて、サッとまぜる。

## チーズサンド

チーズ　トマト

▶チーズの脂肪がトマトのカロテンの吸収アップを助ける

〈材　料〉2人分
チーズ（板状）4枚　レタスの葉2枚　トマト1/2個　塩少々　パン8切　からしマヨネーズ大さじ2
〈作り方〉
①パンにからしマヨネーズを塗り、レタス、薄切りトマト、チーズはさむ。
②①のパンの四方の端を切り落とし、適当に大きさに切って食べる。

肉・卵・乳類

# ヨーグルト

## 腸内の善玉菌を活性化してがんを防ぐ

### 乳酸菌がたんぱく質の消化吸収を助ける

ヨーグルトは、もっとも古くから利用されている発酵乳の一つです。牛乳またはやぎ乳、羊乳などをそのまま、あるいは濃縮したのち、乳酸菌で発酵させたものです。たんぱく質や脂質、レチノールやビタミン$B_2$、カルシウムなどが含まれ、主成分は原料の牛乳とほとんど変わりません。

しかし発酵というプロセスをへることによって、カルシウムやビタミン$B_2$は、牛乳よりも増えています。また、たんぱく質や脂質などが乳酸菌の働きで分解されているので、消化吸収されやすくなっています。

ヨーグルトの生きた乳酸菌は、腸内でビフィズス菌などの善玉菌を増やし、その働きで有害物質を排泄してくれます。牛乳と同じように豊富なカルシウムは、骨粗鬆症の予防のほか、イライラや情緒不安定、不眠症などの改善に役立ちます。

### 善玉菌を増やし悪玉菌を撃退

乳酸菌は消化液の影響で、大腸にたどりつくまでに、かなりの数が死んでしまいます。なるべく食後に食べたほうが効果的です。しかし発酵によって生まれた成分が体内のビフィズス菌などの善玉菌を活性化し、体に悪影響を与える細菌の働きを抑えてくれます。善玉菌と悪玉菌は常に勢力争いをしているので、ヨーグルトを常食すると、腸内の細菌バランスを善玉菌優勢の状態に保つことができます。

### 善玉菌に発がん物質の抑制効果

腸内の善玉菌は、腸のぜん動運動を活発にし、便秘の解消に役立ちます。悪玉菌がつくる発がん性物質や、消化の過程で生じる発がん物質のジメチルニトロソアミンを無毒化し、がんを予防してくれます。また、体の免疫機能を活性化させることにより、病原菌の活動を抑えて食中毒や感染症を防いでもくれます。

---

**食べ合わせワンポイント**　乳酸菌の働きを生かすためには、熱いスープやコーヒーを一緒にとるのは、やめたほうがよいでしょう。

# ヨーグルト

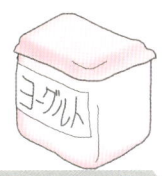

+ **大豆、カシューナッツ、ごま、さつまいも、じゃがいも、ホタテ貝** — 老化防止、健脳効果、体力増強

+ **やまいも、エビ、バナナ、納豆、キーウィフルーツ** — 胃腸を丈夫にする

+ **小松菜、キャベツ、なす、ブロッコリー** — がん予防、視力の改善

+ **レタス、オクラ、こんにゃく、りんご** — 便秘・下痢の予防と改善

---

### ヨーグルトサラダ

**ヨーグルト　じゃがいも**

▶じゃがいもの糖質とビタミンCでヨーグルトの不足成分を補う

〈材　料〉2人分
ヨーグルト(プレーン) 大さじ4　じゃがいも(中) 2個　たまねぎ1/2個　きゅうり1本　塩・コショウ・酢各少々
〈作り方〉
①じゃがいもは皮付きのまま塩ゆでに。たまねぎは半月の薄切りにする。きゅうりは塩をつけて板ずりし、小口切りにして酢をかけておく。
②じゃがいもの皮をむきマッシュし、全材料を合わせ、塩、コショウで調味する。

---

### フルーツヨーグルト

**ヨーグルト　キーウィフルーツ**

▶キーウィフルーツの生きた酵素がヨーグルトの効果を高める

〈材　料〉2人分
ヨーグルト大さじ4　キーウィフルーツ2個　バナナ1本　はちみつ少々
〈作り方〉
①キーウィフルーツ、バナナは皮をむいて1cm角に切る。
②①にヨーグルトをかけ、はちみつをかける。

---

### 冷たいヨーグルトスープ

**ヨーグルト　ホタテ貝・エビ**

▶ホタテ貝とエビのたんぱく質でスタミナ源をプラス

〈材　料〉2人分
ヨーグルト・スープ各1カップ　ホタテ貝・エビ各4個　塩・コショウ各少々
〈作り方〉
①ホタテ貝は横に2つに切り、エビはむいて背わたを取り、2つに切る。
②鍋にスープを熱し、ホタテ貝、エビを加え、調味料で味をととのえて冷やし、ヨーグルトを加える。

肉・卵・乳類

# いちご

## 免疫力強化のビタミンCの宝庫

### 8粒で1日のビタミンC必要量

いちごのビタミンC含有量は、果実のなかでもトップクラスです。8粒食べるだけで、ビタミンCの1日の必要量を満たすほどです。いちごは手軽に生で食べられるため、加熱や酸化によるビタミンCの損失を心配することはありません。

しかしながら、タバコでビタミンCが失われるほか、ストレスもビタミンCを奪います。栄養価として必要な以外にも、ビタミンCの失われる機会が多いのも事実です。ビタミンCは人体で合成できないので毎日とる必要がありますが、ビタミンAとちがって水溶性のため、必要量以上に摂取しても排出されるので安心です。

### 免疫力を高めて風邪やがんを予防

ビタミンCは、コラーゲンの合成に欠かせないビタミンです。コラーゲンは細胞同士を結びつける成分なので、血管や皮膚、粘膜などを丈夫にする働きがあります。また、強い抗酸化力によって免疫力を高め、ウイルスや細菌による感染症や、がんを予防します。ビタミンCの抗ストレス効果は、ストレスをやわらげる副腎皮質ホルモンの合成にビタミンCが必要なためです。メラニン色素の沈着を抑制するため、シミやソバカスなどを防ぐ効果もあります。また、白内障や歯周病の予防にも役立ちます。

### ペクチンが糖尿病を予防

いちごには水溶性食物繊維のペクチンが豊富です。

ペクチンは、食べたものの腸内での移動時間を遅らせ、糖分が吸収されるのをさまたげるので、血糖値の急上昇を防ぎます。血糖値の急上昇はインスリンの働きを弱め、糖尿病の原因になります。ペクチンは、善玉コレステロールを増やす働きがあるので、高血圧や動脈硬化などの生活習慣病の予防にも効果的です。

---

**食べ合わせワンポイント**

ビタミンCが果物中もっとも多いいちごを食べるなら、熱いスープやコーヒー、紅茶を一緒に飲まないことが望ましいでしょう。ビタミンCは熱に弱いので、胃のなかで半減してしまいます。

# いちご

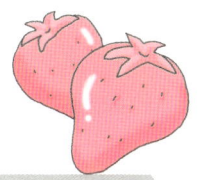

| 組み合わせ | 効果 |
|---|---|
| ✚ やまいも、ヨーグルト、チコリ、しそ、ビール、タイ | 胃腸の強化、老化防止 |
| ✚ ブロッコリー、グレープフルーツ(ピンク)、トマト、京にんじん、チコリ | がん予防、ストレス解消、美肌効果、健脳効果 |
| ✚ たまねぎ、ワカメ、きくらげ、落花生 | 高血圧予防、動脈硬化予防、心臓病予防 |
| ✚ カキ、キーウィフルーツ、レモン | 美肌効果、ストレス解消 |

## いちごのビールゼリー

**いちご　ビール**

▶ビールの酵母にある老化防止作用でダブル効果

〈材　料〉2人分
いちご4粒　ゼラチン(粉末)5g　ビール200cc　砂糖大さじ2　水大さじ1

〈作り方〉
①ゼラチンは、水を加えてし、めらせておく。
②①にビールを加えて湯せんか弱火で溶かし、砂糖を加える。砂糖が溶けたら火を止め、しめらせた型に流し、とろみがついてきたら、へたをとったいちごをのせて冷蔵庫で冷やす。

## いちごサラダ

**いちご　チコリ**

▶チコリの葉酸がいちごの糖の代謝を高める

〈材　料〉2人分
いちご4粒　チコリ4枚　セロリ1/4本　マヨネーズ大さじ2

〈作り方〉
①へたをとったいちごとセロリは5mm角に切り、マヨネーズとあえる。
②①をチコリの葉にのせて食べる。

## 甘鯛のいちごソース

**いちご　タイ**

▶低カロリーで高栄養価のタイをおいしく食べる

〈材　料〉2人分
いちご10粒　甘鯛2切　バター大さじ2　塩・コショウ各少々

〈作り方〉
①いちごはへたをとってミキサーにかけて、こす(または、うらごしする)。
②甘鯛はウロコをとって、塩、コショウをしてフライパンにバターを入れて裏表を焼き、①をかけて食べる。

果物類

# 柿

## 相乗効果で強力ながん予防効果

### 「柿が色づくと医者が青くなる」理由

昔から「柿が色づくと医者が青くなる」と、いわれてきました。柿にはビタミンCがたっぷり含まれていて、それが「万病のもと」といわれた風邪を予防したためなのでしょう。しかし現代では「万病のもと」といわれるのは活性酸素などのフリーラジカルと呼ばれる酸化物質なのですが、「柿が…」という言葉は現在でも通用します。ビタミンCには強い抗酸化力があって、活性酸素の毒性を防いでくれるからです。

また柿には、温州みかんから発見されたβ―クリプトサンチンも含まれています。β―クリプトサンチンは、柿の色の色素であるカロテノイドで、カロテンの5倍もの抗がん作用があります。ビタミンCとの相乗効果で、がん予防にも効果があります。

### 美容効果のある干し柿

干し柿は、糖分が生柿の4倍もあります。またカロテンも2倍に増えます。逆に、ビタミンCは酸化されてしまい、ほとんど含まれません。しかし生柿よりも食べられる量が増えるので、食物繊維の供給源としてはぴったりです。カロテンには美肌効果があるので、食物繊維の便秘解消効果も手伝って、美容のために役立ちます。干し柿の表面の白い粉にも、咳止めや痰を切る効力を失ってしまいます。

### 柿のタンニン成分が二日酔いに効く

柿が二日酔いにいいといわれるのは、渋味のもとであるシブオールを主成分とするタンニンや、アセトアルデヒドを分解する酵素のアルデドロゲナーゼが含まれているからです。ただしこれらの成分は、干し柿にすると効力を失ってしまいます。

柿は果実だけでなく、その葉にも効能があります。柿の葉をお茶にして飲むと、高血圧や動脈硬化のほか、潰瘍による出血を防ぐ働きもあります。

---

**食べ合わせワンポイント**

干し柿は、ビタミンCも失くなっています。また二日酔予防の効果も失くなっていますので、お酒のあとに酔い醒ましを期待して食べるのは無意味です。

# 柿

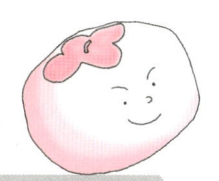

+ きゅうり、とうがん、チコリ、レタス、かぶ　　利尿作用、血行促進

+ 白菜、キャベツ、春菊、ふき　　胃腸を丈夫にする、がん予防

+ 大豆、なす、じゃがいも、トマト、豆腐　　高血圧・動脈硬化・心臓病予防、老化防止

+ 黒きくらげ、ワカメ、カニ　　がん予防、肥満防止

## 柿の白和え

柿　豆腐

▶豆腐のビタミンEがプラスして美肌と若返りに相乗効果

〈材　料〉2人分
柿1/2個　こんにゃく1/2丁　豆腐1/2丁　ごまペースト大さじ1　砂糖大さじ1 1/2
〈作り方〉
①柿は皮をむいて種をはずし、短冊に切る。豆腐は重しをして、水気を取り除く。こんにゃくは短冊に切り、サッとゆでる。
②豆腐をすり鉢ですり、ごまペースト、砂糖を加え、柿、こんにゃくをまぜる。

## 柿の酢のもの

柿　かぶ

▶かぶの豊富なカリウムとの利尿作用倍増で体内浄化

〈材　料〉2人分
柿1/2個　かぶ2個　きゅうり1/2本　甘酢大さじ2　塩少々
〈作り方〉
①柿は皮をむいて薄く、くし形に切る。きゅうりは塩をつけ板ずりし、小口切りにする。
②①を甘酢であえる。

## 柿マヨネーズソース

干し柿　マヨネーズ

▶マヨネーズのレシチンと干し柿のカロテンで美肌効果がアップ

〈材　料〉2人分
干し柿1個　いんげん6本　アスパラガス2本　マヨネーズ大さじ2　塩少々
〈作り方〉
①いんげんは筋を取り塩ゆでにし、1/2に切る。アスパラガスの硬い部分を取り除き塩ゆでし、斜めに4〜5cm位の長さに切る。
②干し柿はすり鉢ですりつぶし、マヨネーズとまぜ①と和える。

果物類

# キーウィフルーツ

## 疲労を回復し肥満や糖尿病を防ぐ

### 風邪を予防し疲労回復に効果的

キーウィフルーツは果汁が多く、また甘味と酸味のバランスで爽やか感があります。キーウィフルーツの特徴は、いちごを上回るほどのビタミンCが多いことです。100gあたりの含有量は69mgで、1日1個でビタミンCの必要量の約70％ほどになります。タバコをすう人やストレスを感じやすい人は、積極的に食べるようにしてください。

この豊富なビタミンCが、肌のトラブルを防ぎ、風邪やインフルエンザなどの感染症を予防するほか、がん予防や血管の老化防止にも効果があります。

糖分のうち、吸収のよいブドウ糖と果糖が約80％も含まれています。ブドウ糖は、脳の大切な栄養素になります。また、疲労物質である乳酸の生成を抑えるクエン酸やリンゴ酸も比較的多いので、これらの相乗効果で疲労回復力を発揮します。

### 豊富な食物繊維が便秘を解消

食物繊維のペクチンも、いちごと同様、果実のなかではトップクラスです。ペクチンは、血糖値の急上昇を抑えて、肥満や糖尿病の予防や改善に効果があります。ペクチンとカリウム、クエン酸との協同作用で、血液中のコレステロールを減らし、脂肪の分解を高めて、動脈硬化や高血圧などの予防に効果を発揮します。ペクチンには、腸内の有害物質を排出する働きがあり、また便秘解消にも役立ちます。

カリウムには、利尿作用があります。膀胱炎で尿ででが悪いなどの症状にも効果的です。

### 肉類の消化吸収を助けるアクチニジン

キーウィフルーツの皮の付近には、たんぱく質の分解酵素であるアクチニジンが含まれています。肉類なでど一緒に食べると消化吸収が促進され、胃もたれを防ぐ効果があります。サラダにも利用しましょう。

---

**食べ合わせワンポイント**

キーウィフルーツの皮を捨てるのは、もったいない話です。皮の内側にはアクチニジンというたんぱく質分解酵素が含まれているので、硬い肉にのせておくと皮がやわらかくなり、おいしく食べられます。

# キーウィフルーツ

| + 柿、チコリ、パセリ、レタス | 利尿作用、ストレス解消、美肌効果 |
| --- | --- |
| + トマト、にら、しいたけ、きくらげ、おから | がん予防、風邪予防、肥満防止 |
| + たまねぎ、イワシ、みょうが、鶏肉、ピーマン | 生活習慣病予防、老化防止 |
| + ヨーグルト、モロヘイヤ、オクラ、納豆 | 下痢・便秘予防 |

## キーウィのおからあえ

キーウィ｜おから

▶おからの食物繊維がキーウィの糖質をセーブする

〈材　料〉2人分
キーウィフルーツ2個　パイナップル50g　おから100g　甘酢大さじ4
〈作り方〉
①キーウィフルーツ、パイナップルともに皮をむいて1cm角に切る。
②おからをサッと熱湯に通して甘酢を加え、冷めてから①を加える。

## キーウィフルーツソース

キーウィ｜レバー

▶キーウィのビタミンCがレバーの鉄を効率吸収

〈材　料〉2人分
キーウィフルーツ2個　レバー100g　油大さじ2　塩・コショウ各少々
〈作り方〉
①キーウィフルーツは、皮をむいてうらごしする。
②レバーに塩、コショウをし、油を熱し鶏もも肉を両面焼き①をかけて食べる。

## キーウィのサンドイッチ

キーウィ｜パン

▶キーウィの果糖とパンのブドウ糖で即効的に脳を活性化

〈材　料〉2人分
キーウィフルーツ2個　サンドイッチ用パン8枚　レタス4枚　バター大さじ1　からし少々
〈作り方〉
①キーウィフルーツは皮をむき5mm位に輪切りにする。パンのみみを切り取り、からしとバターをまぜたものをぬる。
②①にレタスとキーウィフルーツはさむ。

果物類

# グレープフルーツ

## 豊富なビタミンCが心身の疲労を回復

### ビタミンCの吸収を助けるフラボノイド

グレープフルーツには、ビタミン類が豊富です。そのうえ糖質が少ないので、低エネルギー（カロリー）です。ビタミンCは、ほかの柑橘類より豊富に含まれ、グレープフルーツ1個で1日の必要量の約80％がまかなえます。糖質が少ないので、血糖値の高い人や、ダイエット中のビタミンC補給源にぴったりの果実です。

グレープフルーツには、ビタミンCの吸収率を高めるフラボノイドやクエン酸も多く、肌荒れやシミ、ソバカスを防ぐ美肌効果があります。

フラボノイドは、植物の葉や果実に含まれている色素成分です。フラボノイドには活性酸素の毒性を消す働きがあります。活性酸素は不飽和脂肪酸を酸化してしまいますが、その酸化を防ぐのがフラボノイドで、化学物質が原因のがんを予防する効果が高いともいわれています。

### いやな気分を吹き飛ばすビタミンC

ビタミンCには、美肌効果のほかにも心因性の疲労をやわらげる働きがあります。ストレスの解消にも役立つうえ、グレープフルーツの薄皮にも同じような効果をもつリモネンという成分が含まれています。これらの相乗作用で、イライラなどのいやな気分を吹き飛ばしてくれます。グレープフルーツは、気分がすっきりしないときなどに最適です。

### ビタミンDが毛細血管をしなやかにする

グレープフルーツの特有の苦味は、フラボノイドに似た働きをもつビタミンPによるものです。ビタミンPは、毛細血管を丈夫にして血液の流れをよくし、ビタミンCの吸収と働きを高めてくれます。

注意したいのは、降圧剤、特にカルシウム拮抗剤（きっこう）を服用している人です。ジヒドロキシベルガモチンの作用で、血圧を下げすぎてしまうおそれがあります。

---

**食べ合わせワンポイント**

グレープフルーツの実がはいった袋には、血管をやわらかくするビタミンPが多く含まれているので捨てないようにしてください。幸い袋はやわらかいので、食べやすいと思います。

# グレープフルーツ

**＋** ブロッコリー、トマト、なす、イカ、にんじん　　がん予防、視力回復

**＋** ブドウ、もも、キーウィフルーツ、いちじく　　高血圧・動脈硬化・心臓病予防

**＋** レモン、いちご、柿、メロン、油、エビ、パン　　美容効果、ストレス予防、老化防止、スタミナ強化

**＋** 酢、昆布、マッシュルーム、セロリ　　ダイエット効果、血行促進

---

### グレープフルーツのパン粥

グレープフルーツ ／ パン

▶パンのビタミンEと豊富なビタミンCで若返りと美容効果

〈材　料〉2人分
グレープフルーツ1個　食パン4枚　牛乳2カップ　塩少々
〈作り方〉
①グレープフルーツは袋から実をだして、一口大に。
②鍋に牛乳と、ちぎったパンを入れ温め、塩を加え火を止めて冷まし、グレープフルーツを加える。

---

### グレープフルーツサラダ

グレープフルーツ ／ エビ

▶エビのタウリンとビタミンCで強力なスタミナ効果

〈材　料〉2人分
グレープフルーツ1個　芝エビ100g　フレンチドレッシング大さじ2　塩少々
〈作り方〉
①グレープフルーツは袋から実をだし、芝エビはサッと塩ゆでする。
②①をフレンチドレッシングで和えて冷やす。

---

### グレープフルーツドレッシング

グレープフルーツ ／ 油

▶植物油のビタミンEをグレープフルーツのビタミンCが活性化

〈材　料〉2人分
グレープフルーツ1個　フレンチドレッシング大さじ2　サバ2切
〈作り方〉
①グレープフルーツは袋から実をだし、フレンチドレッシングにまぜる。
②サバは直火で焼いて①をかけて食べる。

果物類

# ■パイナップル

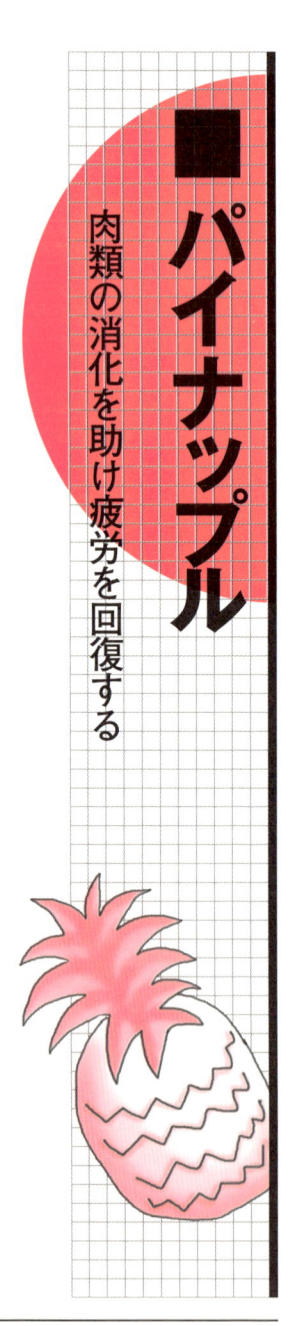

## 肉類の消化を助け疲労を回復する

### プロメラインとクエン酸が消化を促進

肉料理などに、パイナップルが添えられていることがあります。パイナップルには、たんぱく質分解酵素のブロメラインを含んでいるからです。

ブロメラインは、肉をやわらかくして消化を助ける働きがあります。また酸味成分のクエン酸は体内に吸収されやすく、胃液の分泌を促進することから、これらの相乗作用で一層たんぱく質の消化吸収がよくなるというわけです。このほかブロメラインには、たんぱく質のかたまりを溶かす働きもありますが、缶詰にするときには60度以上の熱を通すので、この薬効は失われてしまいます。

### 免疫力を強化するTNFを増加させる

白血球の一種であるマクロファージは、ウイルスやがん細胞を取り込み、死滅させることが知られています。パイナップルは、このマクロファージが分泌する免疫力を活発化させるTNF（腫瘍壊死因子）という生理物質を増加させます。

免疫力が活性化されれば、体にとっては異物のウイルスなどの感染症のほか、がん予防にも効果が期待されます。

### ビタミンB₁とクエン酸が疲労回復に効果

パイナップルには、主成分の糖質をエネルギーにかえるビタミンB₁が多く、疲労物質である乳酸の生成を抑える酸味成分のクエン酸も含まれます。そのため、疲労回復、倦怠感に効果を発揮します。

ビタミンCも豊富で、風邪などの感染症を防ぎ、病気の回復力を早め、心身ともにストレスに強い体をつくる働きがあります。また、食物繊維も豊富なので、整腸作用を促し、便秘の解消にも効果があります。カリウムは、体内の余分なナトリウムを排出し、利尿作用があるので、高血圧の予防に効果があります。

---

**食べ合わせワンポイント**　生のパイナップルを料理に使う場合は、たんぱく質分解酵素のブロメラインが含まれているので、火を通しすぎないようにしてください。火を止めてから、からめるなどしたほうが効能を得られます。

# パイナップル

| + | パセリ、キーウィフルーツ、ピーマン、いちご、レバー | 美肌効果、疲労回復効果 |
| + | かぶ、だいこん、みつば、やまいも、じゃがいも | 胃腸を丈夫にする |
| + | アスパラガス、しいたけ、アブラ菜、アロエ、小松菜 | がん予防、貧血予防 |
| + | 酢、ナッツ、ごま、そば | 血行促進、血管の若返り、高血圧予防 |

## パイナップルのレバー炒め

パイナップル　レバー

▶レバーのビタミンB群の補強で疲労回復効果アップ

〈材　料〉2人分
パイナップル（正身）100g　レバー100g　油大さじ1　塩・コショウ各少々
〈作り方〉
①パイナップル、レバーを一口大に切る。レバーを水につけて血抜きをする。
②油を熱しレバーを炒め、塩、コショウをし、パイナップルを加えてサッとまぜ火を止める。

## パイナップル冷スープ

パイナップル　じゃがいも

▶ビタミンCの速効性と遅効性の絶妙バランスで効力発揮

〈材　料〉2人分
パイナップル（正身）50g　じゃがいも1個　たまねぎ1/4個　油大さじ1　牛乳2カップ　塩・コショウ各少々
〈作り方〉
①じゃがいも、たまねぎは乱切りにして油で炒め、ミキサーにかける。
②①に牛乳を加え塩、コショウをし、小さく刻んだパイナップルを加える。

## パイナップルジュース

パイナップル　小松菜

▶鉄の吸収を高めるパイナップルとヨーグルトの組み合わせ

〈材　料〉2人分
パイナップル（正身）150g　小松菜100g　水1カップ　ヨーグルト大さじ2
〈作り方〉
①パイナップル、小松菜を冷やしておき、乱切りにしてミキサーにかける。
②飲む直前に氷とヨーグルトをまぜる。

果物類

# バナナ

## 免疫力を強化してがんを予防する

### 消化に優れたエネルギー源

バナナはスポーツ選手たちにとって必需品です。バナナに含まれる多量の糖質が、即効性のあるエネルギー源になるからです。バナナ1本がご飯半膳分のエネルギー（カロリー）に匹敵するほどなので、子どもや病人などには主食がわりにもなります。

エネルギー量は、果実のなかでもトップクラスです。しかも熟すにつれてでんぷんが減り、果糖やブドウ糖、ショ糖などの割合が増えるので、消化吸収されやすくなるという特徴があります。

### 血圧降下作用のあるカリウムが豊富

バナナは糖質以外にも、カロテンやビタミン$B_1$、$B_2$、C、カリウムのほか、食物繊維のペクチンとオリゴ糖を多く含んでいます。カロテンは感染症への抵抗力をつけ、肌荒れを防ぎます。ビタミン$B_1$や$B_2$は疲労の回復に役立ちます。カリウムは体内の余分な塩分を排泄して、血圧を下げる働きがあります。また、利尿作用があり、腎臓の働きを助けます。

食物繊維のペクチンは便をやわらかくして便秘解消に役立つほか、コレステロールを低下させ、老廃物の排泄にも効果があります。

オリゴ糖は腸内の善玉菌の好物で、ビフィズス菌などを増やし、整腸作用もあるので、これも便秘解消に役立ちます。

### バナナに免疫力を高めがん予防効果

白血球の一種であるマクロファージは、ウイルスやがん細胞を取り込んで、消滅させてしまいます。これは、マクロファージが分泌するTNF（腫瘍壊死因子）という生理活性物質の働きによるもので、バナナはTNFを活性化して免疫力を増強し、感染症やがんを予防します。このTNFの働きはパイナップルにもあります。

---

**食べ合わせワンポイント**

バナナは冷蔵庫で保存すると皮がすぐに黒変してしまいます。たくさん手にはいって困ったときには、皮をむいて冷凍してください。おいしいシャーベットに早変わりするので、もてあます心配はいりません。

# バナナ

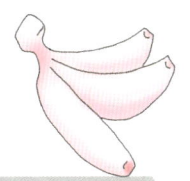

- **かぶ、チコリ、やまいも、キャベツ、芝エビ、乳酸菌飲料** — 胃腸を丈夫にする、体力増強、疲労回復
- **セロリ、ワカメ、トマト、モロヘイヤ** — 利尿効果、腎臓を丈夫にする
- **納豆、ぜんまい、もやし、ふき** — 便秘予防、血液サラサラ効果
- **昆布、さといも、ごぼう、小松菜、カッテージチーズ** — 高血圧予防、動脈硬化予防、心臓病予防

## バナナの乳酸菌ジュース

バナナ / 乳酸菌飲料

▶乳酸菌飲料がバナナの糖質の吸収を高めて疲労回復を促進

〈材料〉2人分
バナナ2本　乳酸菌飲料200cc　氷適量
〈作り方〉
①バナナは皮をむき、乳酸菌飲料と共にミキサーにかける。
②コップに入れ氷を加える。

## バナナのてんぷら

バナナ / 芝エビ

▶芝エビの良質なたんぱくが加わり体力増強に効果を発揮

〈材料〉2人分
バナナ2本　芝エビ100g　てんぷら粉1カップ　水適宜　油適宜　酒少々
〈作り方〉
①バナナは皮をむいて一口大に切る。芝エビは酒をふりかけておく。
②てんぷらの衣を作り、①を中温で揚げる。

## バナナのサラダ

バナナ / カッテージチーズ

▶チーズの乳酸菌がバナナの食物繊維と効果的に働く

〈材料〉2人分
バナナ2本　カッテージチーズ大さじ2　グレープフルーツ1/2個　はちみつ大さじ2
〈作り方〉
①バナナは皮をむいて一口大に切る。グレープフルーツは袋からだす。
②①を器に盛り冷蔵庫で冷やし、食べるときにカッテージチーズとはちみつをかける。

果物類

# ぶどう

## 心臓病を防ぎ疲労回復に即効性

### 皮や種子に含まれるポリフェノール

ぶどうの皮や種子には、血栓ができるのを防ぎ、抗酸化作用のあるポリフェノールがたっぷり含まれていて、脳卒中や心臓病予防に効果があります。

赤ワインが体にいいのはこのポリフェノールのためで、フランス人は肉や乳製品をよく食べるのに心臓病が少ないところから判明し、「フランスパラドックス」として知られるようになりました。

またぶどうには、レスベラトロールという強い発がん抑制成分が含まれていますが、特に多いのがデラウェア種です。

### 豊富なブドウ糖に即効性の疲労回復効果

ぶどうには、ブドウ糖や果糖などの糖質が豊富です。ブドウ糖は体内に吸収されやすく、そのままエネルギーに変わります。糖質はブドウ糖に分解されてから、エネルギーとなるからです。ブドウ糖はまた、脳細胞にとって大切な栄養素になります。

ぶどうには、有機酸の一種である酒石酸やクエン酸など、エネルギー代謝をよくする成分も豊富なので、ブドウ糖との相乗効果で疲労回復には即効性があります。酒石酸は、コレステロール値を下げ、また結腸がんの予防に役立ちます。

体や脳の働きを高めるビタミン$B_1$や$B_2$、活性酸素の害から身を守ってくれるビタミンCやE、骨を強くするカルシウム、利尿や血圧降下作用のあるカリウムなどを含みます。そのほか渋味の成分のタンニンには、ウイルスなどの殺菌作用があります。

### 貧血や骨粗鬆症にに効く干しぶどう

干しぶどうにすると栄養価が凝縮され、カリウムやカルシウム、マグネシウム、鉄、銅などのミネラルが5倍から20倍にも増加します。そのため特に、貧血や骨粗鬆症の人には最適です。

---

**食べ合わせワンポイント**

大粒のぶどうを食べるときは手で皮をむき、ためておきます。これをミキサーにかけ、ドレッシングに加えれば、たちまちおいしいフルーツドレッシングに変身します。ぶどうの皮にあるポリフェノールも、油によって効果が増します。

# ぶどう

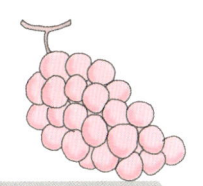

+ **さくらんぼ、牛肉、小松菜、春菊** 　　腰痛・肩こりの改善

+ **チコリ、セロリ、きゅうり、ふき、カレー粉** 　　利尿効果、腎臓病予防と改善

+ **アシタバ、アスパラガス、かぼちゃ、だいこん、鶏肉** 　　糖尿病予防、高血圧予防、心臓病予防

+ **アロエ、かぶ、パパイア、パイナップル** 　　胃腸の強化、下痢止め

---

## ぶどうと鶏肉の煮もの

**ぶどう　鶏肉**

▶鶏肉の不飽和脂肪酸をぶどうのポリフェノールが酸化防止

〈材　料〉2人分
ぶどう(巨峰)10粒　鶏もも肉100g　だし汁1カップ　醤油・みりん・砂糖各大さじ1
〈作り方〉
①ぶどうは皮をむく(皮はジュースに)。鶏もも肉は一口大に切る。
②鍋にだし汁、鶏もも肉、みりん、砂糖を入れて煮て醤油を入れ、ぶどうを入れてサッとからめて火を止める。

---

## ぶどうジュース

**ぶどう　だいこん**

▶ぶどうのポリフェノールがだいこんのビタミンCの働きを高める

〈材　料〉2人分
ぶどう200g　だいこん100g　レモンの絞り汁1/2個分
〈作り方〉
①ぶどうを1粒ずつはずし、だいこんは乱切りにする。
②①をミキサーにかけ、レモンの絞り汁を加える。

---

## ぶどうのドライカレー

**ぶどう　カレー粉**

▶カレー粉とぶどうのポリフェノールで抗酸化作用にダブル効果

〈材　料〉2人分
干しぶどう1/2カップ　ごはん2杯　カレー粉大さじ1/2　塩・コショウ各少々　油大さじ1
〈作り方〉
①干しぶどうはぬるま湯でもどす。
②フライパンに油を熱し、ごはんを炒め、干しぶどうを加え、カレー粉と塩、コショウで調味する。

果物類

# プラム

## ビタミン・ミネラルが豊富なミラクルフルーツ

### 肝機能を正常にさせるカリウムが豊富

プラムは古くから、肝臓を丈夫にする果物の一つにあげられていました。プラムの主な成分はカリウムで、体内の余分な塩分を排泄するほか、利尿作用、肝臓病による腹水、二日酔いや熱があって口が渇くなどの症状に効果があります。

カリウム以外にもカロテンやビタミンB群、ビタミンC、カルシウムやナトリウム、鉄などのミネラルや水溶性食物繊維のペクチン、ポリフェノールのアントシアニンが含まれています。

### プルーンは薬効に優れたミラクルフルーツ

プラムを乾燥させたものが、プルーンです。プルーンは「ミラクルフルーツ」と呼ばれるほど、ビタミンやミネラルをバランスよく、しかも豊富に含んでいます。ビタミンではカロテンのほかに、ビタミン$B_1$やビタミン$B_2$、ナイアシン、パントテン酸などをたっぷりと含みます。パントテン酸には、抗ストレス効果があるほか、ビタミン$B_6$や葉酸とともに免疫力の強化に役立ちます。またビタミンCのように、善玉コレステロールの増加にも効果を発揮します。

ミネラル類も豊富で、カリウムやカルシウム、リン、マグネシウム、鉄などを含みます。造血に必要なビタミンB群が豊富なうえ、鉄が多く含まれるため、貧血を改善する効果はレバーにつぐという報告もあります。

### 便秘解消、がん、老化予防にも効果

プルーンは、便秘解消の妙薬としても知られています。これは水溶性食物繊維のペクチンが豊富なためです。また、プルーンに多いカロテンは、活性酸素の害から細胞を守り、新陳代謝を活発にするとともに、乾燥肌などの予防にも効果を発揮します。

女性にとって必要な成分がたっぷり含まれているので、常にそばにおいておきたいフルーツです。

---

**食べ合わせワンポイント**

プラムは体を冷やす働きがあるので、冷え症の人や下痢がちな人は控えたほうがよいでしょう。また、夜食べるのも避けたほうがよいでしょう。

# プラム

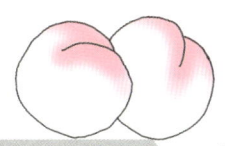

- きゅうり、レタス、チコリ、イカ、キーウィフルーツ、 → 利尿作用、ストレス解消、体力増強
- セロリ、納豆、こんにゃく、えのきだけ → 便秘予防、血液サラサラ効果
- みょうが、春菊、たまねぎ、ピーマン、ヨーグルト → 血液浄化、高血圧・心臓病予防
- 油、お茶、ワイン、酢、さつまいも → がん予防、老化予防

## プラムとさつまいもの煮物

プラム／さつまいも

▶さつまいものアントシアニンとでプラムの効能にダブル効果

〈材　料〉2人分
プラム100g　さつまいも1本　水1カップ　砂糖大さじ2
〈作り方〉
①プラムは種を除く。さつまいもは厚めに皮をむき30分水にさらしてから一口大に切る。
②鍋に湯をわかしプラムとさつまいもを煮、さつまいもがやわらかくなったら、砂糖を加える。

## ヨーグルトプルーン

プラム／ヨーグルト

▶ヨーグルトの乳酸菌がアントシアニンの吸収を高める

〈材　料〉2人分
ヨーグルト100g　プラム10粒　ブランデー大さじ1
〈作り方〉
①プラムはブランデーに浸しておく。
②①を器に盛り、ヨーグルトをかける。

## プラムの和風サラダ

プラム／イカ

▶イカのタウリンと酵素で体内の酵素の働きを高める

〈材　料〉2人分
プラム10粒　イカ1杯　芝エビ100g　たまねぎ1/2個
クレソン6本　甘酢大さじ2
〈作り方〉
①イカは腹わたをだし、皮をむいてきれいに洗い、一口大に切る。たまねぎは、くし形の薄切り、クレソンは一口大に切る。
②①と芝エビ、プラムを器に盛り、甘酢をかけて冷やす。

果物類

# みかん

## カロテンの5倍の抗酸化力をもつ成分が豊富

### 抗がん作用に優れたβ－クリプトキサンチン

みかんや柿に含まれる抗がん物質のβ－クルプトキサンチンは、もともと温州みかんから発見されたものです。β－クリプトキサンチンは、みかんの色をだすカロテノイドで、カロテンの5倍の抗酸化作用によって、がん細胞の増殖をさまたげる働きや免疫力を強化する働きがあります。

また、みかんのフラボノイドやテルペノイドなどは、発がん物質の活性を抑制し、発がん物質を体外に排出してくれます。

### 酸味成分のクエン酸が疲労回復

みかんには、ビタミンCが豊富です。ビタミンCはコラーゲンを合成し、抗酸化作用でがんをはじめとする生活習慣病を予防するほか、体の免疫機能を高めて、風邪やインフルエンザなどの感染症予防に効果を発揮します。

このほかに、ノドの粘膜を保護して病原菌の侵入を防ぐカロテン、肌や髪につやをあたえるビタミンB群などを含んでいます。

酸味成分のクエン酸も多く、胃液の分泌を高めて食欲を増進させ、疲労の原因となる乳酸の生成を抑制するので、疲労回復に役立ちます。

### 白いすじのフラボノイドが生活習慣病を予防

みかんの袋には、便秘を予防したり血中コレステロールを下げる食物繊維のペクチンや、ビタミンPが含まれています。ビタミンPは、コラーゲンの合成を促進したり毛細血管を強化し血圧を下げます。また、心臓の冠動脈を拡張したり、ビタミンCの吸収や働きを助けます。

みかんの袋や皮についている白いすじには、フラボノイドが含まれています。フラボノイドには毛細血管を強くするだけでなく抗酸化作用もあるので、袋ごと食べれば生活習慣病の予防に役立ちます。

---

**食べ合わせワンポイント**　みかんは丸ごと食べられます。外の皮は漢方薬では「陳皮（ちんぴ）」と呼ばれ、咳を止めたり、痰を取り除いてくれます。

# みかん

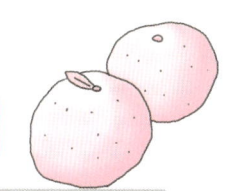

| 組み合わせ | 効果 |
|---|---|
| ✚ アスパラガス、かぶ、やまいも、もやし | 胃腸の働きを丈夫にする、便秘解消 |
| ✚ ブロッコリー、チンゲン菜、しいたけ、いちご、芝エビ | がん予防、肥満防止 |
| ✚ ピーマン、かぼちゃ、ねぎ、しょうが、ワカメ | 風邪予防、免疫力強化 |
| ✚ バナナ、すいか、きくらげ、イワシ | 高血圧予防、心臓病予防、健脳効果 |

## みかんのワカメジュース

みかん　ワカメ

▶ワカメのフコイダンにもみかんと同じ免疫強化作用

〈材　料〉2人分
みかん2個　ワカメ15g　炭酸水180cc　氷適量
〈作り方〉
①みかんは袋からだしておく。ワカメは水洗いして水でもどす。
②ワカメをミキサーにかける。
③グラスに②を入れ①を加え、氷を加え、炭酸水をそそぐ。

## みかんサラダ

みかん　ごはん

▶ペクチンがみかんの糖質の吸収をさまたげて肥満を防止する

〈材　料〉2人分
みかん2個　ごはん2杯　しその葉4枚　フレンチドレッシング大さじ2
〈作り方〉
①みかんは袋からだす。しその葉は横に細切り。
②ボールにごはん、みかん、しその葉を入れ、フレンチドレッシングで和える。

## みかんのシュリンプサラダ

みかん　芝エビ

▶芝エビのアスタキサンチンがみかんのビタミンCを活性化

〈材　料〉2人分
みかん2個　芝エビ20個　マヨネーズ・酢各大さじ1　塩少々
〈作り方〉
①みかんは袋からだし、皮はサッと湯をくぐらせてから、みじん切り。芝エビは塩ゆでにする。
②①を器に入れ、マヨネーズと酢を合わせてかける。

果物類

# ■ りんご

## 高血圧や動脈硬化を予防する健康食

### 疲労回復や食欲増進に効果を発揮

りんごは、果糖やブドウ糖などの糖質が主な成分で、水分を80％以上も含んでいます。ブドウ糖はエネルギーに変換されやすく、それだけ疲労回復に役立ちます。

またりんごの酸味をつくっているリンゴ酸やクエン酸、酒石酸が豊富で、乳酸などの疲労物質の代謝をスムーズにして、疲労の回復や食欲の増進に役立ちます。

ほかの果物と比べてビタミンCはそれほど多くはありませんが、水溶性の食物繊維であるペクチンと、カリウムを多く含んでいます。

### りんごのカリウムが高血圧を予防する

昔から、りんごの生産地では高血圧の人が少ないことが知られています。これは、りんごを食べる機会が多いからで、りんごの豊富なカリウムが体内の余分な塩分を排泄し、高血圧を予防しているからです。

りんごには、水溶性食物繊維のペクチンが豊富なことも見逃せません。がん予防効果があるほか、血液中のコレステロール値を下げる働きがあります。コレステロールは酸化されると悪玉コレステロールとなって血管壁を痛め、高血圧や動脈硬化を引き起こします。

ペクチンには、腸内の善玉菌を増やす働きもあります。ビフィズス菌や乳酸菌などの増殖した善玉菌は、腸内を掃除して発がん物質や老廃物の排泄を高めます。また、腸内で水分を吸収してゼリー状になるペクチンは、便秘の解消にも大きな効果を発揮します。

### アントシアニンががんを予防する

りんごの赤い皮の色は、フラボノイドのアントシアニンによるものです。アントシアニンには他のフラボノイドと同じように、強力な抗がん作用があり、また抗血栓、抗ウイルス作用があります。

そのほか、肝機能を回復し、視力の向上や眼精疲労にも効果を発揮します。

---

**食べ合わせワンポイント**

りんごの皮はペクチンを多く含むので、砂糖を加えて煮て裏ごしすれば、ジャムとして食べることができます。また、入浴剤として使えば体が温まり、肌もすべすべになります。

*192*

# りんご

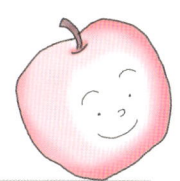

+ パイナップル、チコリ、みつば、やまいも  　　胃腸の強化、下痢・便秘の改善

+ こんにゃく、ワカメ、えのきだけ、グレープフルーツ、トマト  　　肥満防止、血液サラサラ効果

+ きくらげ、アスパラガス、たまねぎ、なす、豚肉  　　血中コレステロール低下、心臓病予防

+ トマト、ブロッコリー、チンゲン菜、のり、いんげん  　　がん予防、老化防止、疲労回復

---

## ポークソテーりんごソース

りんご　豚肉

▶豚肉のコレステロールをリンゴのペクチンが除去

〈材　料〉2人分
りんご1個　ポークソテー用肉2切　塩・ガーリックパウダー各少々　油大さじ1　レモン絞り汁少々
〈作り方〉
①りんごは皮をむいてすりおろし、レモンの絞り汁を加える。
②ポークに塩、ガーリックパウダーをふり、両面を油で焼く。
③②に①をかけて食べる。

---

## りんごのスープ

りんご　トマト

▶トマトの食物繊維がりんごのペクチンとともに肥満防止

〈材　料〉2人分
りんご1個　トマト1個　スープ2カップ　パセリ少々　塩・コショウ各少々
〈作り方〉
①りんごは芯を取り除き、皮つきのまま4等分し、くし形に切る。トマトも同様に切る。
②スープを温め①を加え調味料で調味し、パセリのみじん切りを散らせる。

---

## りんごの和風サラダ

りんご　いんげん

▶いんげんのビタミンB群がりんごの疲労回復効果にプラス

〈材　料〉2人分
りんご1個　いんげん6本　炒りごま大さじ1　甘酢大さじ2　塩少々
〈作り方〉
①りんごは芯を取り除き皮つきのまま4等分し、くし形に切る。いんげんは筋をとり塩ゆでして半分に切る。
②炒りごまと甘酢を合わせ①にかける。

# レモン

## 白内障を予防し美肌をつくる

### 抗酸化作用で白内障を予防する

レモンはビタミンCの宝庫で、みかんなどの柑橘類のなかでも、もっとも多く含まれています。

ビタミンCには、美容効果をはじめとして様々な効能がありますが最近注目されているのが、活性酸素の害を取り除く抗酸化作用です。血液中の中性脂肪やコレステロールは酸化されると、過酸化脂質や悪玉コレステロールになり、血管を痛めて、高血圧や動脈硬化の原因になります。ビタミンCはこういった血管の硬化を防ぎ、血管の若々しさを保ちます。

ビタミンCは、白内障の予防にも効果があります。目は常に太陽光線にさらされていますが、太陽光線の紫外線は活性酸素を発生させ、水晶体のたんぱく質を攻撃します。その害を防ぐために水晶体にはビタミンCが多いのですが、年齢とともに水晶体のビタミンCが不足するようになります。

ビタミンCは、コラーゲンの生成や保持にも欠かせません。コラーゲンは肌に弾力をあたえ、シミやソバカスを防いで美肌効果にも役立ちます。

### ビタミンCの働きを活性化するルチン

レモンには、そばなどに多いポリフェノールのルチンも含まれています。ルチンは毛細血管を丈夫にして、高血圧や動脈硬化の予防に役立ちます。ビタミンCの吸収を助ける働きや、水溶性のため体外に流出しやすいビタミンCを体内にとどめておく働きもあります。ビタミンCとルチンが含まれるレモンは、ビタミンCの絶好の供給源です。

### 疲労回復に即効性のあるクエン酸

レモンに豊富に含まれる酸味成分のクエン酸には、乳酸などの疲労物質を分解し、エネルギー代謝を高めてくれるので、スポーツのあとなどに効果的です。疲労回復効果があります。

---

**食べ合わせワンポイント**

紅茶とレモンの食べ合わせに注意。輸入のレモンには防カビ剤のOPPが使われているので、皮をむくか、国産のレモンを使用するほうがいいでしょう。

# レモン

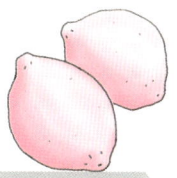

| + アスパラガス、にんじん、モロヘイヤ、ほうれん草、なす | がん予防、視力回復 |
| --- | --- |
| + ねぎ、にんにく、にら | 疲労回復、強精・強壮 |
| + グレープフルーツ、柿、いちご、サバ、パパイヤ、アサリ、 | 美肌効果、ストレス解消、貧血防止、健脳効果 |
| + 昆布、酢、マグロ、しいたけ | 高血圧・心臓病予防 |

## レモンとサバのホイル焼き

レモン サバ

▶サバのDHA・IPAの酸化をレモンのビタミンCが助ける

〈材　料〉2人分
レモン1個　サバ2切　塩・コショウ各少々　バター10g
〈作り方〉
①レモンにワックスが塗られたものは、皮をむいて薄切りにする。サバは塩、コショウする。
②アルミホイルを用意して、その上にサバを置き、レモン、バターをのせて包み、オーブンで約10分焼く。

## レモンジュース

レモン モロヘイヤ

▶豊富なモロヘイヤとレモンのビタミンCがん予防に効果

〈材　料〉2人分
レモン1個　モロヘイヤ100g　水180cc　塩・氷各少々
〈作り方〉
①レモンは皮をむき、モロヘイヤと水を加えてミキサーにかける。
②①に氷を入れ塩を加えて飲む。

## アサリのレモン蒸し

レモン アサリ

▶レモンのビタミンCがアサリの鉄の吸収を高める

〈材　料〉2人分
レモン1/2個　アサリ(むき身)100g　塩・コショウ各少々
バター10g
〈作り方〉
①アサリに塩をし、レモンを輪切りにしたものをのせ、バターをのせる。
②①を電子レンジで10分間過熱する。

果物類

# オリーブ油

## 消化吸収に優れ生活習慣病を予防する

### 消化吸収に優れた植物油

オリーブ油は、オリーブの果実から搾られる淡黄色で、無臭の油です。サラダ油や油漬け油として、広く利用されています。

オリーブ油は、植物油のなかでも最も消化吸収がよく、オレイン酸やリノール酸、リノレン酸などの不飽和脂肪酸を含んでいます。また、脂溶性のビタミン類やカリウムやマグネシウム、リンなどのミネラルが豊富です。さらに、細胞に酸素を送る働きをもつスクツレンなど機能性の高い成分も含まれています。

果肉だけを弱く冷圧して採取したオリーブ油は、バージンオイルと呼ばれ、新鮮な風味とともに栄養価も優れています。

### オレイン酸が生活習慣病の予防に効果

オリーブ油の酸化を防ぐ働きがあるオレイン酸は、血液中の悪玉コレステロールだけを減少させます。ま

たオリーブ油には体の酸化を防ぐビタミンEなどの強力な抗酸化作用をもつ成分が含まれています。オリーブ油は油のなかでも、高温による急速な酸化にも強いといわれています。また、リノール酸は血中のコレステロール値を下げたり、血管を拡張して血行をよくする働きがあり、これらの相乗作用で、動脈硬化や心臓病、高脂血症などの予防に効果があります。

ただしリノール酸を過剰にとると、逆にがんの発生率を高めてしまうので、注意してください。

### 便秘を解消し胃を守る

オリーブ油は腸壁をなめらかにして腸のぜん動運動を高めるため、便秘の解消に役立ちます。また、胃を守り、胃の運動や胃液の分泌を規則正しくすることから、胃酸過多や胃潰瘍にも効果があります。髪の毛や皮膚、爪などの健康維持にも効果があるとされ、消化吸収されやすい栄養食品です。

---

**食べ合わせワンポイント**

オレイン酸が多いオリーブ油は、酸化しにくい油です。少々値段は高いのですが、サプリメントを買うことを考えたら決して高くはありません。もっとオリーブ油に親しんで、イタリア人のように健康でパワフルになりましょう。

# オリーブ油

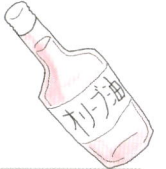

➕ ごぼう、れんこん、タコ、イカ　　コレステロール低下、高血圧・心臓病予防

➕ トマト、ウナギ、ごま、えのきだけ、ピーマン、パスタ　　美肌効果、老化防止

➕ こんにゃく、なす、オクラ、トマト、アスパラガス、　　大腸がん予防

➕ ワカメ、ピーマン、小松菜、にら　　動脈硬化、心筋梗塞予防

---

## ペンネのサラダ

オリーブ油　パスタ

▶パスタのビタミンEの吸収をオリーブ油のオレイン酸が高める

〈材　料〉2人分
オリーブ油大さじ1　ペンネ(乾)100g　きゅうり1/2本　トマト1個　たまねぎ1/4個　塩・コショウ各少々
〈作り方〉
①ペンネは指定時間ゆでる。きゅうり、たまねぎは薄切りにし、トマトはくし形に切る。
②①にオリーブ油と調味料をまぜる。

---

## ブラディマリー

オリーブ油　トマト

▶トマトのリコピンをオリーブ油が効率よく吸収

〈材　料〉2人分
ウオツカ大さじ2　トマトジュース150cc　オリーブ油大さじ2　タバスコ・氷各適量
〈作り方〉
①全材料を合わせて、よくまぜる。
②①をグラスにそそぐ。

---

## ラクトウイユ

オリーブ油　ピーマン

▶ピーマンのカロテンの吸収をオリーブ油が手助けする

〈材　料〉2人分
ピーマン1個　なす1個　ズッキーニ1/2個　たまねぎ1/4個　にんじん1/3本　オリーブ油少々　スープ2カップ　塩・コショウ各少々
〈作り方〉
①野菜はすべて一口大の乱切りにする。
②①をオリーブ油で炒め、スープを加えて煮て、塩、コショウで味付けする。

油類

# 米

## 大切な脳に必要なエネルギー源

### 脳の栄養に欠かせないブドウ糖

お米には、もっとも一般的な白米のほか、玄米と胚芽米があります。お米から、もみ殻を取り除いたものが玄米で、その玄米からぬかの部分を取り除いたものが胚芽米です。白米は、ぬかの部分も胚芽の部分も精製して取り除いたものです。栄養価は、玄米、胚芽米、白米の順ですが、消化吸収の面では逆になります。

白米の主成分は炭水化物です。そのほか、オリザニンの多いたんぱく質や、ビタミン類やミネラル類、食物繊維などを含みます。炭水化物は体内でブドウ糖になります。ブドウ糖は、大切な脳にとっての唯一のエネルギー源です。勉強疲れや仕事疲れに役立ちます。

### 相乗効果で便秘を解消

お米には食物繊維も含まれていますが、かみくだいたご飯が粥状になって、腸内で食物繊維と同じような働きをするともいわれています。これらの働きで、便秘を予防したり解消したりします。

ご飯のブドウ糖は血糖値の上昇がゆるやかで、それだけ空腹感を抑えます。ダイエット中の人は、パンなどよりもご飯のほうが効果的です。

### 玄米のフィチン酸にがん予防効果

玄米には、白米より多くのビタミン類やミネラル類、食物繊維が含まれています。つやのある健康な髪の毛にするビタミンB群、「若返りのビタミン」といわれる強い抗酸化力のあるビタミンE、貧血を予防する鉄、丈夫な歯や骨をつくるのに欠かせないカルシウム、そのカルシウムと結合して骨をつくるリンなどです。

食物繊維のフィチン酸は、NK（ナチュラルキラー）細胞を活性化させ、がんの予防効果があることもわかってきました。またフェルラ酸には、美白効果もあります。玄米は消化がよくないのですが、よく噛んで食べれば薬効を十分に吸収できます。

---

**食べ合わせワンポイント**

玄米と牛乳の食べ合わせは損です。玄米にはフィチン酸が多く含まれているため、牛乳に豊富なカルシウムの吸収をさまたげてしまいます。

## 穀類

# 米

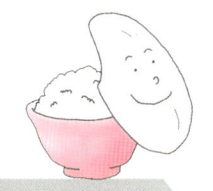

| + ごぼう、なす、モロヘイヤ、カレイ | 糖尿病・高血圧の予防 |
| + しそ、ふき、セロリ、すいか | 腎臓病予防、利尿効果 |
| + かぶ、キャベツ、白菜、チコリ、植物油 | 胃腸を丈夫にする、がん予防 |
| + にんじん、グリンピース、ブロッコリー、しいたけ、ワカメ、ホタテ貝 | がん予防、血行促進、老化防止、スタミナ増強 |

---

### 玄米のグリンピースごはん

玄米　グリンピース

▶グリーンピースのビタミンCが米のビタミンEと相乗的に働く

〈材　料〉4人分
玄米2カップ　水2 1/2カップ　グリンピース1/2カップ　酒大さじ2　醤油大さじ2/3　塩少々
〈作り方〉
①玄米を洗って分量の水を加え、2～3時間おく。
②玄米を炊飯器に入れ、調味料、グリンピースを加えて玄米に目盛りを合わせて炊く。

---

### 胚芽米のおかゆ

胚芽米　ホタテ貝

▶ホタテ貝の良質たんぱくが加わってスタミナアップに貢献

〈材　料〉4人分
胚芽米2カップ　水10カップ　干しホタテ貝柱6個　みつば4本
〈作り方〉
①胚芽米は、洗わずに分量の水を加え2～3時間おく。
②①を炊飯器に入れ、ほぐした干しホタテ貝柱を入れ、目盛りを胚芽米に炊き上げ、みつばを一口大に切って加える。

---

### チャーハン

精白米　油

▶植物油が精白米の消化を遅らせ肥満や空腹感を防ぐ

〈材　料〉2人分
ごはん2カップ　卵4個　ねぎ1/2本　さくらエビ大さじ3　油大さじ1　塩・コショウ各少々
〈作り方〉
①ねぎをみじん切りにする。フライパンに油を熱し、ねぎを炒め、溶き卵を加える。
②ごはん、さくらエビを加え、全体に材料が混ざりあったら、塩、コショウする。

# そば

## 毛細血管を強くして動脈硬化を防ぐ

### 脳を活性化するルチン

そばには、フラボノイドのルチンがたくさん含まれています。そばが血圧を下げるというのは、このルチンの働きによるものです。ルチンは、毛細血管を丈夫にします。毛細血管が丈夫になれば血行がよくなり、高血圧の予防にもつながります。

毛細血管は、体のすみずみまで栄養を運ぶ大切な補給線です。ルチンが脳血管の障害や心臓病に効果があるのもこのためです。ルチンはまた、記憶力や集中力の向上に役立つとされています。

ルチンは水に溶けやすいので、ゆで汁はそば湯にして飲むと、さらに効果がアップします。

### 白米や小麦よりも高い栄養価

そばの主成分は消化吸収に優れたでんぷんで、バナナと同じように即効のエネルギー源となります。また、そばのたんぱく質にはアミノ酸が多く、栄養価も優れています。

そばは、ビタミン$B_1$や$B_2$も豊富です。ビタミン$B_1$は、でんぷんや糖質をエネルギー化するのに欠かせないもので、神経のイライラを改善するとともに疲労を回復し、スタミナをつけてくれます。また、血行をよくして冷え性や頭痛を改善するナイアシンが、玄米と同じくらい含まれています。

### 若返りのホルモンを合成するトリプトファン

そばには、他の穀類には少ない必須アミノ酸のリジンやトリプトファンも多く含まれています。リジンは必須アミノ酸のなかでも不足がちです。不足するとヘルペスの原因になり、また肝機能が低下してコレステロールの増加をまねきます。

トリプトファンは、ドーパミンなどの神経伝達物質の合成を助けます。また、若返りのホルモンといわれるメラトニンの合成にも、かかわってきます。

---

**食べ合わせワンポイント**

そばはアレルギーを起こす食品として、厚生労働省から認定されています。アレルギーのある人は、わさびなどの香辛料を多く使うと、さらに症状を悪化させるおそれがあります。気をつけてください。

穀類

# そば

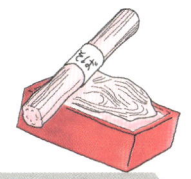

| + キャベツ、アロエ、白菜、にら、だいこん、のり、マグロ | 胃腸を丈夫にする、血行促進、がん予防 |
| --- | --- |
| + やまいも、アサリ、牛乳、シジミ | 糖尿病の予防と改善 |
| + せり、セロリ、たけのこ、なす | 高血圧予防、動脈硬化予防、心臓病予防 |
| + やまいも、れんこん、カツオ、梅干し | 下痢、腹痛を止める |

## そばずし

そば　のり

▶そばのルチンがのりのカルシウムの吸収を助ける

〈材　料〉2人分
ゆでそば2玉　卵4個　醤油・砂糖各大さじ1　きゅうり1本　のり2枚　紅しょうがが大さじ1
〈作り方〉
①卵は割りほぐし調味料をまぜ、厚焼き卵器で巻きながら前後に移動させて厚焼き卵をつくる。きゅうりは塩もみして縦に4等分する。
②のりを半分に切り、そばをひろげ細長く切った厚焼き卵ときゅうり、紅しょうがを縦に並べて巻き、一口大に切る。

## おろしそば

そば　だいこん

▶だいこんのビタミンCが強化されて抗酸化力がアップ

〈材　料〉2人分
ゆでそば2玉　だいこんおろし1カップ　そばつゆ1カップ　わさび少々
〈作り方〉
①ゆでそばを器に盛り、だいこんおろしをのせ、わさびとそばつゆで食べる。

## マグロそば

そば　マグロ

▶ルチンの抗酸化力にマグロのセレンがプラスされがん予防効果

〈材　料〉2人分
ゆでそば2玉　マグロ赤身200g　そばつゆ1カップ　わさび少々
〈作り方〉
①マグロは一口大にそぎ切りにする。
②ゆでそばを器に盛り、マグロをのせる。そばつゆをかけ、わさびをつけて食べる。

# トウモロコシ

## 血圧を下げ脳の老化も予防する

### ビタミンとミネラルが豊富なバランス食

トウモロコシには主成分のでんぷんのほか、アミノ酸のアスパラギン酸、グルタミン酸、アラニンが多く含まれています。また、ビタミンB₁、B₂、Eも多く、これらのビタミンは脂溶性のため、ゆでても損失が少ないのが特徴です。

ビタミンEには強力な抗酸化作用があり、活性酸素の害毒を防いでくれます。「若返りのビタミン」ともいわれ、皮膚の老化や日焼けの防止、血管を若々しく保つ、活性酸素の害から脳細胞を守ってアルツハイマー型の痴呆の進行を遅らせるなど、その効果は広範囲におよんでいます。そのほか、味覚障害を予防する亜鉛、炭水化物の代謝を促進するリンなど、ミネラルも多い栄養食品です。

### リノール酸がコレステロール値を下げる

アスパラギン酸には即効性の疲労回復効果があり、グルタミン酸は脳の機能を強化してボケを防ぎます。

胚芽部分に含まれる脂質は、リノール酸が中心の不飽和脂肪酸です。リノール酸はコレステロール値を低下させるので、高脂血症や高血圧、動脈硬化の予防に効果的です。ただし、リノール酸は酸化されやすく、過剰摂取は逆効果になるので注意が必要です。

### 不溶性食物繊維が糖分の吸収を防ぐ

水に溶けない不溶性の食物繊維は、コレステロールや糖類の吸収をさまたげるとともに、便の量を増やして、便秘の解消に役立ちます。粒の外皮が固く、消化が悪いという難点もあるので、やわらかいお粥などにするのもいいでしょう。

トウモロコシを包んでいる鬚の部分は、漢方薬として利用されています。鬚を日干しにしたもので、利尿作用が強く、慢性腎炎の治療や妊娠時のむくみに効果があります。

---

**食べ合わせワンポイント**　粒状のものは消化が非常に悪いので、冷たい飲み物などと飲み合わせないほうがよいでしょう。下痢をするとやっかいなので。

穀類

# トウモロコシ

+ かぼちゃ、クルミ、ごま、大豆、ワカメ、じゃがいも　　老化予防、ボケ防止

+ たけのこ、セロリ、せり、ピーマン　　高血圧予防、動脈硬化予防

+ モロヘイヤ、白菜、ふき、れんこん、タラ　　胃腸の働きを高める、がん予防

+ もやし、のり、あずき、エビ　　腎臓を丈夫にする、糖尿病予防と治療

## トウモロコシのお粥

トウモロコシ　タラ

▶良質なたんぱく質と消化のよいタラで栄養強化

〈材料〉2人分
トウモロコシ（缶詰クリーム状）2カップ　タラ2切れ　白菜1枚　塩・コショウ・酒各少々
〈作り方〉
①白菜は一口大に切る。タラは皮を取り除き一口大に切り酒と塩をする。
②鍋にトウモロコシ、タラ、白菜を入れ、火が通ったら調味料で味を整える。

## トウモロコシの酢のもの

トウモロコシ　ワカメ

▶酢の有機酸が消化の悪いトウモロコシとワカメの消化を助けて

〈材料〉2人分
トウモロコシ（缶）大さじ4　生ワカメ30g　二杯酢大さじ1
〈作り方〉
①生ワカメは水でもどして一口大に切る。
②トウモロコシと①を合わせ、二杯酢を加える。

## トウモロコシスープ

トウモロコシ　じゃがいも

▶トウモロコシとじゃがいもの相乗効果で強力なビタミンE効果

〈材料〉2人分
トウモロコシ（缶ツブ状）1カップ　じゃがいも1個　たまねぎ1/2個　スープ2カップ　塩・コショウ各少々
〈作り方〉
①じゃがいもは皮をむき半分に切り、5mm位の厚さに切る。たまねぎはくし形に切る。
②鍋にスープと①を入れ、じゃがいもがやわらかくなったらトウモロコシを入れ調味料で調味する。

# あずき

## 優れた利尿作用で老廃物を排泄

### 疲労を回復しイライラをなくす

あずきの主成分は、糖質とたんぱく質ですが、ビタミンBやカリウム、鉄、食物繊維を豊富に含んでいるのが特徴です。特に豊富なビタミンB₁は、B₂と同様に体のなかで合成できないビタミンです。そのうえもっとも水に溶けやすいビタミンです。

糖質を分解してエネルギーに変える働きがあります。不足すると乳酸がたまって異常に疲れやすくなります。したがって、疲労回復や夏バテの予防に効果的です。そのほか、ビタミンB₁は「精神的ビタミン」と呼ばれるように、不足するとイライラしたり、怒りっぽくなります。主食の白米にはビタミンB₁がほとんど含まれていないので、日本人には不足しやすいビタミンの一つです。

### カリウムとサポニンが利尿作用を促す

あずきが利尿作用に優れているのは、100g中1500mgと多量に含まれるカリウムと、外皮や豆の内部に含まれる、苦味やえぐみ成分のサポニンや、ロビニンによるものです。

カリウムは余分な塩分や老廃物を排泄し、水分の代謝をよくする働きがあります。その働きによって、腎疾患や脚気によるむくみを取り除いてくれます。また、利尿作用により、高血圧の予防にも役立ちます。

サポニンにも、カリウムと同様に利尿作用があります。サポニンはまた、血液中のコレステロールや中性脂肪を低下させ、血液をサラサラにしてくれます。その働きによって、糖尿病や高血圧などの生活習慣病を予防します。

### 豊富な食物繊維が便秘を解消

ポリフェノールのアントシアニンや食物繊維も、豊富に含まれてます。食物繊維は過敏性腸症候群や便秘の解消のほか、高血圧や動脈硬化に効果的です。

---

**食べ合わせワンポイント**

あずきのサポニンは苦味成分ですが、コレステロールを取り除く働きや、消化を助ける働きがあります。あずきのつけ汁は、なるべく捨てないようにしてください。

# あずき

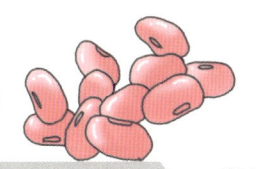

| + 柿、きゅうり、とうがん、レタス | 利尿効果、むくみを取り除く |
| + たまねぎ、にんにく、にら、みつば | 血液サラサラ効果、高血圧・動脈硬化予防 |
| + しそ、白菜、チコリ、みつば、ほうれん草、さつまいも | 胃腸を丈夫にする、便秘解消、がん予防 |
| + シジミ、アサリ、カキ、カツオ、米 | 強肝効果、健脳効果 |

## あずき粥

あずき　米

▶あずきに不足しているでんぷんをお米がプラス

〈材　料〉2人分
あずき50g　米1カップ　水7カップ　ゆでる水適量
〈作り方〉
①米は30分前に洗い水気をきっておく。
②あずきを2時間ほど煮て、米を加え40〜50分煮る。

## あずきの甘煮

あずき　さつまいも

▶便秘解消を効率アップするヤラピンとサポニン

〈材　料〉2人分
あずき1/2カップ　さつまいも150g　はちみつ大さじ2
塩少々　水3カップ　ゆでる水適量
〈作り方〉
①あずきはゆでる。さつまいもは皮をむいて30分水にさらし、1cm厚さに切る。
②あずきを2時間煮て、さつまいもとはちみつを加え、やわらかくなるまで煮る。

## あずきサラダ

あずき　ほうれん草

▶ほうれん草のカロテンとあずきのアントシアニンで抗酸化作用

〈材　料〉2人分
あずき1/2カップ　ほうれん草（葉のみ）200g　イタリアンドレッシング大さじ2
〈作り方〉
①あずきは、やわらかくなるまでゆでる。ほうれん草は一口大に切る。
②①を冷やしておき、食べるときにイタリアンドレッシングをかける。

# いんげん豆

## 食物繊維のセルロースが肥満を防ぐ

### 疲労回復や夏バテ予防に効果

いんげん豆の主成分は、炭水化物のペントサン、デキストリン、ガラクトース、ショ糖などとたんぱく質のグロブリンです。品種は異なりますが、さやいんげんに比べ、たんぱく質やビタミン$B_1$、$B_2$が多くなっています。

ビタミン$B_1$は、糖質をエネルギーに変えるときに、不可欠な栄養素です。また、中枢神経や末梢神経の正常な働きを保つ役割を果たしています。不足すると、体力や気力が低下したり、イライラや怒りっぽいなどの情緒不安定をまねくほか、食欲が落ちます。

ビタミン$B_2$は、細胞の再生や成長促進、脂質や糖質の代謝などに深くかかわる栄養素です。ビタミン$B_1$との相乗作用で、疲労回復、夏バテ予防に効果的です。

### 整腸作用と肥満予防に優れた効果

種皮に含まれる食物繊維のセルロースやヘミセルロースは豆類のなかでもトップクラスで、糖質の吸収をゆるやかにします。そのため血糖値がゆっくりあがることになり、急速なインスリンの分泌を抑え、肥満や糖尿病の予防に役立ちます。空腹感を抑えるので、ダイエットにも効果があります。

食物繊維は、腸内の有害物質を吸着して体外へ排出する働きや、コレステロールの吸収をさまたげるので、便秘の解消や動脈硬化の予防に役立ちます。また、腸内細菌のエネルギー源にもなり、善玉菌を増やして腸内のバランスを良好に保ちます。

### ミネラル類が骨粗鬆症を防ぐ

そのほかに、カリウムやカルシウム、鉄などのミネラル類も豊富です。カリウムは高血圧を防ぎ、カルシウムは歯や骨を強化し、鉄は貧血を予防します。また、これらのミネラルの相乗効果で骨粗鬆症予防などに効果があります。

---

**食べ合わせワンポイント**

いんげん豆は和菓子の餡（あん）として用いられていますが、食物繊維を取り除いた、こし餡にするのは栄養面からすると大変もったいないことです。食物繊維にはフグやお酒の毒を消す働きもあります。

# いんげん豆

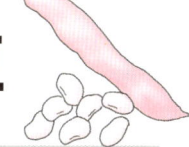

| + | チコリ、やまいも、かぶ、だいこん | 胃腸の強化、がん予防 |
| + | カニ、鶏肉、レバー、ワカメ | 肝臓病予防、白髪予防、脱毛予防 |
| + | キャベツ、白菜、にんにく、しいたけ、寒天 | がん予防、肥満防止 |
| + | タコ、カツオ、にら、シジミ、アサリ、豚肉 | 強精・強壮、疲労回復、貧血防止、スタミナ強化 |

## いんげん豆のスープ

**いんげん豆　アサリ**

▶ アサリの鉄とカルシウムがプラスされ貧血とイライラ解消

〈材　料〉2人分
いんげん豆1/2カップ　アサリむき身100g　たまねぎ1/2個　スープ2カップ　バター大さじ1　塩・コショウ各少々　ゆでる水適量

〈作り方〉
① いんげん豆は一晩水に浸してもどし、たっぷりの湯でやわらかくなるまでゆでる。
② たまねぎは、薄切りにしてバターで炒める。
③ 鍋にスープと①を入れ、②を加え、アサリを加えて塩、コショウで調味する。

## ポークビーンズ

**いんげん豆　豚肉**

▶ 豚肉といんげん豆のビタミンB群でスタミナアップ

〈材　料〉2人分
いんげん豆(冷凍)1/2カップ　豚バラ肉100g　スープ1カップ　ローリエ1枚　塩・コショウ各少々

〈作り方〉
① 解凍したいんげん豆に、2cm角位に切った豚肉とローリエを加えてスープで煮て、塩、コショウで調味する。

## みつ豆

**いんげん豆　寒天**

▶ 超低カロリーの寒天でおいしくカルシウム摂取

〈材　料〉2人分
いんげん豆(冷凍)1/2カップ　寒天1/2本　砂糖大さじ2　水100cc　黒蜜適量

〈作り方〉
① いんげん豆は冷蔵庫で解凍する(急ぐときはサッとゆでる)。寒天は洗ってほぐし、30分ほどしめらせておく。
② ①の寒天を弱火にかけて溶かし、砂糖を加えて型に流して冷やす。
③ 寒天がかたまったら1cm角位に切り、いんげん豆と合わせる。黒蜜をかけて食べる。

# グリーンピース

## アミノ酸バランスに優れた健脳食

### ビタミンB群が疲労回復

グリーンピースは、えんどう豆の未成熟な若い実です。グリーンピースは、炭水化物のでんぷんとガラクトース、良質のたんぱく質のほかビタミン類、ミネラルが豊富です。特にビタミンB群やカリウムを多く含んでいます。

ビタミンB群では、精神的ビタミンといわれる$B_1$や過酸化脂質の生成を防ぐ$B_2$、不足すると皮膚炎やアレルギー症状を起こす$B_6$、脳の働きをよくするコリン、抜け毛や白髪を予防するビチオンなどが含まれます。

カリウムは余分な塩分を体外に排出して利尿作用を促進させるので、手足のむくみにも効果があります。

### 不飽和脂肪酸がコレステロールを下げる

グリーンピースに多く含まれるレシチンやオレイン酸、リノレン酸などの不飽和脂肪酸には、血中コレステロールを下げる働きがあり、高血圧や動脈硬化を予防します。レシチンはまた、血栓を溶かす働きのほか肝臓に脂肪がたまるのを防いでくれます。リノレン酸にも抗血栓作用があり、これらの成分は血液をサラサラにすると同時に、血管を丈夫にする働きもあるので、心臓機能の回復や正常化に効果的です。

### 健脳作用のあるリジン

グリーンピースは、たんぱく質のアミノ酸バランスにも優れていて、必須アミノ酸のリジンやアルギニンのほか、アスパラギン酸、グルタミン酸などを含んでいます。リジンは脳を活性化して集中力を高めることで知られ、記憶力や学習能力を高めて、若々しい脳を保つことに役立ちます。

アルギニンは子どもにとって大切なアミノ酸で、成長ホルモンの合成にかかわっています。アスパラギン酸は、体力をつけるとともに疲労をすばやく回復してくれます。

---

**食べ合わせワンポイント**

グリーンピースは食物繊維が多いので、お年寄りや子ども、胃腸の弱い人は、ひじきやごぼうといった食物繊維の多い食品との食べ合わせを避けたほうがいいでしょう。

豆・豆製品

# グリーンピース

**＋** セロリ、たまねぎ、モロヘイヤ、キーウィフルーツ、カニ　　動脈硬化予防、心臓病予防、生活習慣病予防

**＋** 白菜、トマト、キャベツ、ベーコン、ブロッコリー、　　がん予防、胃腸を丈夫にする

**＋** イワシ、マグロ、ごま、大豆、卵　　健脳効果、ボケ防止、スタミナ増強

**＋** ごぼう、もやし、ワカメ、こんにゃく　　便秘予防、動脈硬化予防、心筋梗塞予防

## 洋風煮豆

グリーンピース　ベーコン

▶グリーンピースのポリフェノールでベーコンの脂肪も安心

〈材　料〉2人分
グリーンピース(冷凍)1カップ　たまねぎ1/2個　ベーコン2枚　スープ1カップ　塩・コショウ各少々　油大さじ1
〈作り方〉
①たまねぎはみじん切りにして油で炒め、さらにベーコンを加えて炒める。
②①にグリーンピースとスープを加えて7〜8分煮て塩、コショウで調味する。

## 厚焼き卵

グリーンピース　卵

▶動物性と植物性のたんぱく質メリットを同時に摂取

〈材　料〉2人分
卵4個　グリーンピース(冷凍)大さじ2　にんじん30g　だし汁大さじ1　みりん・醤油各少々
〈作り方〉
①にんじんは5mm角に切り、塩ゆでする。
②ボールに卵を溶きほぐし、にんじん、解凍したグリーンピース、調味料をまぜ、卵焼き器で、前後に寄せながら、液を加え、ひっくり返して焼き上げる。

## カニチャーハン

グリーンピース　カニ

▶カニのキチン質との相乗効果で生活習慣病を撃退

〈材　料〉2人分
グリーンピース(冷凍)大さじ2　カニ(缶)100g　たまねぎ1/2個　ごはん2杯　油大さじ1　塩・コショウ各少々
〈作り方〉
①たまねぎは、みじん切りにする。
②フライパンに油を熱し、たまねぎをアメ色になるまで炒め、ごはんを炒めてカニを加え、塩、コショウで調味する。

# そら豆

## 血栓を溶かし糖尿病にも効果大

### 血栓を溶かすレシチンが豊富

そら豆の主成分は、たんぱく質や炭水化物のでんぷんで、そのほかビタミン$B_1$、$B_2$、C、ミネラルのマンガン、食物繊維のペクチンやセルロースなどを含み、栄養バランスがとれています。特にビタミンB群が豊富に含まれています。

ビタミン$B_1$は、糖質を分解してエネルギーに変えるほか、エネルギー代謝の副産物である乳酸などの疲労物質を体にためこまないように働く成分です。そのため、そら豆は疲労感や倦怠感をやわらげます。

ビタミン$B_2$は「発育のビタミン」とも呼ばれ、細胞の再生や成長促進に関係しています。また、動脈硬化の原因となる過酸化脂質の生成を防ぎます。

また、そら豆には血栓を溶かす働きのあるレシチンが多いので、ビタミン$B_2$とともに働いて、血液中のコレステロールの酸化を防いで、高脂血症や動脈硬化に

効果があります。

### ペクチンが肥満や糖尿病を予防する

そら豆に含まれているミネラルのなかでは、カリウムが豊富です。カリウムは、余分な塩分を体外に排出する働きがあります。この働きで血圧を下げ、高血圧を予防します。カルシウムや鉄は、貧血を防いで、歯や骨を丈夫にします。

そら豆には食物繊維のペクチンとセルロースが豊富です。ペクチンは、消化された食べものが胃から腸へと移動する時間を遅らせ、急速な糖の吸収をさまたげます。その分、血糖値の上昇が抑えられ空腹感も少なくなります。糖尿病やダイエットでカロリーを制限している人には、効果が期待できます。

そら豆には、たんぱく質も豊富です。たんぱく質は体の筋肉や血管、血液をつくる大切な栄養素です。年をとるほど、たくさんとるように心がけてください。

---

**食べ合わせワンポイント**

ビタミン$B_1$、$B_2$、C、カリウムなどの水溶性のビタミンやミネラルを多く含むので、むくみなどのない人が、利尿効果の強いとうがんやきゅうりなどと食べ合わせると、成分が排泄されてしまいもったいないことになります。

# そら豆

+ バナナ、とうがらし、りんご、白菜、牛乳 → 胃腸を丈夫にする、腎臓病予防、便秘予防

+ きくらげ、アジ、イカ、タコ → 動脈硬化、心臓病予防

+ とうがん、きゅうり、かぼちゃ、チコリ → 利尿効果、腎臓病予防、むくみ解消

+ 牛肉、黒砂糖、酢、カキ、小麦粉、さといも → 体力回復、スタミナ増強

---

## そら豆のだんご汁

**そら豆　小麦粉**

▶消化のいい小麦粉をプラスして強力なエネルギー源

〈材　料〉2人分
そら豆（正味）1カップ　小麦粉1/2カップ　水適量　だし汁2カップ　醤油大さじ1/2　塩少々

〈作り方〉
①そら豆は、ゆでてうす皮をむいてつぶし（ミキサーにかけてもよい）、小麦粉とまぜ、水を加えて一口大の平らなだんごを作る。
②だし汁を温めて①を加え、調味料で味を整える。

---

## さといものそら豆和え

**そら豆　さといも**

▶さといものガラクタンがそら豆のたんぱく質の吸収を高める

〈材　料〉2人分
そら豆（正味）1カップ　さといも4個　だし汁1カップ　薄口醤油小さじ2　塩少々

〈作り方〉
①そら豆は、塩ゆでして皮をむく。さといもは、サッとゆでて、調味料を加えて煮る。
②そら豆をサッとつぶし、さといもにからませる。

---

## そら豆の冷スープ

**そら豆　牛乳**

▶牛乳の乳糖とそら豆の食物繊維で腸の働きをさらに活発化

〈材　料〉2人分
そら豆（正味）1カップ　たまねぎ1/2個　スープ・牛乳各1カップ　油大さじ1　塩・コショウ各少々

〈作り方〉
①そら豆は塩ゆでし、皮をむいてスープを加え、ミキサーにかける。
②たまねぎはみじん切りにし、油で炒め、①を加えて塩、コショウで調味し、冷やす。

# 大豆

## 豊富な栄養素と薬効の缶詰

大豆の脂質のほとんどは、不飽和脂肪酸のリノール酸です。リノール酸にはコレステロールを低下させる働きがあり、高脂血症や動脈硬化を防いでくれます。ただし、リノール酸は酸化されやすいので、とりすぎると過酸化脂質を増やして逆効果になります。この心配を軽減してくれるのが、大豆に含まれているビタミンEです。ビタミンEには強い抗酸化力があるからです。さらに大豆には植物ステロールが含まれていて、動脈硬化の予防に効果を発揮します。

### 更年期障害を改善するイソフラボン

大豆には、フラボノイドのイソフラボンが含まれています。イソフラボンは女性ホルモンのエストロゲンに似た働きがあり、更年期障害を緩和し、前立腺がんなどの予防にも効果を発揮します。

そのほか、ボケを予防するレシチン、骨粗鬆症を防ぐカルシウムなども含まれています。

### ダイズサポニンが肥満体質を改善する

大豆には、サポニンの代表格であるダイズサポニンが、たっぷり含まれています。ダイズサポニンは、脂質が酸化されてできる、有害物質の過酸化脂質の生成を抑えます。また脂質の代謝を促進し、血液中に脂質が増えるのを防いでくれます。そのため、高脂血症をはじめ高血圧や動脈硬化の予防にも効果的です。

糖質が分解されてできるブドウ糖は、エネルギー源として利用されますが、残ったブドウ糖は脂肪に変えられて脂肪細胞に貯蔵されます。ダイズサポニンは、これらの作用を抑制する働きがあり、長期間とりつづけている間に、肥満体質を改善するとされています。

### 動脈硬化を予防するビタミンEとステロール

大豆が「畑の肉」と呼ばれていることは、よく知られています。良質なたんぱく質と脂質、ビタミンB群やビタミンEが豊富で、栄養価が高いためです。

---

**食べ合わせワンポイント**　大豆にはレシチンやサポニン、植物ステロールなど脂溶性の成分が多いので、野菜や海草との食べ合わせだけで煮るのはもったいない。

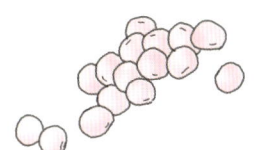

# 大豆

| + きくらげ、たまねぎ、モロヘイヤ、れんこん、キーウィフルーツ | 動脈硬化予防、心臓病予防、貧血予防 |
| + ごま、マグロ、ウナギ、落花生、ふ、タコ | ボケ防止、記憶力の向上、スタミナ増強 |
| + きゅうり、とうがん、にがうり、セロリ | 利尿作用、腎臓病予防 |
| + しいたけ、じゃがいも、トマト、ブロッコリー | がん予防、ストレス解消 |

## 大豆とタコの煮物

大豆 / タコ

▶大豆のサポニンがタコの良質なたんぱくの吸収を助ける

〈材　料〉2人分
ゆで大豆1/2カップ　タコ150g　だし汁100g　醤油・酒・みりん各大さじ1/2
〈作り方〉
①タコは1cm角に切る。鍋にだし汁を入れ、ゆでた大豆とタコを入れて中火で煮る。
②①がやわらかくなったら、調味料を加える。

## 枝豆すり流し汁

大豆 / ふ

▶ふのグルタミン酸がプラスされ頭の働きがさらにアップ

〈材　料〉2人分
枝豆（冷凍）1/2カップ　ふ6個　だし汁2カップ　醤油・みりん各小さじ1　塩少々
〈作り方〉
①枝豆はだし汁を加えミキサーにかけた後、鍋に移し火にかける。
②①にもどしたふを加え、調味料で味を整える。

## 根菜炊き合わせ

大豆 / れんこん

▶食材の効用がミックスされて貧血や造血に効果大

〈材　料〉2人分
大豆1/2カップ　れんこん、にんじん、ごぼう各30g　だし汁1カップ　醤油・みりん・酒各大さじ1/2
〈作り方〉
①大豆は一晩水につけて、やわらかくなるまで煮る。れんこん、にんじん、ごぼうは1cm角に切る（野菜は水にさらさない）。
②①をだし汁でやわらかくなるまで煮て、調味料で味を整える。

# 豆腐（おから・油揚・厚揚・がんもどき）

## アミノ酸バランスに優れたたんぱく源

### 生活習慣病予防に効果大

豆腐の薬効は、原料の大豆とほぼ同じです。必須アミノ酸をバランスよく含んだ良質のたんぱく質が主成分で、コレステロールを低下させ高脂血症や動脈硬化を予防するリノール酸が多く含まれています。

ビタミン類では、糖をエネルギーに変え、乳酸を分解して疲労回復に効果のあるビタミン$B_1$、強い抗酸化作用のほかに血行をよくする働きのあるビタミンEが含まれています。ミネラル類では、体内の余分な塩分を排出して高血圧を予防するカリウム、骨を丈夫にして骨粗鬆症を防ぐカルシウム、強精や強壮効果のある亜鉛などが含まれています。糖質のダイズオリゴ糖は、腸内で善玉菌を増やして腸内環境を良好に保つとともに、発がん物質の発生を抑えます。

栄養価は、木綿豆腐と絹ごし豆腐によって異なります。木綿豆腐はカルシウムや鉄、リンなどのミネラルが多くなっています。絹ごし豆腐は、ビタミン$B_1$、カリウムが多く含まれます。

**食物繊維が豊富なおからで便秘解消**

おからは、卯の花とも呼ばれ、カルシウム、ビタミンB群、鉄などが豊富です。豆腐には少ないペクチンやマンナンなどの食物繊維が多いので、便秘予防に効果を発揮します。

油揚げは、木綿豆腐を薄く切って揚げたものです。脂質のほか、たんぱく質やビタミンE、カルシウムが豊富です。厚揚げは、木綿豆腐を厚く切って揚げたもので、脂質のほか、たんぱく質、ビタミンE、カルシウム、鉄などのミネラルを、豊富に含んでいます。

がんもどきは、つぶした木綿豆腐とやまのいもをすり合わせ、それに野菜などを加えて油で揚げたものです。たんぱく質と脂質、ビタミンE、カルシウム、鉄も含んでいます。

---

**食べ合わせワンポイント**

豆腐は長時間空気にさらしておくと酸化するので、食べるまではパックからださないほうがよいでしょう。水分が多く思ったほど栄養価が高くないので、豆腐だけを食べるより、さまざまなものと組み合わせて食べたほうがよいでしょう。

# 豆腐（おから・油揚・厚揚・がんもどき）

+ マッシュルーム、ワカメ、きゅうり、とうがん → 肥満防止、動脈硬化予防
+ にら、ねぎ、しょうが、卵、トマト → 風邪の改善、疲労回復
+ ねぎ、たまねぎ、なす、ホタテ貝 → 糖尿病予防、がん予防、スタミナ増強
+ キャベツ、白菜、モロヘイヤ、イカ、エビ → 胃腸病予防、コレステロール低下

## スタミナ豆腐

豆腐　トマト

▶ トマトのベータカロテンが粘膜を強化して感染症予防

〈材　料〉2人分
トマト1個　豆腐1丁　ワカメ30g　ごま大さじ1　たまねぎ1/4個　かつおぶし大さじ1　ポン酢大さじ2
〈作り方〉
①トマトは湯むきし、1cm角に刻む。ワカメ、たまねぎも同じ大きさに切る。
②豆腐を2等分し、全材料をのせ、ポン酢で食べる。

## エビのゆば巻き

ゆば　エビ

▶ エビのベタインにコレステロール低下と糖の吸収防止作用

〈材　料〉2人分
ゆば（板状）2枚　冷凍芝エビ150g　卵1個　ねぎ5cm　塩少々　油大さじ1
〈作り方〉
①芝エビは解凍して小さく刻む（ミキサーにかけてもよい）。これに卵を加え、刻みねぎを加える。
②ゆばを流水でもどし、①を包み15分蒸す。

## がんもどきの肉だんご煮物

がんもどき　鶏肉

▶ 低カロリーで高たんぱくの鶏肉で肝機能の強化

〈材　料〉2人分
鶏ひき肉100g　卵1個　しょうがしぼり汁少々　がんもどき1枚　だし汁1カップ　醤油・酒・みりん各大さじ1/2
〈作り方〉
①鶏ひき肉に卵を加え、しょうがしぼり汁を加えてだんごを作る。
②がんもどきを一口大に切り、鍋にだし汁を入れ、①とがんもどきを煮て、調味料で味を整える。

# 納豆

## 生きた酵素が体を活性化する薬効食

### 優れた整腸作用をもつ伝統食品

納豆は、朝食や定食メニューに欠かせません。大豆を蒸し、納豆菌をふりかけて発酵させた、糸引き納豆が一般的です。消化にやや難のある大豆も、納豆にすると納豆菌の働きにより、格段に消化がよくなり、栄養価も高まります。納豆の成分は大豆とほぼ同じたんぱく質、脂質、カルシウム、鉄などですが、発酵によって大豆の2倍近いビタミン$B_2$を含んでいます。ビタミン$B_2$は、脂肪の代謝に欠かせない成分で、脂肪太りを防ぎます。

納豆の食物繊維は、ごぼうのほぼ2倍と豊富です。食物繊維と同じ働きをもつ、たんぱく質のポリグルタミン酸との相乗効果で、便秘や整腸作用に有効です。

### 血栓を予防しO-157を撃退

納豆特有の成分が、ナットウキナーゼという酵素です。ナットウキナーゼは血栓を溶かす作用に優れ、怖い脳血栓や心筋梗塞の予防に効果を発揮します。納豆1パックが、血栓治療薬1回分に相当するとの研究報告もあります。また、血栓の予防効果を高めるには、夕食や夜食のほうがいいともいわれています。

納豆菌は、ビタミン$K_2$もつくります。ビタミン$K_2$は発酵食品に多く含まれる成分で、カルシウムの流出を抑え、骨粗鬆症の予防に役立ちます。納豆の$K_2$の含有量は、他の発酵食品の数百倍といわれています。また、納豆菌がつくるジピコリン酸は抗菌作用があり、O-157などの病原性大腸菌の増殖を防ぎます。

### ボケ防止に有効なレシチン

記憶力の向上やボケ防止に有効なレシチン、血圧降下作用のあるリノール酸、サポニンも含まれます。がん予防のビタミンEやセレンも含まれ、生きた酵素をとることで、体内の酵素が活性化されるというメリットもあります。また、ポリアミンが細胞を活性化する。

---

**食べ合わせワンポイント**

納豆の栄養価を最大限に生かすのであれば、加熱したり、酢を使わないほうがよいでしょう。加熱すると納豆菌の働きが期待できなくなり、酢を使うとムチンが糸をひかなくなります。

# 納豆

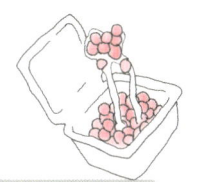

| ＋ たまねぎ、モロヘイヤ、キーウィフルーツ、らっきょう、オリーブ油 | 血栓予防、脳血栓予防、心筋梗塞予防 |
| --- | --- |
| ＋ しそ、やまいも、りんご、にら | 胃腸を丈夫にする |
| ＋ チンゲン菜、ワカメ、オクラ、ピーマン | 風邪予防、美肌効果、血圧降下作用 |
| ＋ レバー、鶏肉、豚肉、ゆば、チーズ | 肝機能強化、健脳効果、スタミナ増強 |

## オクラ納豆

納豆　オクラ

▶オクラのネバネバ成分で血圧を下げる効果がさらに増大

〈材　料〉2人分
オクラ6本　納豆2パック　醤油・からし各適量
〈作り方〉
①オクラは小口切りにし、納豆とまぜ合わせ、醤油、からしで食べる。

## 納豆のイタリア風サラダ

納豆　オリーブ油

▶オリーブ油のオレイン酸との相乗効果で血栓予防効果倍増

〈材　料〉2人分
納豆2パック　イカ100g　香菜（またはクレソン）4枝　オリーブ油大さじ2　塩・コショウ各少々
〈作り方〉
①イカは皮をむき一口大に切る。香菜も食べやすい大きさに。
②①に納豆を加え、オリーブ油、塩、コショウをかけ、まぜ合わせる。

## 納豆汁

納豆　豚肉

▶豚肉の高たんぱく質を納豆のムチンが効率的に吸収

〈材　料〉2人分
納豆2パック　豚肉100g　ねぎ1/4本　味噌20g　だし汁2カップ
〈作り方〉
①豚肉は一口大に。ねぎは小口切りにする。
②鍋にだし汁を入れ、豚肉を加えて煮る。ひと煮立ちしたら、納豆、味噌を加え、ねぎを加えて火を止める。

# アーモンド

## 動脈硬化やがんを防ぐビタミンEの宝庫

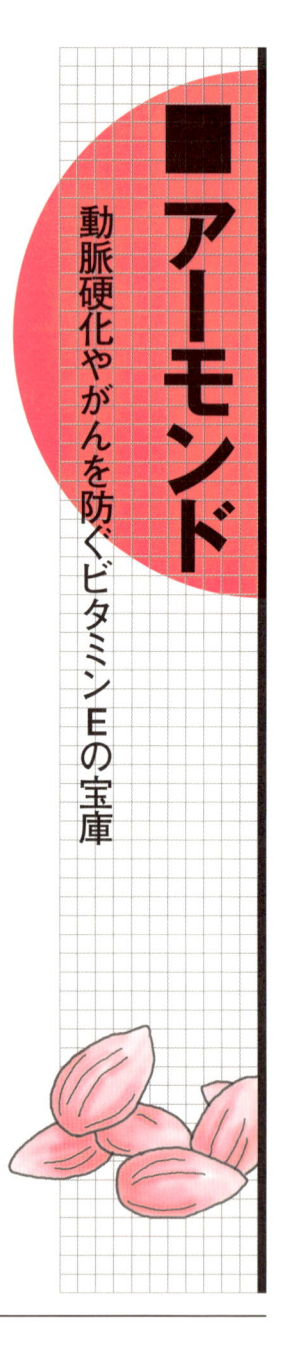

### オレイン酸やリノール酸でコレステロール減

アーモンドの主成分は脂質ですが、そのほとんどが不飽和脂肪酸のオレイン酸や、リノール酸などです。

オレイン酸は、酸化される心配のない単価不飽和脂肪酸と呼ばれるもので、悪玉コレステロールを減らしてくれるので、高脂血症や動脈硬化、血栓予防に有効です。リノール酸も、体内のコレステロールを排泄する作用があり、動脈硬化や高脂血症などの予防に効果があります。リノール酸は酸化されやすく、とりすぎると逆効果ですが、アーモンドのビタミンEが、その心配をやわらげてくれます。

### 豊富なビタミンEでがん予防効果

種実類のなかでも、ビタミンB₂やビタミンEが豊富です。特にビタミンEは、100g中約31mgも含み、食品のなかでもナンバーワンといわれています。

がんや心臓病などの生活習慣病をはじめとして、病気の原因の90％以上に活性酸素が関与しているといわれていますが、ビタミンEは、この活性酸素を無害化する働きがあります。また、紫外線から肌を守ります。肌の弾力を保つコラーゲンは紫外線によって発生した活性酸素によって、変質してしまいます。ビタミンEはそれを防いで肌の若々しさを保ってくれます。ビタミンB₂は、体脂肪の燃焼を高め、動脈硬化の予防に役立ちます。

### 優れたミネラルバランス

アーモンドはミネラル類をバランスよく含みます。骨を強化しイライラを解消するカルシウム、貧血予防に役立つ鉄の補給源としても最適です。リンは骨や歯、細胞膜の材料となるほか、糖質の代謝を促進します。カリウムは、余分な塩分を排出し、利尿作用と高血圧予防効果があります。マグネシウムは血管や筋肉の収縮を促すなどの作用があります。

---

**食べ合わせワンポイント**

不飽和脂肪酸が多く酸化しやすいので、買い求めるときは、よく売れている店で買うようにしてください。食べすぎると高カロリーなので太ってしまうおそれがあります。

218

# アーモンド

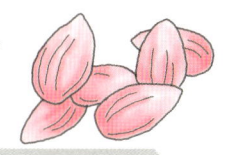

| + トマト、ぶどう、いちご、赤ワイン、サバ | 老化防止、がん予防 |
| + イカ、タコ、昆布、たけのこ | 高血圧・動脈硬化・心臓病予防 |
| + 納豆、さやいんげん、れんこん、のり、アボガド | 美肌効果、血液サラサラ効果 |
| + イワシ、マグロ、ごま、大豆 | 健脳効果、老化防止 |

種子類

## サバのアーモンド焼き

アーモンド　サバ

▶サバの不飽和脂肪酸とアーモンドのビタミンEで抗酸化を強化

〈材　料〉2人分
サバ2切　アーモンド(スライス)50g　塩少々
〈作り方〉
①サバに塩をして15分ほどおく。
②①にアーモンドをのせ、200度のオーブンで約10分焼く。

## アーモンドのトマトサラダ

アーモンド　トマト

▶トマトのリコピンの吸収アップを助けるアーモンドの脂質

〈材　料〉2人分
トマト2個　いんげん6本　たまねぎ1個　アーモンドみじん切り・フレンチドレッシング各大さじ2
〈作り方〉
①トマトは湯むきして、くし形に切る。いんげんは筋を取り除いて塩ゆでし、たまねぎは薄切りにする。
②全野菜を合わせ、冷蔵庫で冷やす。ドレッシングは食べるときにかけるのが一般的だが、かけておいてもよい。アーモンドは食べるときにかけたほうがおいしい。

## アーモンドのてんぷら

アーモンド　にんじん

▶にんじんのビタミンCがビタミンEとがん予防に相乗効果

〈材　料〉2人分
アーモンドみじん切り大さじ2　にんじん60g　てんぷら粉1カップ　水・油各適量
〈作り方〉
①にんじんは千切りにする。
②てんぷら衣を用意し、アーモンドとにんじんを衣につけて中温160度位で揚げる。

# ■ギンナン

## 血栓の生成を防いで怖い病気を予防する

### 風邪やインフルエンザに強くなる

イチョウの木の実で、イチョウは強い生命力をもつ植物として知られています。主成分はたんぱく質と糖質で、カロテンとビタミンCが多く含まれているのが特徴です。カロテンは体内で必要な分だけ、ビタミンAに変換されます。残りのカロテンは、抗酸化物質として、体の酸化防止に働きます。

ビタミンAは、鼻や口、ノドや胃腸の粘膜を丈夫にする働きがあります。そのため、風邪やインフルエンザなどの感染症を予防する働きがあります。また目の網膜にとっても欠かせないビタミンで、不足すると夜盲症などの視力障害が起こります。また皮膚がかさついたりします。最近では、がんを抑制する働きがあるといわれています。

ビタミンCは、コラーゲンの生成にかかわります。不足すると、肌の張りが失われます。また風邪のウイルスを撃退するインターフェロンの生成を促したり、鉄の吸収を高めて貧血の予防を助けるなど、数多くの効能をもっています。カロテンとビタミンCの相乗作用で、美肌や美容効果も期待できます。

### 特有成分のギンコライドが血栓を予防

ギンナンには特有成分のギンコライドが含まれています。ギンコライドには、心臓や血管での血栓の生成をさまたげる働きがあります。血栓は血管での血流をストップさせてしまいます。脳で血栓がつまれば脳血栓となり、心臓を動かす心筋をつまらせると心筋梗塞になります。そのほか、ボケを防止します。

### 高血圧を予防する豊富なカリウム

ギンナンにはカリウムが豊富です。カリウムには体内の余分な塩分を排泄する働きのほか、高血圧を予防します。また心臓の尿利作用などもあり、水分調節と心拍数を整える働きもあります。

---

**食べ合わせワンポイント**　ギンナンは焼鳥屋でも人気の食べものです。たんぱく質やでんぷんに富んでいますが、食べすぎたり、生で食べると中毒を起こすことがあり、小児では死にいたることもあるので注意が必要です。

# ギンナン

種子類

+ マグロ、イワシ、アジ、ごま、鶏肉 　健脳効果、老化防止、肝機能強化

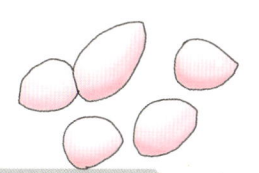

+ ふき、ピーマン、きくらげ、納豆、ワカメ 　高血圧予防、動脈硬化予防、心臓病予防

+ だいこん、いちじく、りんご、レモン 　咳止め、大腸がん予防

+ オクラ、昆布、ごぼう、しいたけ、さくらエビ 　コレステロール低下、高血圧・動脈硬化・心臓病予防、集中力を高める

## ギンナンのてんぷら

ギンナン　さくらエビ

▶ギンナンのギンコライドとエビのカルシウムで集中力を高める

〈材　料〉2人分
ギンナン10粒　さくらエビ大さじ2　てんぷら粉1カップ　水・揚げ油各適量
〈作り方〉
①ギンナンの皮をむく。
②てんぷらの衣を用意し、ギンナン、サクラエビを170度の油で揚げる。

## ギンナンの煮物

ギンナン　鶏肉

▶鶏肉のメチオニンが加わって肝機能の強化に効果

〈材　料〉2人分
ギンナン10粒　鶏もも肉150g　だし汁1カップ　醤油・酒・みりん各大さじ1
〈作り方〉
①鶏もも肉は、一口大に切る。ギンナンの皮をむく。
②鍋に全材料を入れて煮る。

## ギンナンの炒めもの

ギンナン　ピーマン

▶ピーマンのフラボノイドがプラスされて高血圧を予防

〈材　料〉2人分
ギンナン10粒　ピーマン2個　たけのこ(ゆでたもの)60g　こんにゃく1/2個　だし汁1カップ　醤油・みりん各大さじ1
〈作り方〉
①ギンナンは皮をむき、ピーマン、たけのこは一口大に切る。
②だし汁でギンナン、ピーマン、こんにゃく、たけのこを煮、調味料で調味する。

# 栗

## 熱に強いビタミンCで美容効果

### 熱に強いビタミンCが美肌をつくる

店頭で見かけるやや大粒の栗が日本栗で、街角で売られている甘栗は中国栗という品種です。

栗は、たんぱく質と脂質が豊富で、でんぷん質も含んでいます。ビタミンB₁のほか、ビタミンC、カリウムが多いのも特徴です。栗のビタミンCはでんぷん質に包まれているので、加熱によって損なわれる心配がありません。ビタミンCは、コラーゲンの合成にかかわり張りのある肌をつくる美肌効果のほか、ウイルスに対する抵抗力や免疫力を高め、風邪やインフルエンザなどの予防にも効果があります。

### ビタミンB₁が体力と気力を回復

栗には糖質をエネルギーに変える際に必要なビタミンB₁が多く、不足すると慢性疲労や気力の減退、情緒不安定や記憶力の低下などの症状がでます。ビタミンB₁は水に溶けやすくまた熱に弱いうえに、水道水の塩素でも破壊されるので、調理中にかなりの量が失われてしまいます。体内で合成されないビタミンでもあるので、意識して日頃から多めにとるようにしましょう。

栗には、体内のナトリウムの排出を促すカリウムも豊富です。カリウムはまた、ナトリウムとともに細胞内外の物質交換や水分調節をおこないます。血圧の上昇の抑制や、筋肉の収縮の円滑化にも関与していますので、高血圧や不整脈などを予防します。

### タンニンが老化とがんを予防

栗の渋皮には、ポリフェノールのタンニンが含まれています。タンニンには抗酸化作用があり、老化やがんの予防に役立ちます。また、コレステロールや有害物質を吸着、排出する食物繊維も含まれています。食物繊維は、便をやわらかくして排出を楽にするとともに、便秘の解消、大腸がんの予防に効果があります。

---

**食べ合わせワンポイント**

栗を、おやつだけで食べてしまうのはもったいない話です。時間にゆとりのあるときに皮をむくようにすれば、楽しんでむくことができます。渋皮にタンニンが含まれているので、やたらにゆでこぼさないほうがいいでしょう。

# 栗

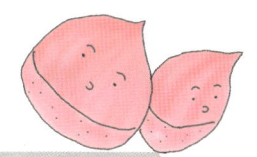

| + アスパラガス、アロエ、やまいも、納豆 | 胃腸を丈夫にする |
| + ほうれん草、いんげん豆、みかん、オレンジ、植物油 | がん予防、ボケ防止 |
| + たけのこ、チコリ、レタス、いんげん、ウナギ | 老化予防、健脳効果 |
| + さつまいも、さといも、イカ、ウナギ、鶏肉 | 足腰の強化、強精効果、スタミナ増強、強肝効果 |

種子類

## 栗と鶏肉の煮物

栗 鶏肉

▶鶏肉のメチオニンがプラスされてスタミナ増強と強肝作用

〈材 料〉2人分
栗6個　鶏肉200g　酒大さじ2　醤油大さじ1 1/2　砂糖・みりん各大さじ1　だし汁1カップ
〈作り方〉
①鶏肉は一口大に切り、栗は、鬼皮と渋皮をむく。
②鍋にだし汁を入れ①を煮る。調味料を加え、やわらかくなるまで煮る。

## 栗の和えもの

栗 いんげん

▶いんげんのフィトヘマグルチニンで免疫力もプラス

〈材 料〉2人分
栗6個　いんげん80g　醤油大さじ1/2　ときがらし小さじ1/2　塩少々
〈作り方〉
①栗は鬼皮と渋皮をむいてゆでる。いんげんは筋を取り除いて塩ゆでし、2等分に切る。
②栗はすり鉢ですり、醤油、ときがらしを加え、いんげんを和える。

## 栗のてんぷら

栗 油

▶植物油の働きで栗のビタミン$B_1$の吸収を高める

〈材 料〉2人分
栗6個　てんぷら粉3/4カップ　水1カップ　塩少々　油適量
〈作り方〉
①栗は鬼皮、渋皮をとり除いてゆでる。
②てんぷら粉に塩と水を加え、栗をつけて油で揚げる。

# くるみ

## 血液をサラサラにして生活習慣病を予防

### 不飽和脂肪酸がアトピーを改善

くるみは良質の脂質やたんぱく質、ビタミン類やミネラル類などを豊富に含んでいるため、昔から体力増強や老化防止、美容などに広く活用されてきた種実です。種実類のなかでも、エネルギー（カロリー）が高く、脂質も豊富です。

くるみの主成分は脂質で、その70％以上がリノール酸やγ-リノレン酸などの不飽和脂肪酸です。γ-リノレン酸は、体内でプロスタグランジン（生体機能調整ホルモン）の材料になります。この成分はさまざまな生理作用に関係し、ホルモン調整や細胞の活性化などの作用があります。また、アトピー性皮膚炎の症状が改善されたという報告もあります。

γ-リノレン酸はまた、体内でDHA（ドコサヘキサエン酸）やIPA（イコサペンタエン酸）を合成します。DHAやIPAは血液をサラサラにするほか、脳を活性化します。

リノール酸は、コレステロール値を下げ動脈硬化などの生活習慣病の予防に効果的です。

### 疲労回復とスタミナ強壮に効果的

くるみは強い強壮効果があるグルテリンという良質のたんぱく質を豊富に含みます。ビタミン$B_1$や$B_2$も、エネルギーの代謝を促してくれるので、疲労回復や体力増強に効果的です。ビタミンEは、強い抗酸化作用を発揮して、動脈硬化などの生活習慣病、老化やボケなどを防ぎ、美肌効果も期待できます。

### 健脳作用も期待できる

くるみは、昔から不老長寿のシンボルとされ、老化を予防するとされてきました。常食すれば血管が丈夫でしなやかになり、血行がよくなります。そのうえ、髪の毛はつややかに肌もうるおい、DHAによる健脳効果も期待できます。

---

**食べ合わせワンポイント**

くるみは面倒でも、殻つきを買い求めてください。殻をむいてあるくるみは酸化が早いため、肝臓などを痛めることになります。

# くるみ

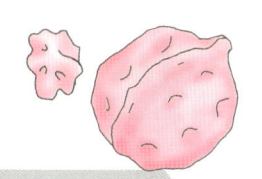

| + ごま、大豆、ウナギ、カツオ | 健忘症改善、記憶力向上 |
| + 昆布、ごま、にんにく、にら、ほうれん草、卵、牛乳 | 老化防止、ボケ防止 |
| + ごぼう、セロリ、おかひじき、ぜんまい | 便秘予防、血行促進 |
| + たまねぎ、うど、納豆、アスパラガス | 高血圧・動脈硬化・心臓病予防 |

種子類

## くるみサラダ

くるみ / ほうれん草

▶くるみの健脳成分とほうれん草のミネラルが脳の働きを高める

〈材 料〉2人分
くるみ（皮をむいたもの）50g　ほうれん草（葉の部分）1束　醤油・砂糖各大さじ1
〈作り方〉
①くるみはすり鉢でよくする。ほうれん草は塩ゆでし、2〜3cm位に切る。
②①に調味料をまぜたものを加えてサッとまぜる。

## くるみチャーハン

くるみ / 卵

▶くるみのDHAと卵のレシチンが脳の情報伝達を活性化する

〈材 料〉2人分
くるみ（正味）50g　卵4個　ねぎ30g　ごはん2杯　中華だし粉末少々　油大さじ1
〈作り方〉
①くるみは渋皮をむいて細かく刻む。卵は割ってときほぐしておく。ねぎはみじん切りにする。
②フライパンに油を熱し、卵をサッと炒って取りだし、ねぎを炒め、ごはんとくるみを加え、中華だしの素を加えたら、卵をもどし入れサッとまぜる。

## くるみスープ

くるみ / 牛乳

▶牛乳の乳糖がくるみのミネラル吸収を効率アップする

〈材 料〉2人分
くるみ（正味）100g　丸ふ6個　スープ1カップ　醤油・みりん各少々　牛乳1カップ
〈作り方〉
①くるみはすり鉢でする。ふは水につけてふやかしておく。
②鍋に、スープと牛乳を温め、①を加え調味料で調味する。

# ごま

## 肝機能を強化し老化やがんを防ぐ

### 活性酸素の害毒を強力に排除

ごまには、セサミンやセサミノール、セサモリンといった抗酸化物が多種類含まれ、これらを総称してごまグリナンと呼んでいます。セサミンは、活性酸素から肝臓を守ってくれます。肝臓は体内の化学工場といわれるほど、様々な成分の生成や分解にかかわり、それだけ活性酸素の発生率も高くなっています。セサミンはその肝臓付近で吸収されるため、肝機能の強化に大きな効果を発揮します。

ごまにはまた、ビタミンEも豊富に含まれています。ビタミンEにも強い抗酸化力があるので、セサミンなどとの相乗作用で、病気の原因の約90％を占めるという活性酸素の害から私たちを守ってくれます。

### 健脳効果のある必須アミノ酸

ごまの主成分は脂質ですが、必須アミノ酸のトリプトファンやメチオニンといった優れたたんぱく質も含んでいます。トリプトファンは、脳の神経伝達物質やドーパミンなどの合成にかかわり、脳を活性化します。メチオニンは、うつ症状を緩和するほか、アレルギーや動脈硬化の予防にも効果があります。

脂質は不飽和脂肪酸のリノール酸とオレイン酸が中心になっています。リノール酸はコレステロールを低下させ、オレイン酸は発がん物質である過酸化脂質の生成を抑えます。不飽和脂肪酸は酸化されやすいのですが、ごまには抗酸化物がたっぷり含まれているので、その心配はありません。

### 骨粗鬆症を予防する豊富なカルシウム

ごまにはミネラルのカリウムやカルシウム、マグネシウムや鉄も豊富です。特にカルシウムが多く、マグネシウムとともに丈夫な歯や骨をつくり、骨粗鬆症を防いでくれます。鉄は貧血を予防し、カリウムは高血圧の予防に役立ちます。

---

**食べ合わせワンポイント**

おせんべいやクツキーについているごまを食べて、ごまを食べたつもりになっていませんか。あのような粒の状態のごまは、硬くて消化が悪く、ほとんど栄養素として吸収されません。すりつぶしたものを召しあがってください。

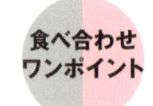

# ごま

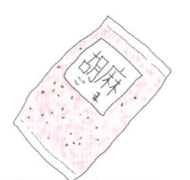

- かぼちゃ、ブロッコリー、落花生、さつまいも、抹茶 　老化予防、がん予防
- 牛乳、大豆、昆布、小魚（ジャコ）、寒天 　骨粗鬆症予防、健脳効果
- ワカメ、あずき、ふき、モロヘイヤ 　便秘予防、血行促進
- マグロ、イワシ、カツオ、サケ 　ボケ防止、健脳効果

種子類

## ごまのふりかけ

ごま ジャコ

▶吸収のいいジャコのカルシウムをたっぷり補給

〈材　料〉2人分
黒ごま・ジャコ・さくらエビ各大さじ1
〈作り方〉
①黒ごまを、こがさないように煎って、7分通りすりつぶす。
②ジャコとさくらエビは9分通りすりつぶし、①とまぜ合わせる。

## ブロッコリーのごま和え

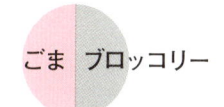

ごま ブロッコリー

▶ブロッコリーのスルフォラファンでがん予防にプラス効果

〈材　料〉2人分
ブロッコリー1房　黒ごま大さじ2　砂糖・みりん・醤油各大さじ1/2
〈作り方〉
①ブロッコリーは塩ゆでし、一口大に切る。
②黒ごまを煎って8分通りすり、全調味料をまぜ合わせ、ブロッコリーを和える。

## ごま寒天

ごま 寒天

▶超低カロリー食品の寒天にたっぷりのカルシウム

〈材　料〉2人分
黒ごまペースト大さじ1　寒天1本　水200cc　砂糖大さじ2
〈作り方〉
①寒天はサッと洗ってほぐし30分位水につけておく。
②①を湯せんまたは弱火で煮溶かし、砂糖、黒ごまペーストを加え、水でぬらした容器に流す。固まったら適当な大きさに切る。

# 落花生

## 脳の老化を予防し生活習慣病を撃退する

### ビタミンバランスに優れ高エネルギー

落花生はたんぱく質と脂質、ビタミンB群のビタミンB₁やナイアシン、ビタミンB₆、ビタミンE、葉酸、パントテン酸、コリンなどもバランスよく含んだ高エネルギーの種実です。

脂質が多いのですが、落花生の脂質のほとんどが悪玉コレステロールを除去する不飽和脂肪酸なので、体に悪いことはありません。なかでも脂質に多く含まれるオレイン酸は、コレステロールを減らし、動脈硬化の予防に効果があります。

ビタミンB₁は疲労を回復し、ビタミンB₆は皮膚のトラブル解消に効果があります。葉酸は子どもの成長に欠かせないビタミンで、不足すると悪性貧血を起こします。妊娠中の女性には特に必要です。パントテン酸は、落花生にも含まれるビタミンB₆や葉酸とともに、免疫力を強化してくれます。

### 健脳効果で脳の老化を防ぐ

落花生には、ビタミンB群であるコリンや、脂質のレシチンを豊富です。コリンやレシチンは、神経細胞や神経伝達物質の生成を助けるので物忘れや記憶力低下を予防するのにも有効です。ビタミンEは脂質の多い脳細胞の酸化を活性酸素から守り、ボケや老化を防いでくれ、ナイアシンは冷え症や頭痛を改善します。

### コレステロールを減らす多彩な有効成分

落花生には、サポニンや植物ステロールなど、脂質の代謝を助ける抗酸化物質が含まれ、脂肪肝にも効果があります。またこれらの成分は血液中のコレステロールを減少させる働きがあり、動脈硬化や高血圧などの生活習慣病の予防に効果を発揮します。

落花生の茶色の薄皮には、不溶性食物繊維のリグニンが含まれています。リグニンには悪玉コレステロールを除去し、がんを予防する働きがあります。

---

**食べ合わせワンポイント**

薬効は皮にあるので、皮ごと食べましょう。酸化しやすいので、面倒でも殻付きのものを買ってきて食べるほうがよいでしょう。古くなると肝臓がんをまねくアフラトキシンという恐ろしいカビがはえますので要注意です。

# 落花生

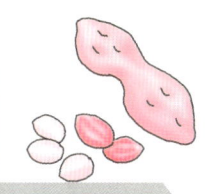

**＋** シジミ、カキ、ホタテ貝、納豆 → 肝機能強化、がん予防

**＋** 大豆、きくらげ、にんにく、絹さや、アスパラガス、しめじ → 心臓病予防、便秘予防、血液サラサラ効果

**＋** セロリ、イワシ、サバ、イカ → 高血圧予防、動脈硬化予防

**＋** なす、モロヘイヤ、シジミ、豆腐 → 糖尿病予防、肝機能強化、健脳効果

種子類

---

### 落花生の炒めもの
**落花生　絹さや**

〈材　料〉2人分
落花生1/2カップ　絹さや100g　油大さじ1　中華あじの素少々　塩少々

〈作り方〉
① 絹さやは筋をとり塩ゆでする。落花生は塩がついている場合はサッと洗う。
② フライパンに油を熱し、絹さやをサッと炒め、落花生を加えて調味料で味を整える。

▶ 落花生と絹さやの食物繊維で腸の働きを高める

---

### 落花生和え
**落花生　豆腐**

〈材　料〉2人分
落花生100g　豆腐1/2丁　いんげん80g　醤油大さじ1/2　砂糖大さじ2　塩少々

〈作り方〉
① 豆腐は、おしをして水切りしておく。
② すり鉢で落花生をすり、豆腐を加えてすり、砂糖、醤油を加える。
③ いんげんを塩ゆでして和える。

▶ 落花生のコリンに豆腐のレシチンがプラスされ健脳に効果大

---

### 落花生ごはん
**落花生　しめじ**

〈材　料〉2人分
米2カップ　落花生1/2カップ　水2カップ強　昆布10cm　しめじ50g　醤油・酒各少々

〈作り方〉
① お米は30分前にといでおく。
② ①に切れ込みを入れた昆布と醤油、酒を入れ、しめじを入れて普通に炊く。

▶ しめじのビタミン$B_2$が落花生の三大栄養素の代謝を促進

# 紅茶

## カフェインが脂肪を燃焼しダイエット効果

### 強い抗菌作用のあるテアフラビン

紅茶は、お茶の葉を完全に発酵させたものです。半発酵させたものが烏龍茶で、烏龍茶には烏龍茶ポリフェノールがたっぷりと含まれています。烏龍茶ポリフェノールには、血液中のコレステロールを減少させたり、脂肪の吸着や排泄といった働きがあり、高脂血症や高血圧、動脈硬化の予防や改善に効果があります。

紅茶にはコーヒーと同じようにカフェインとタンニンが含まれています。紅茶のタンニンはテアフラビンというカテキンで、強い抗菌作用があります。また、ポリフェノールのもつ抗酸化作用によって、活性酸素の毒性を無害化します。

ポリフェノールにはこのほか、血行を促進して血液をスムーズにしたり、血栓のできるのを防ぐ働きや、風邪やインフルエンザなどの感染症に対する抵抗力をつける働きがあります。

### 紅茶のカフェインにダイエット効果

紅茶の茶葉には、カロテンやカリウム、カルシウム、鉄、フッ素などが含まれています。日本茶の抹茶のように茶葉ごと飲むことができないので、これらの栄養価を十分にいかせないのが残念です。

カフェインには、中枢神経を刺激して脳を覚醒させたり、疲労の回復、胃液の分泌を高める働き、利尿作用などがあります。体脂肪の燃焼を助ける働きもあるので、肥満が気になる人やダイエット中の人には欠かせない飲みものです。食事をしたあとに、砂糖などをいれずに飲むようにすれば、一層効果的です。

### 空腹時の紅茶は胃に負担

紅茶はコーヒーや日本茶よりもカフェインやタンニンが多いので、空腹時に飲むと胃腸への負担が増します。ちょっとしたものを口にしながら飲むようにしてください。

---

**食べ合わせワンポイント**　前にも書きましたが、紅茶にレモンは危険です。輸入レモンには防カビ剤のOPP（オルトフェニールフェノール）が塗ってあるので、皮をむくか、熱湯をサッとかけましょう。

# 紅茶

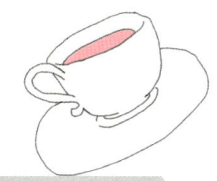

- いちご、メロン、パパイヤ、キーウィフルーツ → 疲労回復、美肌効果
- ごぼう、れんこん、柿、栗、パン → がん予防、老化防止、ボケ防止
- 酢、グレープフルーツ、レモン（国産）、みかん、寒天 → ダイエット効果、血液サラサラ効果
- アスパラガス、オクラ、マッシュルーム → コレステロール低下、肥満防止、高血圧予防、動脈硬化予防

## 紅茶サラダ

紅茶 ／ 寒天

▶紅茶のカフェインと寒天の食物繊維にダイエット効果が

〈材　料〉2人分
紅茶2杯分　寒天1本　いちご10粒
〈作り方〉
①寒天はよく洗ってほぐし、水につける。いちごはへたをとり1/2に切る。
②寒天と紅茶を合わせて湯せん、または弱火で煮溶かし、ぬらした型で冷やしかためる。固まったら1cm角に切る。
③②を器に盛り、いちごを入れる。

## フルーツ紅茶

紅茶 ／ グレープフルーツ

▶紅茶のカフェインとグレープフルーツのクエン酸で肥満予防

〈材　料〉2人分
グレープフルーツ1個　紅茶2杯分　砂糖大さじ2
〈作り方〉
①アイス紅茶2杯分を用意する。
②グレープフルーツは袋からだして一口大にする。
③②を①に入れて冷やす。

## 紅茶パン

紅茶 ／ パン

▶紅茶のカフェインと消化のよいパンのエネルギー源で脳を活性

〈材　料〉2人分
紅茶2杯分　食パン2枚　レタス1枚
〈作り方〉
①鍋に紅茶を入れ、パンをちぎって入れてひと煮立ちさせる。
②①にちぎったレタスを入れる。

嗜好品

# ココア

## ピロリ菌を撃退し高血圧にも効果大

### 疲労回復と生活習慣病予防に効果

ココアの原料は、チョコレートと同じカカオの樹の種子であるカカオ豆です。

ココアは、非常に栄養価の高い飲みものです。たんぱく質や脂質、糖質のほか、ビタミンB群のB₂やB₆、ナイアシン、パントテン酸、ミネラルではカリウムやカルシウム、マグネシウム、鉄、また食物繊維などを豊富に含んでいます。

ビタミンB₂は脂質の代謝にかかわり動脈硬化を予防します。ナイアシンはほかのB群と同じように、たんぱく質や脂質、糖質の代謝に関係し、血行をよくして冷え性を改善します。パントテン酸は、ストレスや風邪に強い体をつくる働きをもっています。非常に豊富なカリウムは、余分なナトリウムを排出して、高血圧を利尿作用を高めます。他のミネラルとの総合的な働きで、貧血を予防し、骨粗鬆症などの予防や改善に効果があります。

### ポリフェノールが活性酸素を消去する

ココアには活性酸素の毒性を消去するポリフェノールのケルセチンが大変に豊富です。細胞や血管の老化を防いでくれるので、がんをはじめとした生活習慣病の予防にも効果があります。

ココア特有のほろ苦さはテオブロミンです。テオブロミンには自律神経の働きを調整して、気分をリフレッシュしてくれる働きがあります。イライラや不眠を解消するのに役立ちます。また、病原性の大腸菌O-157や、胃潰瘍や胃がんの原因となるヘリコバクターピロリ菌に対する抗菌作用もあります。

### 飲み過ぎは肥満や高脂血症の原因

ココアは、約20％もの脂質を含んでいるので、肥満や高脂血症の原因になりかねません。またあまり飲みすぎると、結石をつくるともいわれています。

---

**食べ合わせワンポイント**

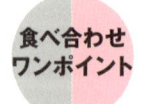

高級品のココアには20〜30％の脂肪が含まれ、それ以外のココアでも10％の脂肪が含まれています。肥満が心配な人は、脂肪の分解を促進する有機酸を含む、酸味のあるものと食べ合わせるとよいでしょう。

# ココア

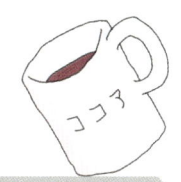

➕ **栗、柿、れんこん、ごぼう、パパイヤ、じゃがいも** → がん予防、便秘予防、ストレス解消

➕ **寒天、ところてん、モロヘイヤ** → コレステロール低下、動脈硬化・心臓病予防

➕ **牛乳、ヨーグルト、昆布、くるみ** → 精神安定、集中力をつける

➕ **とうがん、きゅうり、うど、かぼちゃ、小麦粉** → 利尿作用、腎臓病予防、改善、老化防止

## じゃがいもココア

**ココア　じゃがいも**

▶ ココアのポリフェノールがじゃがいものビタミンCの酸化を防ぐ

〈材　料〉2人分
じゃがいも1個　ココア2杯分　砂糖大さじ2　生クリーム大さじ1
〈作り方〉
①じゃがいもは皮をむいてゆで、つぶす。
②①にココアを入れ火にかけてまぜ、砂糖を加える。
③②を器に入れ、生クリームをのせる。

## ココアクレープ

**ココア　小麦粉**

▶ ココアと小麦粉の糖質とたんぱく質をエネルギー源に

〈材　料〉2人分
ココア2杯分　小麦粉400g　水適量　塩少々　油少々
〈作り方〉
①小麦粉をボールに入れ、ココアと水を入れ、塩を入れてよく練る。
②フライパンに油を熱し、①を流し込み両面を焼く。

## ココアのパパイヤてんぷら

**ココア　パパイヤ**

▶ パパイヤのビタミンCが加わって抗ストレス効果を高める

〈材　料〉2人分
パパイヤ1個　ココア大さじ2　小麦粉1カップ　水1カップ強　塩少々　油適量
〈作り方〉
①パパイヤは種を取り、皮をむいて一口大に切る。
②ボールに小麦粉を用意してココアを入れ、塩を入れてまぜ、水を入れて衣をつくる。
③油を熱し、パパイヤに衣をつけて揚げる

# ■コーヒー

## 脳の働きを活性化し脂肪を燃焼させる

### ポリフェノールのタンニンががんを予防する

お茶が昔は薬であったように、コーヒーも体調をととのえたり、気分を高める薬として用いられてきました。1000種類以上の成分が含まれているといわれるコーヒーですが、主な成分はタンニンとカフェインです。タンニンはポリフェノールの一種です。ポリフェノールは、植物が光合成でつくりだす糖分の一部が変化したもので、多くの種類があり、活性酸素の毒性を除去する働きがあります。

活性酸素は、フリーラジカルとも呼ばれ、呼吸でとりいれた酸素の約2％が活性酸素になります。この活性酸素には、ほかの物質や細胞などから電子を奪ってしまう作用があり、これを酸化といいます。たとえば脂肪が酸化されると、がんの引き金となる過酸化脂質に変化してしまいます。

タンニンにはこのほか、炎症をしずめたり、下痢をとめる働きもあります。

### 体脂肪を燃やしてくれるカフェイン

仕事や勉強で疲れたときにコーヒーを飲んで頭をすっきりさせたり眠気を吹き飛ばした経験は誰にでもあるはずです。よく知られているように、カフェインには中枢神経を刺激して脳を活性化する働きがあります。このほかに、胃液の分泌を促進して食欲を増進させたり、体脂肪の燃焼を促進する働きがあります。

ダイエット中の人や肥満が気になる人は、食事のあとにコーヒーを飲むようにすると、脂肪が燃焼されてコーヒーに蓄積されにくくなります。ただし、砂糖は使わずにブラックにしてください。

浅く煎ったコーヒーと深煎りしたコーヒーとでは、含まれるカフェインの量が違ってきます。浅く煎ったコーヒーほどカフェインが多く、また酸味が強くなります。

**食べ合わせワンポイント**　コーヒー通の人はブラックを好みますが、空き腹にブラックを飲む習慣をつけると胃炎になりやすく、やがては胃がんへと進行しかねません。空き腹で飲むときは、ミルクをいれましょう。

# コーヒー

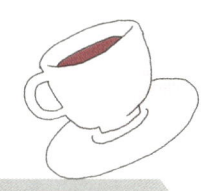

✚ **ウイスキー、ウリ、すいか、バナナ** 　　利尿作用、腎臓病予防

✚ **カキ、栗、ごぼう、ぶどう、卵** 　　がん予防、老化防止

✚ **ミント、しょうが、とうがらし、わさび** 　　目覚めをよくする、血行促進

✚ **いちご、グレープフルーツ、キーウィフルーツ、パパイヤ、寒天** 　　疲労回復効果、美肌効果、整腸作用

## エッグコーヒー

コーヒー　卵

▶卵のレシチンとともに知覚神経の働きを高める効果を発揮

〈材　料〉2人分
卵2個　コーヒー2杯　砂糖好みの量
〈作り方〉
①熱いコーヒーを2杯用意し、卵を1個ずつ割り入れる。
②①をよくかきまぜて好みの量の砂糖を入れる。

## コーヒー寒天

コーヒー　寒天

▶寒天が腸の働きを活発にして食後に最適

〈材　料〉2人分
コーヒー大さじ2　寒天1/2本　水200cc　砂糖大さじ2
〈作り方〉
①寒天はよくもみほぐして洗い、ちぎる。
②水を入れた鍋に①とコーヒーを入れ煮溶かす。砂糖を入れ溶けたら、水でぬらした型に流し冷やす。好みの大きさに切って食べる。

## バナナコーヒー

コーヒー　バナナ

▶バナナのカリウムも手伝って塩分の排泄に効果大

〈材　料〉2人分
バナナ1本　コーヒー2杯分　氷少々　砂糖適宜　ミルク適宜
〈作り方〉
①バナナは皮をむいて1cm厚さに切る。
②アイスコーヒーを2杯用意して、①を入れ、ミルクを入れる。

嗜好品

# 日本茶

## カテキンが胃腸のスカベンジャー

お茶の葉を半分発酵させたのが烏龍茶、完全にはこうさせたのが紅茶で、日本茶の緑茶は発酵をストップさせたものです。緑茶独特の渋味や香りがあるのは、そのためです。

### 胃がんの原因ヘリコバクターピロリを殺菌

緑茶にはポリフェノールのカテキンが豊富に含まれています。緑茶の渋味成分のカテキンはタンニンの一種でエピガロカテキンガレートという成分が多く、コレステロールを減らし血栓の生成を防ぐほか、血糖値の上昇を抑える働きがあります。またO-157などの病原性大腸菌などに対する強い殺菌力とともに、細菌の分泌する毒素を消す抗毒素作用もあります。

カテキンにはそのほか、胃炎や胃潰瘍、胃がんの原因となるヘリコバクターピロリ菌を退治する働きがあります。これらの働きで、緑茶は胃腸を細菌から守るスカベンジャー(掃除屋)としての効果があります。

### カテキンで活性酸素を除去

エピガロカテキンガレートには強い抗酸化力がありますが、同じ渋味成分のタンニンにも活性酸素の毒性を消す働きがあります。植物は強い紫外線にさらされながら成長しますが、紫外線によって生じる活性酸素から身を守っているのがポリフェノールやフラボノイドなのです。私たちの体内でも抗酸化物はつくられていますが、年とともにその働きは弱くなっていきます。活性酸素は老化を早める原因にもなっているので、年をとればとるほど抗酸化物の含まれたものを食べる必要があります。

### 抹茶で緑茶成分を丸ごと摂取

緑茶には、ビタミンC、Eのほかミネラルのカリウムやカルシウム、鉄などが含まれています。カロテンやビタミンEは水に溶けないので、これらの栄養素を十分にとるのなら、茶葉を粉状にした抹茶が最適です。

---

**食べ合わせワンポイント**

お茶には渋味成分のタンニンがたくさん含まれています。タンニンは鉄と結合するとタンニン鉄となり、吸収されなくなります。多くの薬には鉄が含まれているため、お茶で薬を飲むことは避けるべきです。

# 日本茶

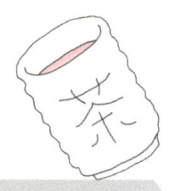

+ みょうが、ねぎ、梅干し、しそ　　痛みを取り除く

+ 白菜、キャベツ、やまいも、アスパラガス　　胃腸の働きをよくする

+ しめじ、きくらげ、ワカメ、ごま、松の実　　動脈硬化予防、高血圧予防、老化防止

+ トマト、ブロッコリー、キーウィフルーツ、ごま、しいたけ、米　　がん予防、健脳効果

## ふりかけ

お茶　しいたけ

▶しいたけのインターフェロン誘起物質にもがん予防効果

〈材　料〉2人分
お茶の葉大さじ1　干ししいたけ2個　ジャコ・さくらエビ各大さじ2　ごま大さじ1　のり1枚　塩少々
〈作り方〉
①塩以外の全材料をミキサーにかけ、好みの大きさにして塩を加える。

## 茶めし

日本茶　米

▶日本茶で良質な米のたんぱく源をもっと上手に活用する

〈材　料〉2人分
お茶の葉(せん茶)大さじ2　米2カップ　水2カップ強
〈作り方〉
①米は30分前にといでおく。
②①に分量の茶葉でだしたお湯を加え、普通に炊く。

## お茶の葉の炒めもの

お茶　松の実

▶お茶のカテキンが松の実のビタミンEの酸化を防ぐ

〈材　料〉2人分
お茶がら大さじ1　ねぎ1/4本　ごはん2カップ　ジャコ・さくらエビ各大さじ1　中華あじの素大さじ1/2　油大さじ1
〈作り方〉
①ねぎをみじん切りにする。
②フライパンに油を熱し、ねぎを炒め、お茶の葉、ジャコ、さくらエビを炒め、ごはんを炒めて中華あじの素で調味する。

# ワイン

## 血管障害や心臓病の予防に効果を発揮

### 赤ワインのポリフェノールが活性酸素を消去

フランス人は肉や乳製品を多食するのに心臓病が少ないという「フレンチパラドックス」で脚光をあびたのが赤ワインです。ブドウの種子や果皮にはタンニンやアントシアニン、カテキン、フラボノイドなどのポリフェノールがたくさん含まれています。なかでもフラボノイドやポリフェノールには、活性酸素を消去する抗酸化力があります。

赤ワインは、これらを含んだブドウをそのまま発酵させるため、有効成分がたっぷり含まれています。

活性酸素によって酸化されたコレステロールは、悪玉コレステロールとなり血管障害や心臓病の原因になります。この活性酸素の毒性を消すので、動脈硬化や血栓を防ぎ、心臓病の予防に効果を発揮します。

また、ポリフェノールは活性酸素による脳や臓器の細胞の酸化も防止するため、がんや老化や痴呆症のほか、生活習慣病の予防にも威力を発揮します。

### 善玉コレステロールを増やす白ワイン

白ワインには、赤ワインほどのポリフェノールは含まれていません。ポリフェノールは種子と果皮に90％以上が含まれ、果肉は少なくなっています。白ワインはブドウの果汁を発酵させるので、それだけポリフェノールも少なくなってしまいます。

ポリフェノールの含有量では赤ワインにおとる白ワインですが、白ワインには有害な細菌に対する殺菌効果のほか、善玉コレステロールを増やすという研究報告もあります。

### ワインに豊富なカリウム

赤ワインと白ワインに共通しているのは、カリウムの多いことです。カリウムは血圧を下げて高血圧を予防し、利尿作用もあります。心臓の心拍数を整える働きもあります。

---

**食べ合わせワンポイント**

赤ワインは常温で飲みますが、冷やすとさらにおいしくなるのには驚かされます。周囲のことなど気にしないで、もっと自由に好きなようにワインを飲むことをおすすめします。

# ワイン

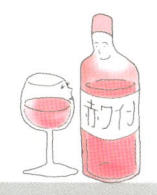

| 組み合わせ | 効果 |
|---|---|
| ＋ なす、お茶、バナナ、いちご | がん予防、高血圧予防、心筋梗塞予防 |
| ＋ きくらげ、みつば、らっきょう、イカ | 心臓病予防、血圧降下 |
| ＋ にんじん、ほうれん草、チンゲン菜、ブロッコリー | 視力の回復、老化防止 |
| ＋ ウナギ、牛肉、ごま、豚肉、落花生、レモン | 疲労回復、美肌効果、精力増強 |

## なすの赤ワイン蒸し

**ワイン　なす**

▶なすのナスニンにもあるがん予防効果をワインにプラス

〈材　料〉2人分
なす2個　じゃがいも1個　たまねぎ1/2個　赤ワイン1/2カップ　スープの素（粉末）大さじ1/2　塩少々　バター少々

〈作り方〉
①なす、じゃがいも、たまねぎは薄切りにする。
②器に野菜を並べ、ワインと調味料を加え落としバターをする。
③②をじゃがいもがやわらかくなるまで蒸す。

## ワインゼリー

**ワイン　レモン**

▶レモンのビタミンCがポリフェノールと相乗効果でがん予防

〈材　料〉2人分
ワイン1カップ　ゼラチン（粉末）5g　レモン2切　砂糖大さじ2

〈作り方〉
①ゼラチンは大さじ1の水でしめらせておく。
②鍋に①とワインを入れ、湯せんにかけるか弱火でかきまぜる。ゼラチンがとけたら砂糖を加え、砂糖がとけたら水でぬらした型に流し込み冷やす。

## 牛肉のワイン煮

**ワイン　牛肉**

▶ワインのポリフェノールで牛肉の脂肪を心配しないですむ

〈材　料〉2人分
牛肉200g　にんじん1/2本　ワイン・スープ各1カップ　塩・コショウ各少々

〈作り方〉
①牛肉は一口大に切り、にんじんも一口大に切る。
②鍋にスープを入れ①を煮て、やわらかくなったら調味料で味を整える。

嗜好品

# コリアンダー

## 胃腸を整え鎮静や解毒にも有効なスパイス

### 睡眠薬や媚薬としての薬効

コリアンダーは、数千年も前から利用されてきた、もっとも古いスパイスの一つです。胸やけ解消の薬として、あるいは睡眠薬や媚薬として、珍重されてきました。

南京虫という虫の匂いに似ていることから、ギリシャ語の「コリス（虫）」が語源になっています。スパイスとして利用されるのは、コリアンダーの種子です。種子を炒め、粉にしたものがカレー粉などの材料になっています。完熟した種子は、レモンなどの柑橘類と、ハーブのセージをミックスしたような香りをもっています。

ちなみにセージは薬用ハーブの元祖ともいえる存在で、強い抗菌力と毛細血管の血流をスムーズにする働き、胆汁の分泌促進によるコレステロールの低減、抗酸化作用などの効果があります。

### 腰痛や腸内ガスの発生を抑える

コリアンダーは、その香り成分などによって胃液の分泌を促進して、消化不良の改善や食欲増進などに効果的です。また、腸内にガスがたまるのも防いでくれるほか、腰痛にも効果があるとされています。

古くから睡眠薬がわりに用いられてきたように、精神的なイライラをしずめ、不眠の改善にも効果があります。

### 辛い煮込み料理にうってつけ

コリアンダーの種子は、そのままピクルスなどにも使います。葉はローリエのように煮込み料理に使われますが、特に辛みのある料理に適しています。タイ料理やベトナム料理に欠かせないハーブです。

コリアンダーの若い葉は、香り成分が多く含まれています。そのため腸詰めの臭い消しや、中華料理の薬味などにも使われています。

---

**食べ合わせワンポイント**

9世紀には伝えられたのですが、特有の匂いが日本人には受けいれられず、普及しませんでした。しかし、いろいろの味に慣れた昨今、食通にはたまらない味として迎えいれられています。味覚のアクセントに、もっと使いたいものです。

# コリアンダー

+ アスパラガス、アロエ、しそ、白菜 → 消化不良、胃腸の働きを高める

+ きゅうり、じゃがいも、あずき、すいか → 腎臓病予防、血行促進

+ タイ、タコ、イカ、にんにく、にら、コリアンダー → 強精・強壮、体力増強、ストレス解消

+ 大豆、ごま、モロヘイヤ、ブロッコリー、牛肉 → 老化予防、ボケ防止、美肌防止

## コリアンダー添えタイの刺身

コリアンダー　タイ

▶低脂肪で良質な栄養価のタイをおいしく食べる

〈材　料〉2人分
タイ（正味）200g　コリアンダー4本　ピーナツオイル・塩・コショウ各少々
〈作り方〉
①タイは、薄くそぎ切りにする。コリアンダーの葉のみをちぎる。
②①をまぜ合わせ、ピーナツオイル、調味料を加えてよくまぜる。

## コリアンダーの卵白炒め

コリアンダー　卵

▶卵の鉄をコリアンダーのビタミンCにより効率的に吸収

〈材　料〉2人分
コリアンダー4本　卵白8個分　中華あじの素小さじ2　油大さじ1
〈作り方〉
①コリアンダーは、葉だけちぎる。
②フライパンに油を熱し、卵白をよくまぜたものを炒め、コリアンダーの葉を加え、調味料で味を整える。

## コリアンダーのスープ

コリアンダー　牛肉

▶コラーゲンの宝庫である牛すね肉をおいしく食べる

〈材　料〉2人分
コリアンダー4本　牛すね肉100g　スープ200cc　塩・コショウ各少々
〈作り方〉
①牛すね肉をスープで1時間半煮る。
②牛すね肉がやわらかくなったら、調味料で味を整え、コリアンダーを加える。

香味野菜・ハーブ

# しょうが

## DNAが傷つくのを防ぐ抗がん効果

### 辛味成分がDNAを保護する

しょうがには、新しょうが（芽しょうが）、葉しょうが、ひねしょうが（根しょうが）があります。このなかで薬効に優れているのが、ひねしょうがです。

しょうがの栄養素としてはビタミン$B_1$、$B_2$、Cが含まれていますが、少量のためにあまり期待はできません。しかし、それをはるかに上回るのが特有の辛味成分や香り成分がもつ薬効です。

しょうがの辛味成分は、ショウガオールやジンゲロンです。ショウガオールやジンゲロンにはDNA（遺伝子）が傷つくのを防ぐ働きがあります。傷ついたDNAは、がん発生の大きな原因になりますから、しょうがには、がんを予防する働きのあることを覚えておいてください。

そのほかショウガオールやジンゲロンには、血液中のコレステロールを減少させる働きもあります。

### 強い殺菌作用と解毒作用が中毒を防ぐ

ショウガオールやジンゲロンには、強い殺菌効果があり、昔からお刺身や魚のたたきに使用されてきたのは、経験からの知恵です。これらの成分にはまた、吐きけをとめ、胃液の分泌を促して消化吸収を助け、食欲を増進させるなどの働きがあります。また、発汗作用や保温作用があり冷え症などにも効果的です。

ジンゲロンには消臭作用があり、魚の臭みなどを消してくれます。また、体内の日和見菌の活動を抑える働きがあります。日和見菌は体の抵抗力が落ちると暴れだす細菌で、ふだんはおとなしいのですが食中毒の原因になったりします。

### 胃を丈夫にしてコレステロールを減らす

しょうが独特の香りはジンギベレンなどの精油成分です。この精油成分にも胃を丈夫にする健胃作用のほか解毒作用、消臭作用があります。

---

**食べ合わせワンポイント**

しょうがは、和洋、中華で使われる香味野菜です。風邪や冷え症の民間薬にも使われてきました。繊維を細かくするほど、香りと効能が高まります。

# しょうが

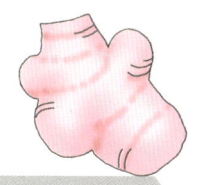

➕ **レモン、みかん、いちご** → 美肌効果、ストレス解消

➕ **キャベツ、ブロッコリー、カキ** → 胃潰瘍予防、十二指腸潰瘍予防

➕ **たまねぎ、ねぎ、きくらげ、ミルク、身欠きニシン** → 血行促進、高血圧予防、動脈硬化予防

➕ **やまいも、米、だいこん、鶏肉** → 食欲増進、消化を助ける

---

### 身欠きニシンの煮物

しょうが　身欠きニシン

▶ジンゲロンと身欠きニシンの不飽和脂肪酸で血行促進アップ

〈材　料〉2人分
しょうが2カケ　身欠きニシン2本　めんつゆ大さじ2　砂糖大さじ1 1/2　だし汁1カップ
〈作り方〉
①しょうがは薄切りにする。
②身欠きニシンは、ぬるま湯につけ、やわらかくして、一口大に切る。
③鍋にだし汁と①②を入れ、砂糖を加えて煮る。
④③にめんつゆを加えて10分ほど煮る。

---

### 豚肉のしょうが煮

しょうが　豚肉

▶しょうがの食物繊維が豚肉のコレステロールを除去

〈材　料〉2人分
豚肉（うす切）200g　しょうが1カケ　めんつゆ大さじ2　だし汁1カップ　砂糖大さじ1 1/2
〈作り方〉
①鍋にだし汁を入れ、豚肉を煮る。
②①にしょうがの薄切りを加え、ひと煮立ちさせ、砂糖とめんつゆを加え、10分ほど煮含める。

---

### しょうがミルク

しょうが　ミルク

▶ジンゲロンとミルクのビタミン$B_2$でエネルギー代謝が活発に

〈材　料〉2人分
しょうが1カケ　スキムミルク大さじ2　水2カップ　はちみつ大さじ2
〈作り方〉
①しょうがは薄く切る。
②鍋に水と①をれ入れて煮立て、スキムミルクを加える。
③②にはちみつを加えてよくまぜる。

# とうがらし
## 体脂肪を燃焼し消化を助ける

とうがらしは中南米原産のスパイスで、数千年も前から栽培されていました。日本でも漬け物の風味づけや、めん類の薬味として広く利用されてきました。お隣りの韓国ではキムチをはじめとして、とうがらしを利用した料理が多いのですが、日本を経由して伝わったものです。

### DIT反応を高めてダイエット効果

とうがらしの刺激的な辛味成分は、カプサイシンです。カプサイシンは、エネルギー代謝を活発にするホルモンのアドレナリンの分泌を高めて、脂肪を燃焼させる働きがあります。

またDIT反応を高めて、ダイエットに効果的です。DITというのは、食事誘導性熱代謝とか食事誘導性体熱産生と呼ばれるもので、食事をすると体が温まるときに使われるエネルギーです。たくさん食べても太らない人は、このDIT反応が高く、あまり食べないのに太ってしまう人はDIT反応が弱いという特徴があります。とうがらしはDIT反応を高めてくれるので、肥満が気になる人やダイエット中の人は、なるべく多くの料理に使うようにしてください。

### 胃を丈夫にして冷え症に効くカプサイシン

カプサイシンには、胃腸を刺激して胃酸の分泌を高め、消化吸収を助けて食欲を増進させる働きがあります。また体を温め血行をよくするので、冷え症や肩こりにも効果があります。そのほか鎮痛作用もあり、関節痛やリウマチなどの痛みをやわらげてくれます。カプサイシンの辛味は、熱に強く変質しません。しかもカプサイシンは油によく溶けます。

### ベータカロテンとビタミンCでがん予防

とうがらしには、ベータカロテンやビタミンCも豊富です。これらの相乗効果で強い抗酸化力を発揮し、がんなどの生活習慣病を予防します。

---

**食べ合わせワンポイント**

油と上手に使うことがポイントですが、それ以外に保存野菜として漬物に使う韓国のキムチのような使い方も、学ぶべきでしょう。

# とうがらし

| 組み合わせ | 効果 |
|---|---|
| 白菜、キャベツ、とうがん、モロヘイヤ | 胃腸を丈夫にする、がん予防 |
| しらたき、えのきだけ、しいたけ | 肥満防止効果、血行促進 |
| エビ、カキ、タイラ貝、タイ、牛肉 | 血圧降下、心筋梗塞予防、スタミナ増強 |
| 味噌、油、酢、にんにく | 風邪予防、免疫力強化、強精・強壮効果 |

## 牛肉のホットスープ

**とうがらし　牛肉**

▶牛肉の良質たんぱく質でスタミナと活力をつける

〈材　料〉2人分
牛肉100g　とうがらし1本　中華あじの素少々　水2カップ　塩・コショウ各少々
〈作り方〉
①牛肉は一口大に切る。とうがらしは種をとって、小口切りにする。
②鍋にスープを熱くして牛肉、とうがらしを入れ、中華あじの素及び調味料で調味する。

## エビとうがらし揚げ

**とうがらし　エビ**

▶エビのタウリンとの相乗効果でコレステロール低下

〈材　料〉2人分
とうがらし1本　エビ100g　マッシュルーム10個　てんぷら粉1カップ　水1カップ強　油適量
〈作り方〉
①とうがらしは種をとり、小口切りにする。エビは、背わたをとる。マッシュルームは根元を切り落とす。
②てんぷら衣を用意し、とうがらし、マッシュルーム、エビを入れ、中温の油で揚げる。

## 辛味漬け

**とうがらし　にんにく**

▶にんにくのスコルジンが加わって強壮効果がアップ

〈材　料〉2人分
とうがらし1本　にんにく1かけ　キャベツ1/8個　きゅうり1本　ピーマン1個　塩少々
〈作り方〉
①野菜は、すべて乱切りにする。とうがらしは種をとり除き、半分に切る。にんにくは薄切りにする。
②①を塩でもむ。

# にんにく

## 疲労回復と強精・強壮のスタミナ源

### 疲労回復に最適の食品

植物性食品の抗がん成分を研究するプロジェクトして、1990年にはじまったのがアメリカ国立がん研究所の「デザイナーフーズ・プログラム」です。抗がん効果の高い順にピラミッドの形に食品が表示されているのですが、そのピラミッドの頂点に掲げられているのが、にんにくです。

にんにくの抗がん作用は、強い刺激臭の成分である硫化アリルのアリシンなどです。アリシンは、にらやねぎなどにも含まれていますが、にんにくには特に多いのが特徴です。

### 脳を活性化しスタミナをつけるアリシン

アリシンは、がんを予防するだけでなく、スタミナ源としても貴重な存在です。アリシンはビタミン$B_1$と結合すると、アリチアミンになります。アリチアミンは吸収されやすく、またビタミン$B_1$の貯蔵庫にもなります。

そのためビタミン$B_1$の活性が持続して疲労の蓄積をさまたげます。ビタミン$B_1$は脳の栄養素であるブドウ糖の代謝にも関係しているので、体だけでなく、脳の活性化と持続力にも効果があります。

### 血液をサラサラにしてがんも予防

アリシンは加熱されると、アホエンに変わります。アホエンには強い抗酸化力があり、血液をサラサラにするほか、がんにも効果があります。また、にんにくを長時間アルコール類に漬けておくと、S―アリルシスティンが生成されます。この成分は、血液をサラサラにして動脈硬化などを防ぐほか、がんの予防にも効果を発揮します。

そのほか、強精・強壮効果とともに新陳代謝を活発にして心臓の働きを強化するスコリナジンなども、にんにくには含まれています。

---

**食べ合わせワンポイント**

にんにくは過熱すれば、その匂いが弱まります。宗教の関係で日本料理で使われませんでしたが、しょうがと食べ合わせると、匂いが消えるとともに、その効果も増します。にんにくは単品で食べないほうがよいでしょう。

# にんにく

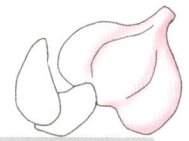

| + | 食材 | 効果 |
|---|---|---|
| + | しいたけ、ブロッコリー、いちご、ワカメ | がん予防、白髪予防、脱毛予防 |
| + | たまねぎ、ねぎ、にら、サケ、しょうが、じゃがいも | 血液サラサラ効果、スタミナ強化 |
| + | イカ、タコ、カキ、ホタテ貝、植物油 | 強壮・強精効果 |
| + | 白菜、みつば、モロヘイヤ、ヨーグルト | 胃腸を丈夫にする、下痢を改善する |

香味野菜・ハーブ

## 牛肉のたたき

にんにく　しょうが

▶にんにくの硫化アリルとしょうがのジンゲロンに血行促進作用

〈材　料〉2人分
牛肉200g　にんにく1カケ　しょうが1カケ　醤油大さじ2
〈作り方〉
①牛肉は包丁で細かくたたく。
②にんにく、しょうがはすりおろす。
③器に①を盛り、②を別々に置き、醤油で食べる。

## にんにくの煮物

にんにく　じゃがいも

▶消化のよいじゃがいものでんぷんでスタミナ強化

〈材　料〉2人分
にんにく4カケ　じゃがいも2個　醤油大さじ1　砂糖・みりん各大さじ1　だし汁1カップ
〈作り方〉
①じゃがいもは皮をむき一口大の乱切りにする。
②鍋にだし汁を温め、じゃがいも、にんにく、調味料を入れて、じゃがいもがやわらかくなるまで煮る。

## にんにくのかき揚げ

にんにく　油

▶油にはにんにくの香気成分の硫化アリルがよく溶ける

〈材　料〉2人分
にんにく4カケ　芝エビ100g　てんぷら粉1カップ　水1カップ　揚げ油適量
〈作り方〉
①にんにくは薄切りにする。
②てんぷら粉を用意し、にんにくと芝エビをまぜ合わせスプーンですくって、一口大に揚げる。

# ゆず

## 肌をすべすべにして低血圧にも効果

### ゆずの有機酸が疲労を回復する

香酸柑橘類のゆずやかぼす、すだちなどは酸味が強すぎるため、薬味として利用されます。ゆずは、レモンなどの柑橘類と同じように、ビタミンCが豊富です。ビタミンCの含有量は果実で100gあたり40mgですが、皮には約4倍も含まれています。レモン果汁のビタミンCと比べても約3倍も多くなっています。

しかしビタミンCは酸化しやすいので、料理などの際には、直前に切ったものを使用してください。ビタミンCと同じように、香り成分も逃げてしまうからです。

ゆずには、クエン酸やリンゴ酸などの有機酸がたくさん含まれています。クエン酸やリンゴ酸は新陳代謝を活発にし、糖の代謝を助け、疲労物質の乳酸を分解してエネルギーに変えます。そのため、体力の増強、疲労回復に効果があります。また、カルシウムやマグネシウムの吸収を助ける働きもします。

### 皮の精油成分が肌をすべすべにする

ゆずの皮には、香りのもとである精油成分のピネンやシトラール、リモネン、ミルセンが含まれています。これらの精油成分には、血行をよくして新陳代謝を促進する働きがあります。

お風呂に入れると体が温まり、肩こりや冷え症、リウマチに効果的です。また気分をリラックスさせ、肌をなめらかにする効果もあります。冬至のゆず湯は、この効能をいかしたものです。

このほか、ゆず特有の精油成分には、抗腫瘍作用や炎症を抑える殺菌作用などがあります。

### ゆずの薬酒で疲労回復と低血圧の改善

ゆずを輪切りにし、焼酎などのアルコールと氷砂糖を一緒に漬けたのがゆず酒です。ゆず酒には、疲労の回復や貧血の予防、低血圧の改善に効果があります。

---

**食べ合わせワンポイント**

ゆずは寒い冬にしか店頭にでない貴重な柑橘類です。その香りのよさは多くの食通に愛されています。皮はビタミンC含量が他の追随を許しません。美容・健康に多くの効用がありますので、旬にはもっと使いましょう。

# ゆず

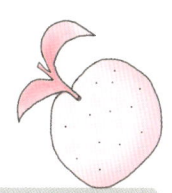

- いちご、レモン、パパイヤ、漬物、パスタ → 美肌効果、老化防止
- ねぎ、みかんの皮、アロエ、かぼちゃ → 風邪予防、治療
- にんじん、ピーマン、いちご、味噌、グレープフルーツ → がん予防効果、血液サラサラ効果
- 豆腐、ごま、寒天、ヨーグルト、片栗粉 → 健脳効果、整腸作用、スタミナ増強

## 香味野菜・ハーブ

### ゆずあん煮

ユズ　片栗粉

▶片栗粉のじゃがいもでんぷんが加わりエネルギー源

〈材　料〉2人分
ゆず皮1/4個分　さといも6個　だし汁1カップ　醤油・塩・みりん各少々　水溶き片栗粉少々　酢少々
〈作り方〉
①さといもは皮をむき面取りをし、酢水につける。
②①をだし汁で煮て、やわらかくなったら調味料を加え、水溶き片栗粉を加えてよくかきまぜ、おろしたゆず皮を加える。

### ゆず味噌

ユズ　味噌

▶味噌の色素に含まれるがん予防効果をプラス

〈材　料〉2人分
ゆず皮1/4個分　味噌50g　砂糖・みりん各大さじ1
〈作り方〉
①ゆずはおろし器ですりおろす。
②味噌と砂糖、みりんを合わせ、火にかけてまぜ、砂糖が溶けたら①を加える。

### ユズパスタ

ユズ　パスタ

▶パスタをよく噛むことで頭の血行をよくする効果

〈材　料〉2人分
ゆず皮1/4個分　ペンネ（乾）100g　バター大さじ1　塩・コショウ各少々　水適量
〈作り方〉
①ペンネをたっぷりの湯で指定の時間ゆでる。
②①の水をきりバターをからめ、調味料で調味し、おろしたゆず皮をからめる。

# ローズマリー
## 精神安定と老化防止のハーブ

### 多彩な精油成分

ラテン語でロスマリヌス、海のしずくという語源を持つローズマリーは、ハーブのなかでも一、二を競うほどの美しい花を咲かせます。地中海を原産とし、その葉と枝をスパイスや薬用に使います。

ローズマリーの主な成分は、モノテルペンやシネオール、ボルネオール、リナロール、ベルベノールといった精油成分ですが、そのほかにフラボノイドやフェノールなどの成分を含んでいます。

フラボノイドは、植物の葉などに含まれる褐色の色素成分の総称です。フラボノイドは吸収率があまりよくないのですが、ごく微量であっても強力な抗酸化作用を発揮するとされています。

### フラボノイドやポリフェノールも含む

フラボノイドの抗酸化作用は、体内にはいった発がん物質の活性をさまたげるのが特徴です。食品には添加物をはじめとして、農業の残留物など。数多くの化学物質が含まれています。

そのなかには、発がん性を指摘されている化学物質も少なくありません。フラボノイドは、こういった化学物質の発がん性をおさえる働きがあることでも注目されています。

このほかフラボノイドには、老化防止、動脈硬化の予防、毛細血管を保護して脳出血の予防にも効果があるとされています。

### イライラを解消し精神安定

ローズマリーの総合的な薬効としては、抗菌作用、胆汁の分泌促進による消化吸収の増進と消化不良の改善、コレステロールの低減などがあげられます。

そのほか、腸内にたまったガスの排出、利尿作用などがあります。また、気分をスッキリさせて精神を安定させる働きもあります。

---

**食べ合わせワンポイント**

精油成分として、シネオール、ボルネオールなど多くの成分が含まれています。日本人好みの香りと思われますので、もっともっと使ってほしいと思います。香りづけに使ったあと、揚げものなどに加えるとよいでしょう。

# ローズマリー

➕ **イワシ、マグロ、紅サケ、ごま、くるみ**　　ボケ防止、健脳効果、免疫力を高める

➕ **さつまいも、大豆、モロヘイヤ、イワシ**　　老化防止、血行促進、ストレス解消

➕ **鶏肉、チコリ、カキ、ホタテ貝**　　肝機能強化、がん予防

➕ **味噌、緑茶、タコ、牛肉**　　頭痛の改善、疲労回復、スタミナ増強

## ビーフストロガノフ

ローズマリー　牛肉

▶牛肉のビタミンB群でスタミナをつける

〈材　料〉2人分
ローズマリー2枝　牛肉200g　たまねぎ1個　マッシュルーム100g　バター大さじ1　黒コショウ・塩各少々　サワークリーム1/2カップ　スープ2カップ
〈作り方〉
①たまねぎはみじん切り、マッシュルームは薄切りにする。
②鍋にバターを熱し、たまねぎをよく炒め、牛肉を加え、マッシュルームを加えて黒コショウ、スープを加え、フタをして50分位煮る。
③火を止める直前に、ローズマリーを加えサワークリーム、塩、コショウを加える。

## サケの香味焼き

ローズマリー　紅サケ

▶紅サケのアスタキサンチンで免疫力をさらに高める

〈材　料〉2人分
紅サケ2切　ローズマリー2枝　にんにく1カケ　オリーブ油大さじ1
〈作り方〉
①にんにくは薄切りにする。
②フライパンに油を熱し、①を炒めローズマリーを炒め紅サケの両面を焼く。

## ローズマリーレモン水

ローズマリー　レモン

▶レモンのスペリジンがプラスされ血圧を下げ心臓病を予防

〈材　料〉2人分
ローズマリー2枝　レモン2切　炭酸水200cc　氷適量
〈作り方〉
①グラスに全材料を入れて、まぜる。

# ローリエ

## 胃腸の働きを高め抜け毛防止に効果的

### 香り成分が痛みをやわらげる

ローリエは地中海が原産です。イギリスでベイリーフ、日本では月桂樹での名前で、イギリスでベイリーフ、日本では月桂樹の葉になります。古代ローマ人は、ローリエの香り高い黒い種子をつぶしてソースに使ったそうです。

ローリエの主な成分は、香り成分としてシネオール、ゲラニオール、オイゲノール、デルペンを含み、ほかにはタンニン酸や辛味成分や苦味成分も含まれています。

これらの香り成分や苦味成分によって、消化不良で胃の調子がおかしい人、ふだんから胃弱な人などの症状を改善する働きがあります。そのほかにも、痛みをしずめたり、炎症を抑えるといった作用のほか、抜け毛を防いで発毛を促進するなどの効果があります。

また、健胃薬や風邪予防薬・利尿薬としても用いられ、民間では入浴剤や不眠症のハーブピローに利用されています。

### 消臭効果で肉や魚料理を引きたてる

ローリエのポピュラーな利用のしかたは、カレーやシチューなどです。そのほかにも、特有の臭いをもつ肉や魚などに使用すれば、消臭効果でおいしく食べられます。

濃緑色の新鮮な葉も料理には欠かせませんが、生の葉のもつ苦味が気になる人もいるはずです。乾燥させたローリエはまろやかですが、香りが失せるので、あまり長期間の保存はききません。

### 見直される抗菌作用や抗酸化作用

ローリエなどのハーブは、もともと調味料や保存効果や薬効が利用の中心でした。それが調味料として利用されて広まったのですが、最近では本来の薬効が見直されてきています。ハーブには、ポリフェノールやフラボノイドのもつ抗菌作用があり、抗酸化物が含まれているからです。

---

**食べ合わせワンポイント**

フランス料理等ではローリエは1枚位をスープにいれますが、タイなどではカレー料理に沢山の葉をいれ、その香りを思いきり生かします。たくさん使ってもよい香りですし、消化を促進するなど体にもいいので、好みで加減してください。

# ローリエ

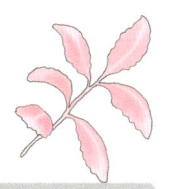

+ とうがらし、カレー粉、酢、塩、砂糖 —— 防腐効果、食欲増進効果、肥満防止

+ アスパラガス、とうがん、キャベツ、白菜、かぶ、スパゲティ —— 胃腸の働きの強化、老化防止、美肌効果

+ レタス、チコリ、牛乳 —— 不眠症の改善

+ かぼちゃ、にんじん、とうがらし、ワカメ —— 風邪の予防と改善

## カレー東南アジア風

ローリエ　カレー粉

▶カレー粉のDIT効果でおいしく食べて肥満防止

〈材　料〉2人分
ローリエ6枚　ピーマン2個　なす1/2個　たまねぎ1/8個　にんじん1/8本　にんにく1/2カケ　しょうが5g　カレールー1 1/2　スープ2カップ
〈作り方〉
①にんにく、しょうがはみじん切り。にんじん、なす、ピーマンは4cm位の長さに切る。たまねぎも同様の大きさに切る（材料は炒めない）。
②鍋にスープを入れ、ローリエを加え、①を加えてやわらかくなるまで煮て、さらにルーを加えてよく煮る。出来上がったらローリエを取りだす。

## カレースパゲティ

ローリエ　スパゲティ

▶ローリエの健胃効果とスパゲティのビタミンEの老化防止効果

〈材　料〉2人分
ローリエ1枚　スパゲティ（乾）80g　水適量　オリーブ油大さじ1
バジル80g　塩少々　カレー粉大さじ1
〈作り方〉
①スパゲティはたっぷりの湯で塩ゆでする。熱いうちにオリーブ油をまぶす。
②①をフライパンに移し、ローリエ、バジル、カレー粉、塩を加えまぜ合わせる。

## かぶの和風ピクルス

ローリエ　かぶ

▶にきびや吹出物に効果的なかぶのビタミン$B_2$がプラス

〈材　料〉2人分
かぶ4個　ローリエ2枚　二杯酢（ぽん酢類）大さじ2
とうがらし少々
〈作り方〉
①かぶを薄切りにする。とうがらしは種を取り除く
②ビンに酢を入れ、①とローリエを入れて漬けこむ。1週間してから食べられる。

# わさび

## 強力な辛味成分が食の安全を守る

### 辛味成分に強い殺菌と防カビ作用

わさびは、日本が原産です。根茎だけでなく、葉にも辛味成分が含まれていて、おひたしなどにして食べられます。わさびの辛味成分は、からし配糖体のシニグリンです。すりおろすと、わさびの細胞膜がこわされ、酵素の働きでシニグリンはアリルイソチオシアネートやブチルイソチオシアネートなどに分解されます。これらの成分が辛味をつくります。

アリルイソチオシアネートには、強力な殺菌作用と防カビ作用があります。刺身や寿司にわさびを使用するのは、この殺菌作用によって中毒を防ぐためです。また、わさびはそばの薬味にも使用されますが、これはそばの毒を消す働きがあるためとされています。この辛味成分には、食欲増進効果もあります。

わさびの殺菌作用を高めるには、なるべく細かいおろし金で、すばやくおろすことです。たくさんの細胞膜がこわされることによって、それだけ辛味成分がでてきますし、香気も失われずにすみます。

わさびの辛味は、本わさび、練わさび、粉わさびの順ですが、粉わさびはホースラディッシュという別の種類のものです。

### わさびのビタミンCはレモンの1.5倍

わさびには、ビタミンCが豊富です。レモンの100gあたりのビタミンCは50mgですが、わさびには75mgも含まれています。レモン1.5個分ということになります。

ビタミンCには、細胞と細胞をしっかり結びつけるコラーゲンを合成する働きがあります。コラーゲンが不足すると細胞がこわれやすくなり、肌の弾力が失われたり、変形性関節症にかかりやすくなります。ビタミンCは免疫力もアップしてくれるので、風邪やウイルスに対する抵抗力がつきます。

---

**食べ合わせワンポイント**　わさびの辛味成分シニグリンは揮発性なので、食べるときにすりおろしたほうがいいでしょう。キメの細かいおろし器でおろさないと十分な香りはでません。

# わさび

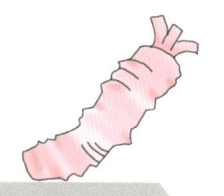

- **酢、からし、しょうが、梅干し、エビ** 　食中毒予防、血行促進
- **白菜、キャベツ、モロヘイヤ、やまいも** 　胃・十二指腸潰瘍予防
- **たまねぎ、せり、にら、ねぎ、米** 　動脈硬化予防、心臓病予防、健脳効果、美肌効果
- **とうがらし、梅干し、オレンジ、グレープフルーツ、マヨネーズ** 　食欲増進、疲労回復、老化防止

## わさびマヨネーズ

わさび　マヨネーズ

▶マヨネーズのレシチンにある血行促進作用をさらにアップ

〈材　料〉2人分
わさび大さじ1　マヨネーズ大さじ2　カリフラワー1/2房　オクラ6本　かぼちゃ150g　塩少々
〈作り方〉
①カリフラワーは小房にわけ、かぼちゃは一口大に切り塩ゆでする。オクラもゆでる。
②わさびとマヨネーズをまぜ、①をあえる。

## わさびのエビスープ

わさび　エビ

▶エビのベタインにも血圧降下作用があり効果大

〈材　料〉2人分
エビ100g　絹さや60g　わさび大さじ1/2　スープ2カップ　塩・コショウ・酒各少々
〈作り方〉
①絹さやは筋を取り除く。エビに塩と酒をふりかけておく。
②鍋にスープを熱し、絹さやとエビを入れ、わさびと調味料で調味する。

## わさび雑炊

わさび　米

▶お米のフェルラ酸にも美肌効果がありダブル効能

〈材　料〉2人分
ごはん2カップ　卵2個　みょうが4個　えのきだけ1束　だし汁2カップ
〈作り方〉
①ごはんはサッと洗ってぬめりを取り、卵はほぐし、みょうがは繊維に添って薄切りにする。えのきだけは下部を切り半分に。
②鍋にだし汁を入れ、ごはんを入れ、煮立ったらえのきだけ、みょうがを入れ卵を流し入れる。

香味野菜・ハーブ

〈参考文献〉
『血管の病気』田辺達三著・岩波書店
『免疫力』野本亀久雄著・ダイヤモンド社
『血液をサラサラにする健康法』石原結實著・光文社
『ビタミン&ミネラルバイブル』辻村卓監修・女子栄養大学出版部
『野菜の色には理由がある』石黒幸雄、坂本秀樹著・毎日新聞社
『活性酸素』日本化学会監修、高柳輝夫、大坂武男編・丸善
『活性酸素は、こうして防ぐ』酒井豊監修・漆山治著・小学館
『専門医がやさしく教える活性酸素』近藤和雄著・PHP研究所
『分子レベルで見る老化』石井直明著・講談社
『五訂 食品成分表』女子栄養大学出版部
『改訂新版 食事で病気を治す本』中村丁次著・法研
『クスリになる野菜の事典』成美堂出版
『最新版 病気を治す栄養成分BOOK』氷川祐三著・主婦と生活社
『食べものが効く！』田村哲彦監修・家の光協会
『効き目が2倍、3倍になる食べ合わせ事典』田村哲彦著・小社刊
『スパイスブック 香辛料の実用ガイド』ジル・ノーマイ著・山と渓谷社
『フーズメディカ・食の医学館』本田京子、根本幸夫、伊田喜光、田口進監修、小学館
『すぐ役立つ食べもの安心事典』辻啓介監修、法研

## 食べ合わせ新百科

2004年5月10日　初版第1刷発行
2012年10月13日　初版第3刷発行

著　者　　白鳥早奈英
発行者　　木谷　仁哉
発行所　　株式会社ブックマン社
　　　　　〒101-0065　東京都千代田区西神田3-3-5
　　　　　電　話　03-3237-7777
　　　　　営業部　03-3263-3321
　　　　　ホームページ　http://www.bookman.co.jp/
印刷所　　図書印刷株式会社
ISBN978-4-89308-556-6

定価はカバーに表示してあります。
許可なく複写・複製すること及び部分的にコピーすることを禁じます。
乱丁・落丁本はお取り替えいたします。

Printed in Japan
© SANAE SHIRATORI